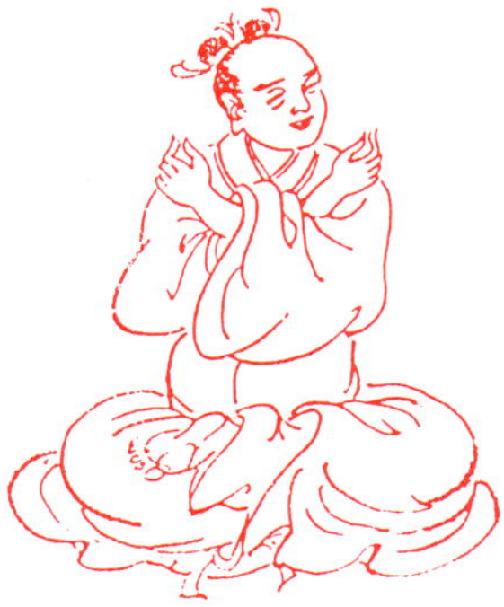

CHINESISCHE GESUNDHEITSLEHREN AUS ZWEI JAHRTAUSENDEN

DIE GEHEIMNISSE DER MEISTER

VERLAG GESUNDHEIT

Titel der Originalausgabe:
Exercises Illustrated: Ancient Way To Keep Fit
Herausgegeben 1990 vom Hai Feng Publishing Co.
Room 1502, Wing On House, 71 Des Voeux Road, Central, Hong Kong

Die Deutsche Bibliothek - CIP - Einheitsaufnahme

Chinesische Gesundheitslehren aus zwei Jahrtausenden:
Die Geheimnisse der Meister / Zong Wu; Li Mao.
(Übers. aus dem Chin.: Yan Junxu). - 1. Aufl. - Berlin: Verlag
Gesundheit, 1993
ISBN 3-333-00734-7
NE: Zong Wu; Li Mao

ISBN 3-333-00734-7

Erste Auflage
Übersetzung: Yan Junxu
Deutsche Bearbeitung: Dr. Erhard Scherner
Redaktion der deutschsprachigen Ausgabe: Dai Shifeng
Einbandgestaltung: Theodor Bayer-Eynck
Printed in Hong Kong 1993
Satz: Verlag für fremdsprachige Literatur, Beijing
Druck und Bindung: Nam Kwong Printing Co., Ltd.
8/F Good Prospect Factory Building
33-35 Wong Chuk Hang Road
Aberdeen, Hong Kong

CHINESISCHE GESUNDHEITSLEHREN AUS ZWEI JAHRTAUSENDEN

DIE GEHEIMNISSE DER MEISTER

Zusammengestellt von Zong Wu und Li Mao

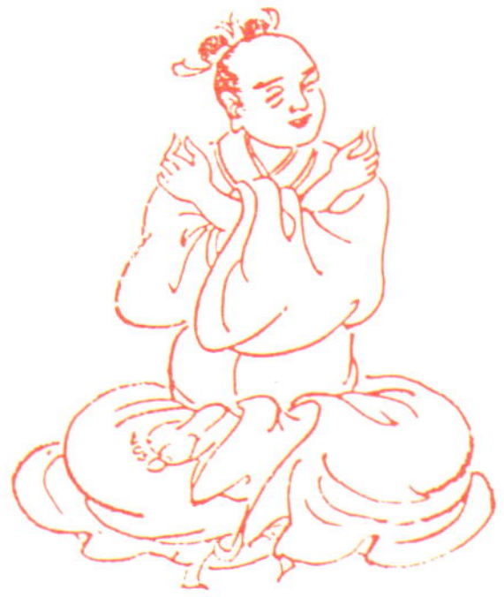

Verlag Gesundheit

Inhalt

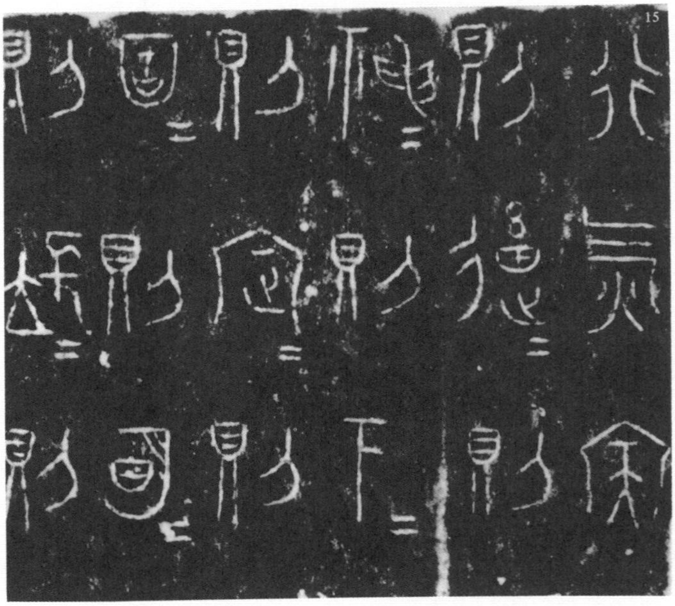

Abb. 1

Die Abbildung zeigt den Ausschnitt einer Eingravierung auf einem Jadestück aus der Zeit der Streitenden Reiche (475–221 v. Chr.): „Über Atemübungen". Der volle Text lautet: „Das verlangt eine Folge tiefer Atemzüge. Nimm einen tiefen Atemzug und leite ihn abwärts zur Speicherung, Ausdehnung, Fixierung und Konsolidierung. Dann wird die Luft wie ein Keim wachsen, wird in deinem Körper so zirkulieren, bis sie den Scheitel deines Kopfes erreicht. So bringst du dich mit der himmlischen Kraft oben und der Erdkraft unten in Übereinstimmung. Wer diesem Naturgesetz folgt, wird leben, wer ihm zuwiderhandelt, wird sterben."

Vorwort

Dieser Band enthält 30 Abfolgen von Körperübungen, die von Chinesen in alten Zeiten erprobt wurden. Sie alle sind klassischen Werken entnommen worden oder stammen von Ausgrabungen. Die Mehrzahl der Abbildungen wurde nach Originalquellen gestaltet. Wir haben die deutlichen Bilder reproduziert, die undeutlichen nachgemalt. Jene Übungen, für die es nur eine Erklärung, aber keine Abbildungen gab, wurden neu illustriert, wobei die Figuren ebenfalls in der Kleidung aus alter Zeit erscheinen.

Das Neue wächst aus dem Alten. Die Methoden zur Gesunderhaltung, die wir heute anwenden, entwickelten sich aus denen unserer Vorfahren. Das tiefere Verständnis dafür wird uns helfen, sie zu verbessern. Eine Sammlung der alten bebilderten Übungen wird jenen zugute kommen, die moderne therapeutische Methoden praktizieren und studieren.

Von dieser Überzeugung ausgehend, gab die Hai Feng-Verlags-GmbH die Anregung, ein solches Buch herauszugeben, und bat uns, es zusammenzustellen. Gern übernahmen wir diese Aufgabe, aber nicht ganz ohne Sorge. Wir haben einige alte Illustrationen gesehen, aber gewiß würde es keine leichte Aufgabe sein, aus den Archiven, in denen sich aus den Jahrtausenden ein Ozean verstreuten Materials gesammelt hat, ein abgeschlossenes Buch zusammenzustellen. Auch hatten wir wenig Zeit, ein sorgfältiges Studium zu den schwerverständlichen Ausdrücken in den klassischen Werken vorzunehmen. Daher ist die Sammlung unvermeidlich von Vollkommenheit ziemlich weit entfernt, und unsere Erläuterungen können schwerlich frei von Fehlern sein. Wir sagen dies in der Hoffnung, daß die Leser uns richtig verstehen und diese Erklärung nicht als Ausflucht betrachten werden.

Einführung

Die Menschheit ist seit Urzeiten bemüht, sich gesund zu erhalten. Doch in den verschiedenen Zivilisationen haben sich entsprechend den verschiedenen geographischen und geistigen Bedingungen sehr unterschiedliche Gesundheitsübungen herausgebildet. Alten Aufzeichnungen zufolge wurde China, das Reich der Mitte, vor viertausend Jahren und auch zuvor oftmals von Regen und Überschwemmungen heimgesucht. Das Volk litt sehr unter dem feuchten Klima. Um die erstarrten Knochen und Muskeln zu entspannen und düstere Stimmungen zu vertreiben, wurde eine Art Tanz erfunden, bei dem das Zirkulieren des Blutes und der Luft (*qi*) im Körper „geleitet" (*daoyin*) werden konnte. Später waren fast alle Körperübungen mit *daoyin* und *qi* verbunden. Die Abbildung 1 zeigt die Inschrift auf einem Stück Jade aus der Zeit der Streitenden Reiche (475–221 v. Chr.). Sie besagt, wie die Luft, die wir eingeatmet haben, zu leiten ist. Abbildung 2 (am Ende des Buches) zeigt eine Seidenmalerei, die aus einem Grab der Westlichen Han-Dynastie (206 v. Chr. bis 24 n. Chr.) stammt, Menschen darstellend, die *daoyin*-Übungen ausführen.

Später wurde *qi* zu einem philosophischen Begriff erweitert, der inhaltlich mehr umfaßt als „Luft", die wir atmen. In der alten chinesischen Philosophie bedeutet dieser Ausdruck den Ursprung allen Lebens im Universum. Das *qi* in menschlichen Körper entspricht dem *qi* der Außenwelt und erscheint in zwei Kategorien: das pränatale *qi* und das postnatale *qi*. Das erste ist die Triebkraft des menschlichen Lebens und besteht aus dem *jingqi* (der Wesensenergie), das während der Bildung des Fötus Gestalt annimmt, und dem *yuanqi* (grundlegender Energie), das im Verlauf der Schwangerschaft kultiviert wird. Das postnatale *qi* ist Quelle der Erhaltung des Menschenlebens und setzt sich aus dem *tianqi* (Himmels-*qi*), das zu den Lungen führt, und dem *diqi* (Erd-*qi*), das zum Magen führt, zusammen. Das pränatale und das postnatale *qi* wirken aufeinander ein und bilden so das *zhenqi* (reines *qi*) für Lebenskraft. Alle Körperübungen basieren auf dieser Theorie von der Zusammenführung von Universum und Mensch und zielen darauf ab, das reine *qi* im menschlichen Körper zu kultivieren und zu konsolidieren.

In alten Zeiten nahm man an, daß der Himmel drei wesentliche Bestandteile, nämlich Sonne, Mond und Sterne, besitze; die Erde habe drei wesentliche Bestandteile, nämlich Wasser, Feuer und Wind; ebenso der menschliche Körper, nämlich *jing* (Wesen), *qi* und das *shen*, was hier Geist oder Mentalität bedeutet. Im Unterschied zu den modernen europäischen Leibesübungen bewegen die traditionellen chinesischen Körperübungen nicht nur äußerlich die Knochen, Muskeln und

Sehnen, sondern auch innerlich die drei erwähnten wesentlichen Bereiche, von denen die geistige Komponente die dominierende Rolle spielt. Nur wenn das Bewußtsein Konzentration und eine vollkommene Ruhe erlangt, wird *qi* zum „unteren Elixierbereich" geleitet, der sich im Unterbauch befindet und auch als „Ozean des *qi*" bekannt ist, und kann nun frei durch ein Netzwerk von Kanälen, *jingluo* genannt, zu den anderen Teilen des Körpers strömen. Außerdem gibt es das analoge Begriffpaar *yin* und *yang*, das häufig in diesem Buch auftaucht. Im Chinesischen bedeutet *yin* ursprünglich die Schattenseite und *yang* die Sonnenseite eines Dinges im Sonnenlicht. Diese beiden Begriffe wurden in alter Zeit von chinesischen Denkern für die zwei Gegensätze benutzt, die in allen Dingen des Universums bestehen, z.B. *yin* für Erde und *yang* für Himmel, *yin* für das Weibliche und *yang* für das Männliche, *yin* für negativ und *yang* für positiv. Die Ärzte des Altertums waren der Meinung, daß es auch im menschlichen Körper Elemente von *yin* und *yang* gibt, die im Gleichgewicht gehalten werden müssen. Letztlich zielen alle Gesundheitsübungen darauf ab, diese Balance zu erhalten, was als Voraussetzung für die normalen physiologischen Funktionen und als Widerstand gegen den Schmerz angesehen wurde.

Unter dem Einfluß der verschiedenen, viele Jahrhunderte alten Denkschulen, insbesondere des Taoismus, haben sich die alten chinesischen Übungssysteme zu den heute als *qigong* bekannten Übungen entwickelt, die in China wie im Ausland eine weite Verbreitung finden. Nichtsdestoweniger basieren alle modernen Formen noch immer auf der traditionellen Vorstellung von der Einheit von Universum und Mensch sowie von Körper und Geist. Die Grundzüge der alten Übungen, wie sie aus 30 typischen, in diesem Buch dargebotenen Folgen ablesbar sind, bestehen weiterhin, nämlich die Verbindung von Bewegung und Ruhe, von äußerer und innerer Arbeit, von Körperbewegung und Atmung (manchmal mit Selbstmassage), von Gesunderhaltung und Langlebigkeit bei gleichzeitiger Abwendung und Behandlung von Krankheiten und schließlich von körperlichen und moralischen Aspekten bei der Gesunderhaltung.

Die meisten alten Übungen sind einfach und leicht zu erlernen. Man kann entsprechend seines Gesundheitszustands eine oder zwei Folgen regelmäßig ausführen. Solange man daran festhält und die Übungen gewissenhaft wiederholt, wird man seine Gesundheit stärken, Krankheiten heilen und ein langes Leben führen. Den wahren Wert der Übungen, den die Zeitläufte nicht zu mindern vermochten, hat die Vergangenheit bereits bestätigt.

(1) Die Körper- und Atemübungen des Chi Songzi

Diese Folge von Übungen ist *Dao Zang* entnommen, einer Sammlung taoistischer Schriften, die von den Sechs Dynastien (220–589) bis zur ersten Hälfte des 8. Jahrhunderts zusammengestellt und in der Song- (960–1279) und der Ming-Zeit (1368–1644) ergänzt wurde. Chi Songzi, nach dem diese Abfolge benannt wird, ist als jene legendäre Gestalt bekannt, der der Gott des Ackerbaus die übernatürliche Fähigkeit lehrte, ein Feuer unversehrt zu überstehen. Einer anderen Überlieferung zufolge war er ein Sterblicher namens Huang Chuping, der in der Jin-Zeit (265–420) lebte. Eines Tages, als er Schafe hütete, wurde er von einem Taoisten in eine Steinkammer auf dem Jinhua-Berg geführt, wo er unsterblich wurde, nachdem er Kiefernharz und ein „Fuling" genanntes Heilkraut gegessen hatte. Danach erhielt er den Namen Chi Songzi, was wörtlich „Rote Kiefernnuß" heißt. Er schuf eine Folge von *daoyin*, die es ermöglichen, lange und gesund zu leben, wenn man sie jeden Tag ausführt. Ob nun unsterblich oder nicht, das Werk von Chi Songzi existiert schon 1600 Jahre.

Figur 1

Knie auf einem Kissen nieder, die Knie schulterbreit auseinander, die Sohlen nach oben gerichtet, die Hände hängen an den Seiten herab, der Kopf bleibt aufrecht, die Augen blikken nach vorn, das *qi* wird im unteren Elixierbereich (liegt in den oberen zwei Dritteln der Linie, die Nabel und Schamfuge verbindet) konzentriert. Hebe langsam die Hände in Brusthöhe, die Arme dabei ausgestreckt, die Hände zeigen nach unten, werden dann in Schulterhöhe gebracht, wo sie eine oder zwei Sekunden verweilen, die Handflächen weisen nach vorn, die Finger zeigen nach außen. Bewege die Hände beiderseits in einem Abwärtsbogen, ehe sie vor die Brust gehoben werden. Wiederhole es siebenmal.

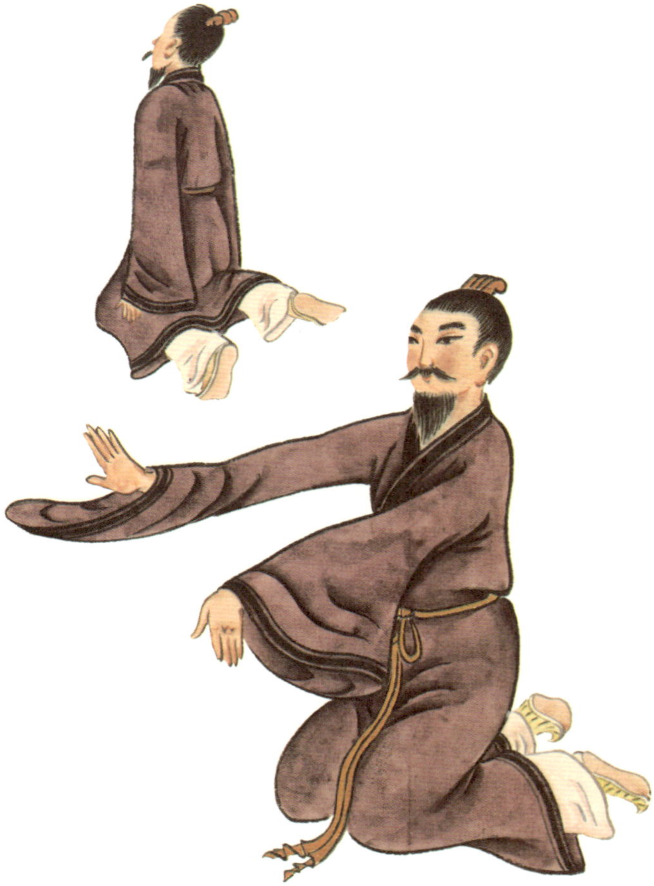

Figur 2

Knie nieder wie eingangs beschrieben. Lege die Hände langsam an die Hüften, wobei die Daumen nach vorn oder nach hinten zeigen, oder drükke die Arme gegen die Körperseiten, die Handflächen zeigen dabei nach außen. Schultern senken, Arme locker lassen, dabei wird das *qi* im unteren Elixierbereich konzentriert, die Sinne werden ganz ruhig. Atme ein durch die Nase, atme aus durch den Mund, jeweils in sechs tiefen Zügen.

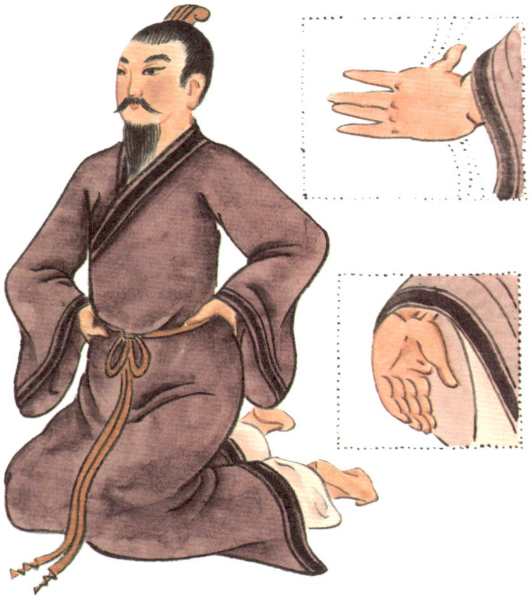

Figur 3

Knie nieder wie eingangs beschrieben. Lege die rechte Hand an die Hüfte und bewege den linken Arm voll ausgestreckt so hoch wie möglich nach hinten, wo er drei bis fünf Sekunden verweilt, bevor er an die Hüfte gelegt und gleichzeitig der rechte Arm nach hinten bewegt wird. Wiederhole es siebenmal.

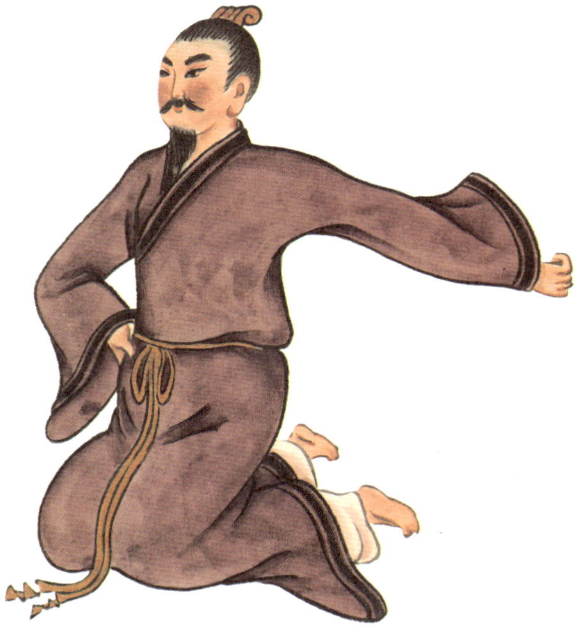

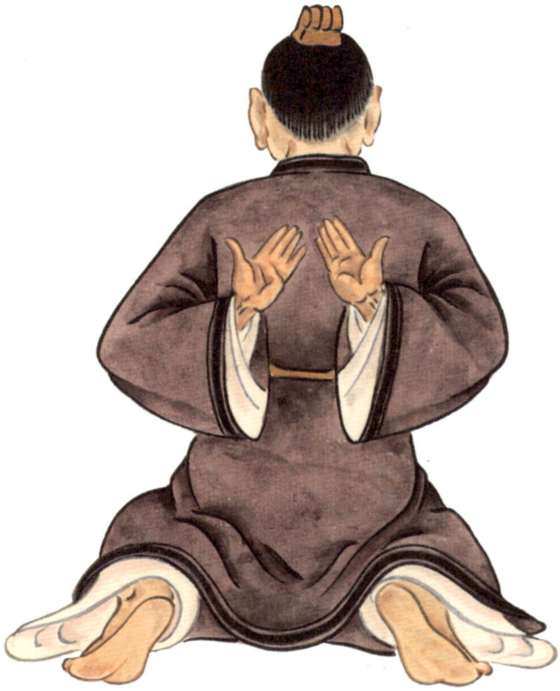

Figur 4

Knie nieder wie eingangs beschrieben. Führe beide Hände langsam nach hinten an den Rücken, so nah wie möglich dem Nacken zu, die Handflächen zeigen nach außen; verharre etwa drei bis fünf Sekunden, bevor sie nach unten in Ausgangsposition gebracht werden. Wiederhole siebenmal. Beim Heben der Hände wird durch die Nase eingeatmet, beim Senken durch den Mund ausgeatmet.

Figur 5

Sitze nieder auf einem Kissen, die Beine nach vorn und mehr als schulterbreit auseinander ausgestreckt, Knie und Zehen nach außen. Die Hände an die Hüften gelegt, die Daumen weisen nach vorn, die Ellbogen sind leicht nach vorn gewinkelt. Halte den Kopf aufrecht, die Augen blicken nach vorn. Atme durch die Nase ein, durch den Mund aus, in tiefen, gleichmäßigen und feinen Zügen.

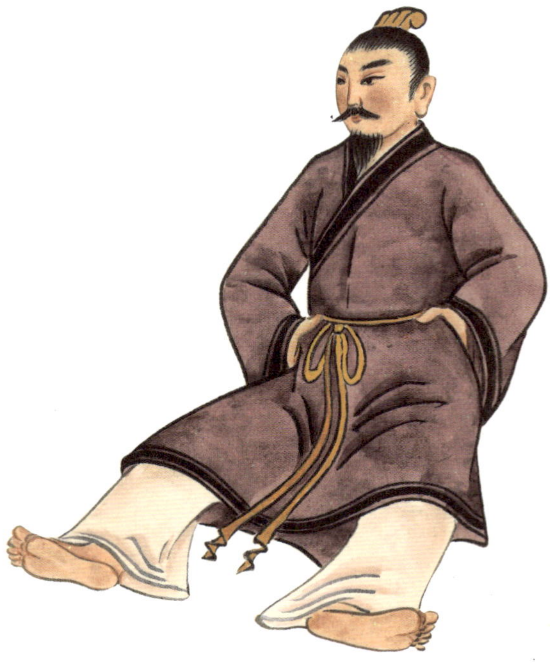

(2) Die Körper- und Atemübungen von Ling Jianzi in sechs Figuren

Die Folge der *daoyin*-Übungen in sitzender Haltung wurde von Xu Xun (239–374) geschaffen, der auch unter seinem taoistischen Namen Ling Jianzi, „Rotes Schwert", bekannt war. Einer Legende zufolge flog er am letzten Tag seines Erdenlebens mit seiner ganzen Familie in den Himmel. Seine Übungen wurden in der Ming-Zeit (1368–1644) von Gao Lian in die *Acht Schriften über die Gesunderhaltung* aufgenommen.

Figur 1

Blase die warme Luft in die Handflächen und reibe die Wangen 30- bis 50mal auf und nieder. Mache dies nach den Mahlzeiten, und das Gesicht wird keine Falten bekommen, sondern stets gesund aussehen. Diese Massage hilft auch bei Augenleiden.

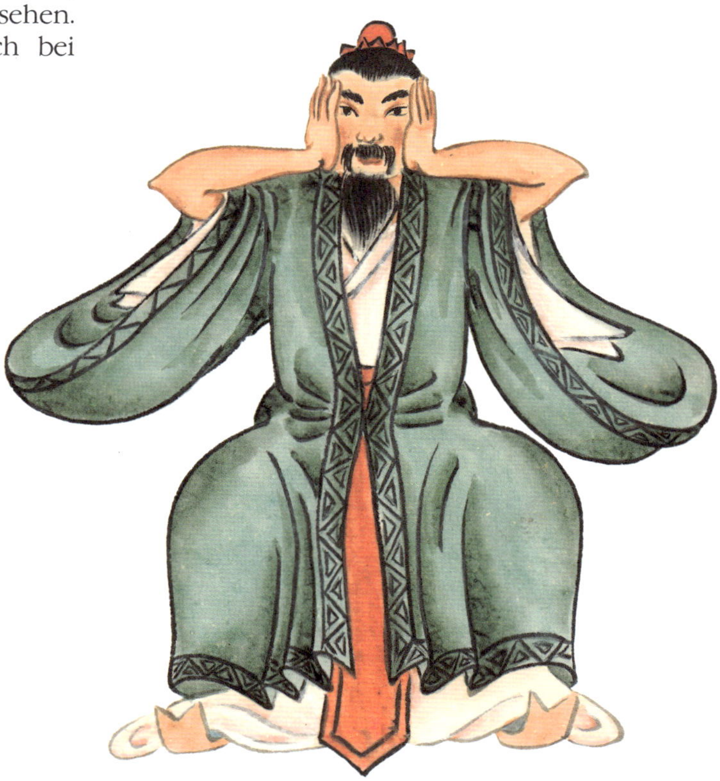

Figur 2

Halte mit beiden Händen den Hinterkopf, wende den Kopf um und um, daß die Blutzirkulation im Kopf gefördert wird und du dich in Brust und Rücken von krankheitserregenden Winden befreien kannst. (Der traditionellen chinesischen Medizin zufolge gibt es fünf pathogene Faktoren: Wind, Kälte, Nässe, Nebel und ungeeignete Speisen.) Die Hände werden im Nacken gefaltet, und der Oberkörper wird zehnmal hin und her geschwenkt, was den Gelenken zugute kommt und bei Lungenkrankheiten Linderung bringt.

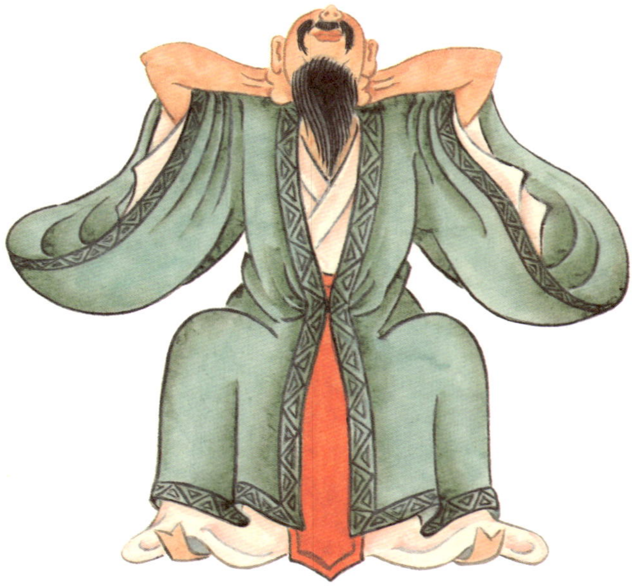

Figur 3

Wirf den von einer Hand gehaltenen Kopf zurück und stoße ein Knie vor, das von der anderen Hand gehalten wird. Diese Bewegung, jeweils Hand und Bein wechselnd, wiederhole fünfzehnmal. Das fördert die Blutzirkulation und befreit die Gelenke von krankheitserregenden Winden, die Nieren- und Blasenkrankheiten verursachen.

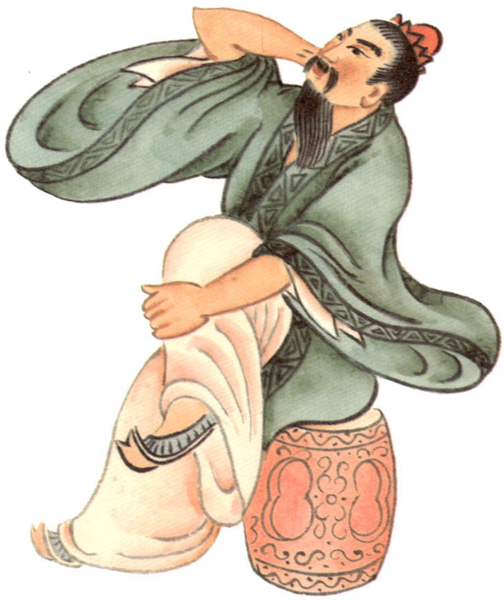

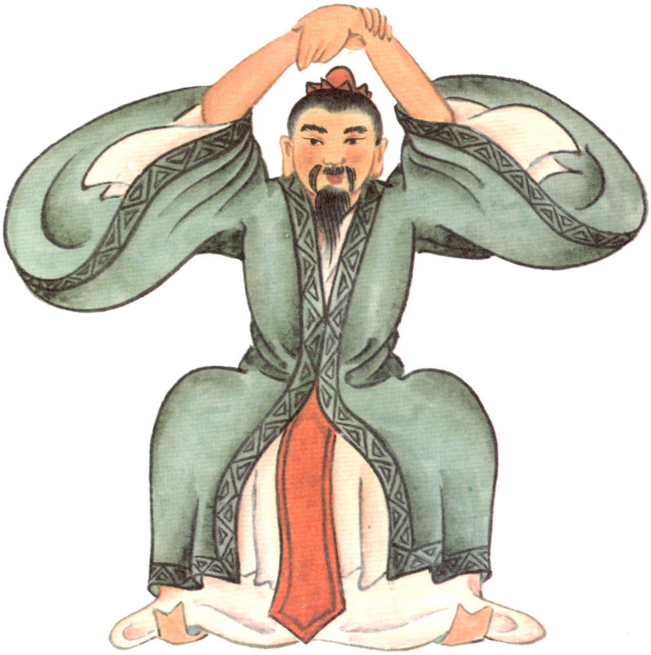

Figur 4

Mit einer Hand die andere am Gelenk fassend, werden die Arme 15mal über dem Kopf ausgestreckt, um Milzerkrankung zu vertreiben.

Figur 5

Mit einem Fuß am Boden und die Sohle des anderen Fußes in den Händen haltend, versuche 35mal das erhobene Bein auszustrecken. Mache dasselbe mit dem anderen. Das mildert Verspannungen in den Lenden, wirkt gegen Nierenerkältung und lindert Schmerzen in den Knien.

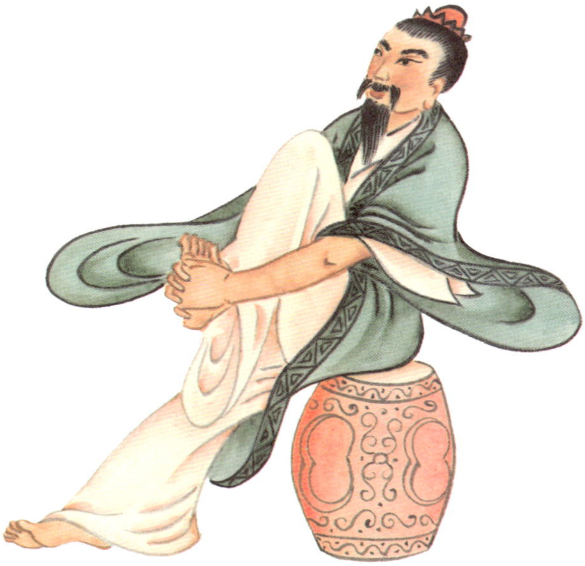

Figur 6

Mache das gleiche wie in Figur 5, aber statt den Fuß zu halten, fasse an den Zehen an. Regelmäßiges Üben befreit von Nierenkrankheiten, emotionaler Überlastung, Vitamin-B-Mangel und Fußschmerzen nach langem Marsch.

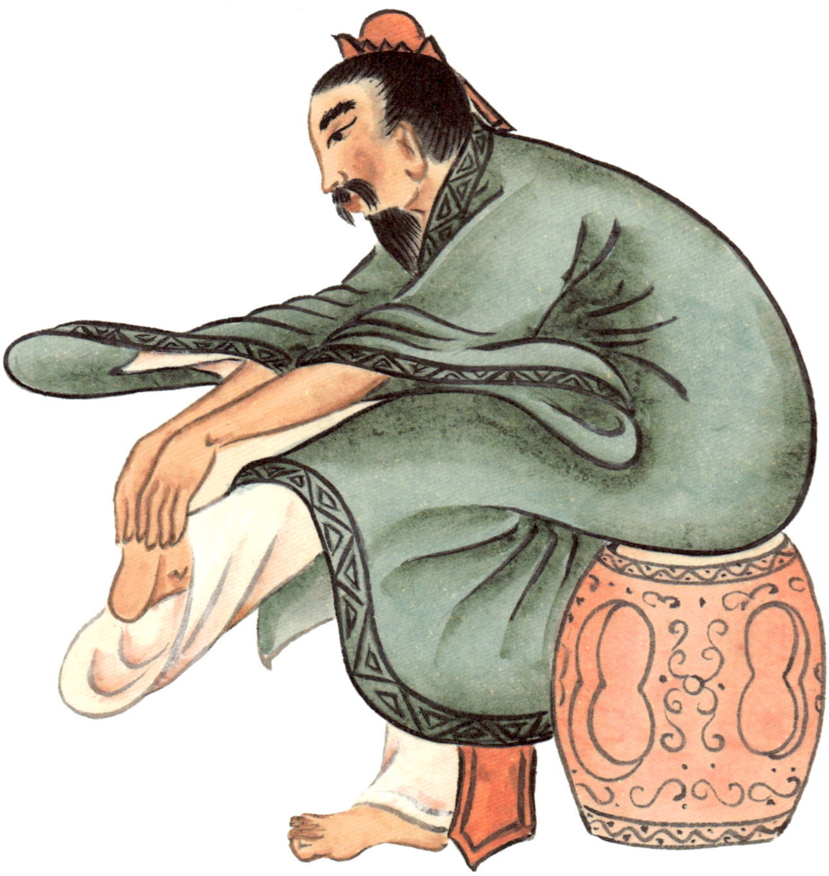

(3) Die Körper- und Atemübungen des Peng Zu

Diese Übungsfolge ist *Yun Ji Qi Qian* entnommen, einer Sammlung taoistischer Schriften in sieben Teilen, die von Zhang Junfang in der Song-Zeit (960-1279) zusammengestellt wurde. Sie ist nach Peng Zu benannt, der in der Xia-Zeit (21. bis 16. Jh. v. Chr.) geboren wurde und der Legende nach 800 Jahre bis zur Shang-Zeit (16.–11. Jh. v. Chr.) gelebt haben soll.

Die Übungen werden von Mitternacht bis zum Hahnenschrei nach Selbstmassage des ganzen Körpers und mit leerem Magen ausgeführt.

Figur 1

Lockere die Kleidung und liege auf dem Rücken, die Beine gestreckt, die Füße schulterbreit auseinander, die Arme lege an die Seiten des Körpers und schließe die Augen. Atme fünfmal tief ein und aus.

Diese Übung soll das *qi* in den Nieren beleben und der guten Balance zwischen *yin* und *yang* nutzen.

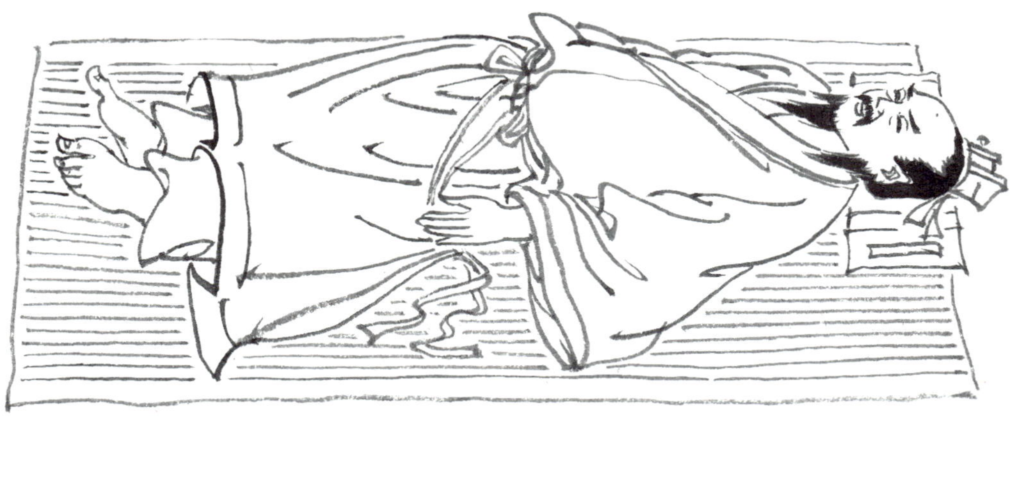

Figur 2

Auf dem Rücken liegend, halte die Zehen fünf tiefe Atemzüge lang.

Diese Übung aktiviert das *qi* im Unterleib zugunsten der „Neun Öffnungen“: der Augen, der Ohren, der Nasenlöcher, des Mundes, des Afters und der Harnröhre (einschließlich der Vagina bei Frauen).

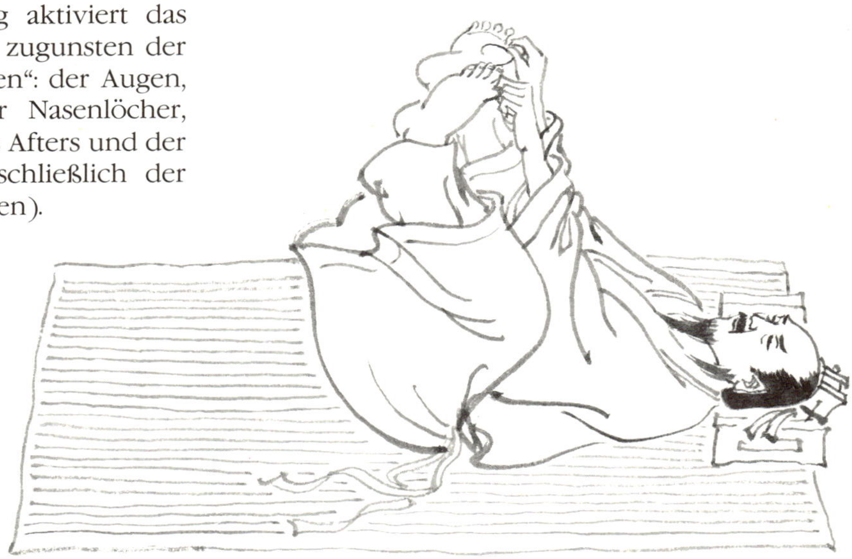

Figur 3

Auf dem Rücken liegend, lege die Arme auf den Unterbauch. Krümme die Zehen mehrfach und kräftig während fünf tiefer Atemzüge.

Verbessert die Funktionen der Nieren und Ohren.

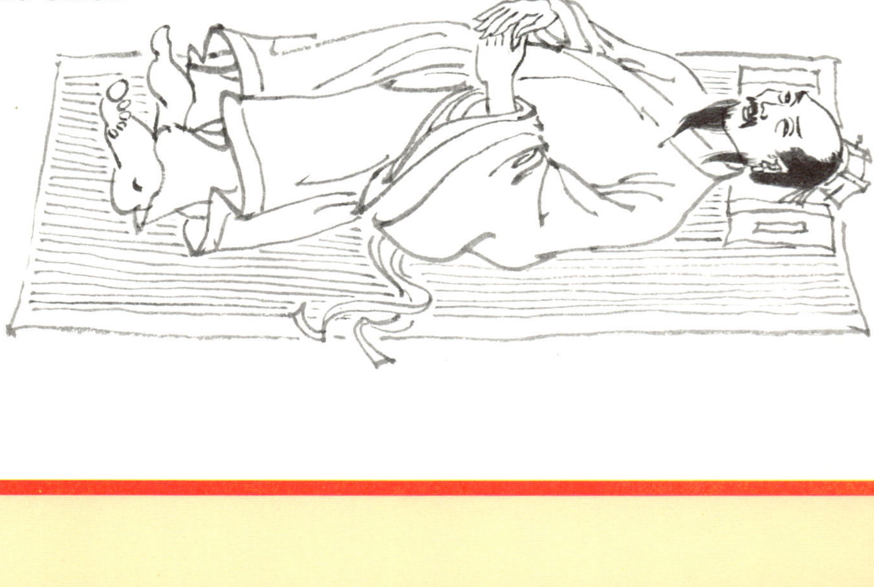

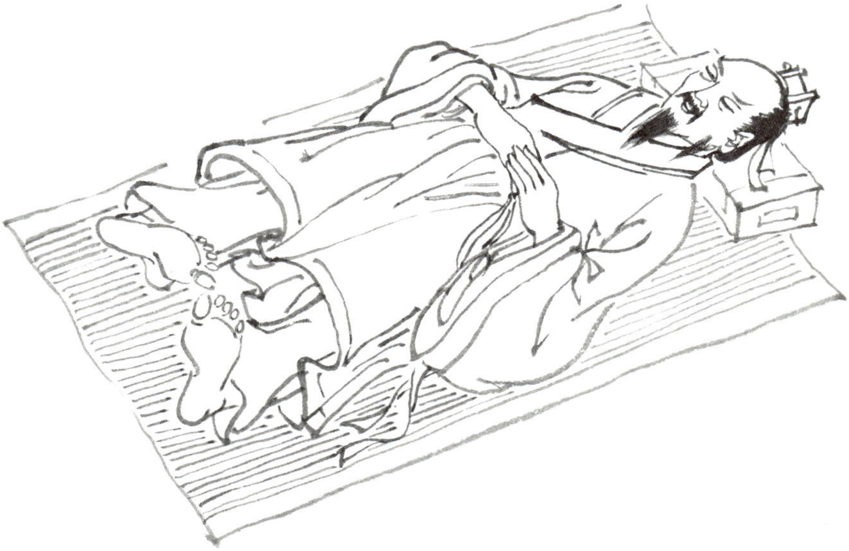

Figur 4

Liege auf dem Rücken, die linke Handfläche bedeckt den Rücken der rechten Hand auf dem unteren Elixierbereich, die Füße schulterbreit auseinander und die Zehen nach innen gedreht. Mache fünf tiefe Atemzüge.

Zur Behandlung von Husten mit Atemnot, die durch ein ungünstiges Ansteigen des *qi* in den Lungen verursacht sind.

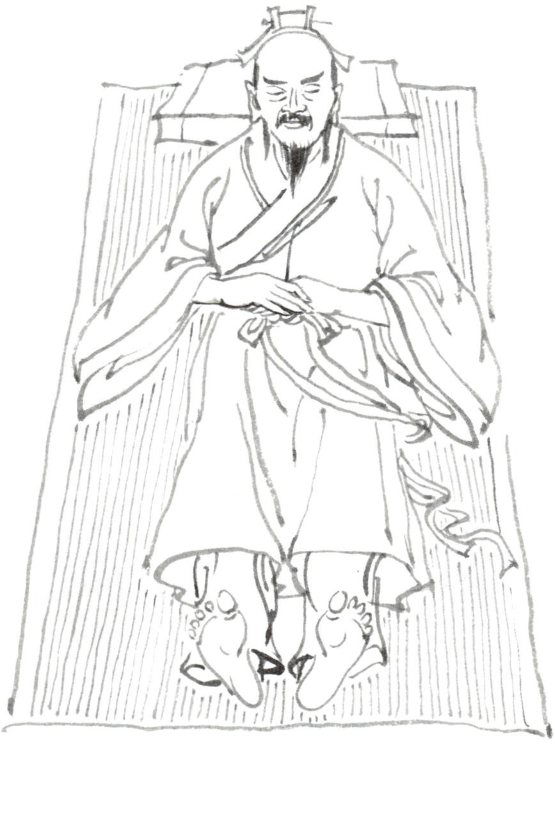

Figur 5

Ebenso wie in Figur 4, aber die Füße nach außen gedreht.

Darm und Magen werden von krankheitserregenden Faktoren (siehe Seite 8) befreit.

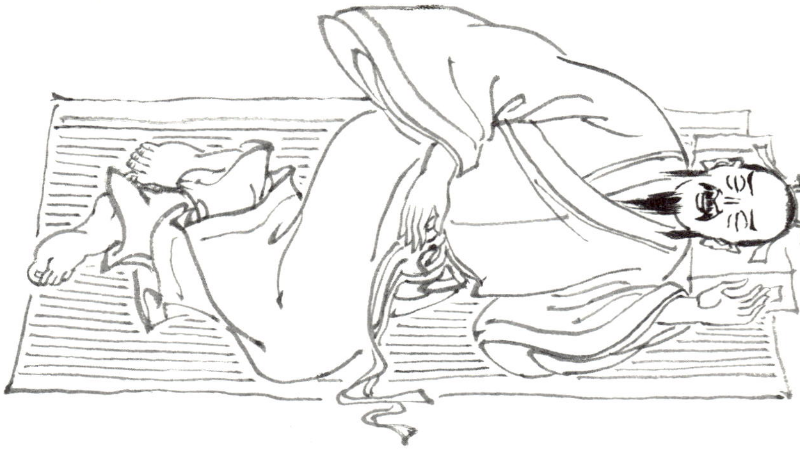

Figur 6

Liege auf der linken Seite, den rechten Fuß lege hinter die linke Wade. Mache fünf tiefe Atemzüge.

Dient der Vertreibung der durch Mangel an *qi* verursachten krankheitserregenden Winde und der Förderung des Sehvermögens.

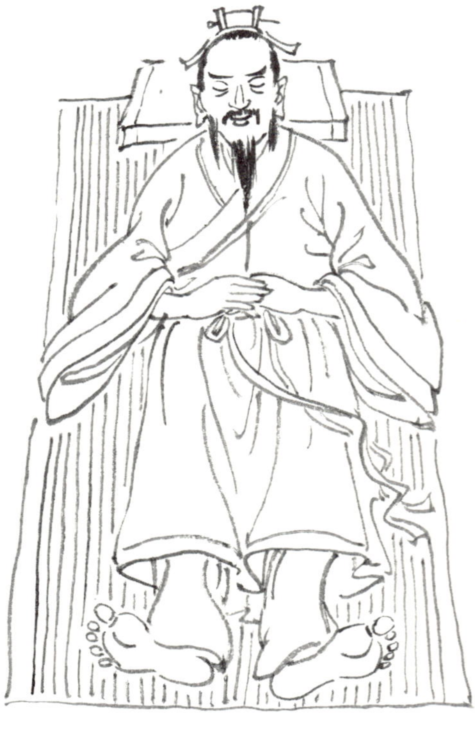

Figur 7

Wie in Figur 4, aber die Zehen nach außen gedreht mit angezogenen Füßen.

Macht Beinmuskeln und Sehnen geschmeidig.

Figur 8

Auf dem Rücken liegend, halte die Knie vor die Brust während fünf tiefer Atemzüge.

Hilft bei Rückenschmerzen.

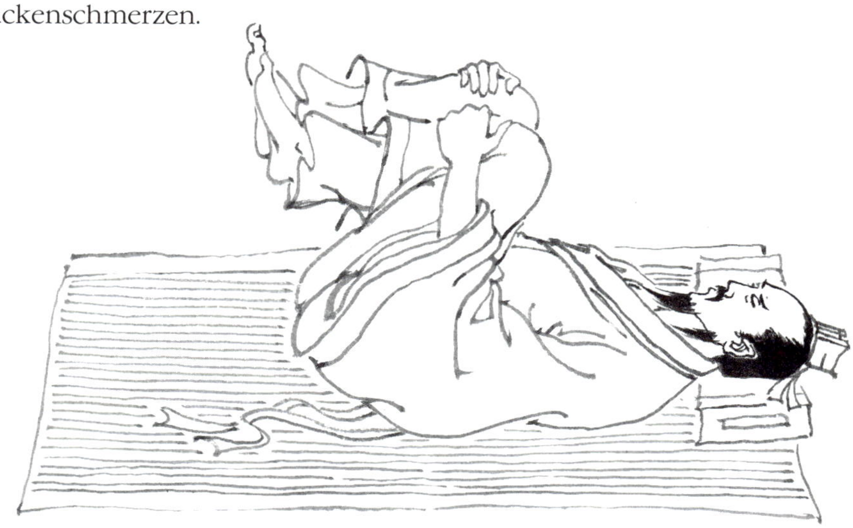

Figur 9

Auf dem Rücken liegend, lasse die Füße zehnmal kreisen.

Entspannt die Muskeln.

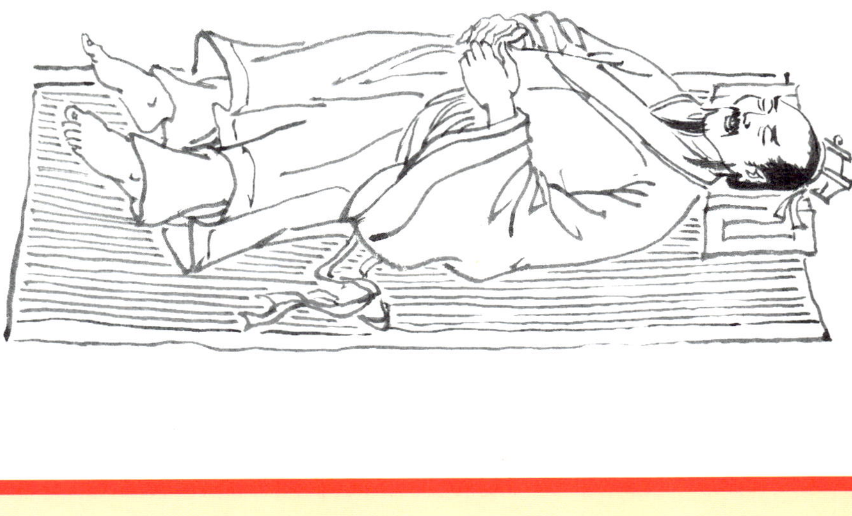

Figur 10

Sitze aufrecht, das Gesicht nach Osten gerichtet, die Hände auf den Knien. Nach dem zeitweiligen Anhalten des Atems, hebe die Arme und schwenke den Körper beliebig lange von Seite zu Seite, wie die Weidenzweige sich im Winde wiegen.

Das fördert die Sehkraft, hält das Haar schwarz und heilt die durch krankheitserregende Winde im Kopf verursachten Beschwerden.

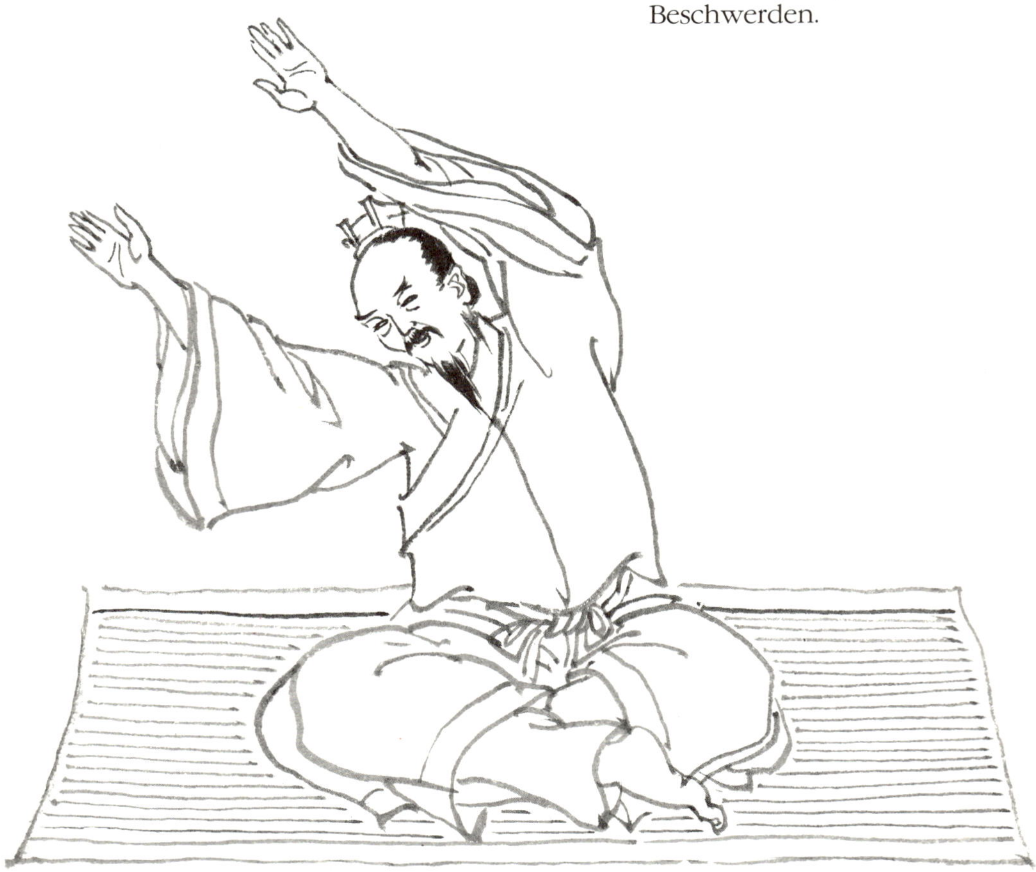

(4) Körper- und Atemübungen des Mönches Xuan-jian

Ebenfalls aus dem *Yun Ji Qi Qian*.

Figur 1

Sitze mit gekreuzten Beinen, die Hände im Nacken. Beuge den Kopf nach vorn, bis die Stirn den Boden berührt, wenn möglich. Dabei atme fünfmal tief.

Hilft gegen Kurzatmigkeit.

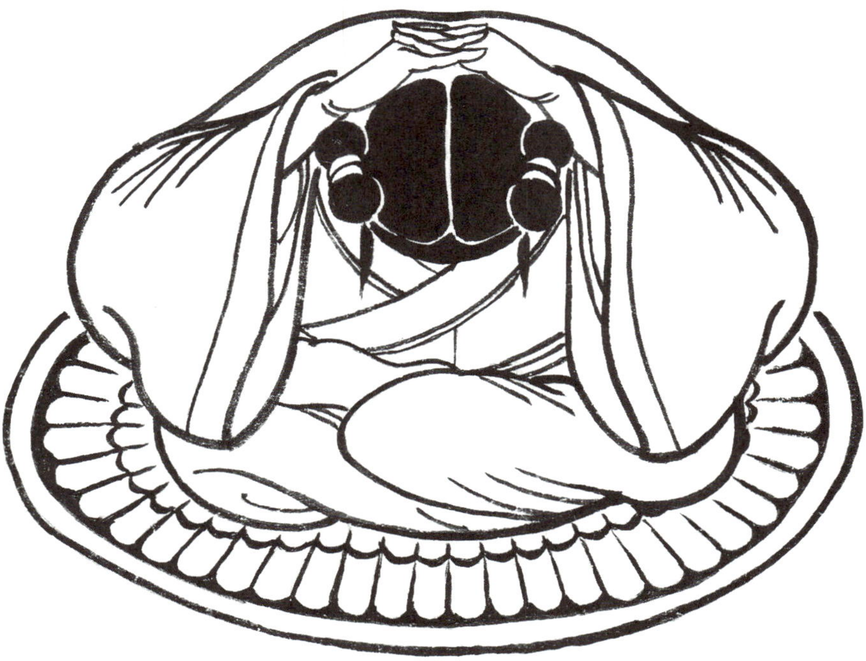

Figur 2

Sitze mit gekreuzten Beinen, die linke Handfläche liegt auf dem unteren Elixierbereich, die rechte Hand darüber. Atme fünfmal tief durch die Nase. Dabei wechsle die Lage der Handflächen.

Gegen Unpäßlichkeiten im Dickdarm.

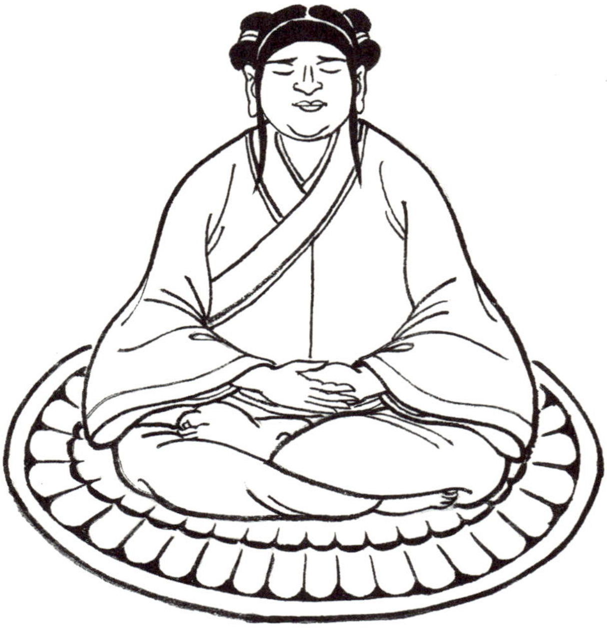

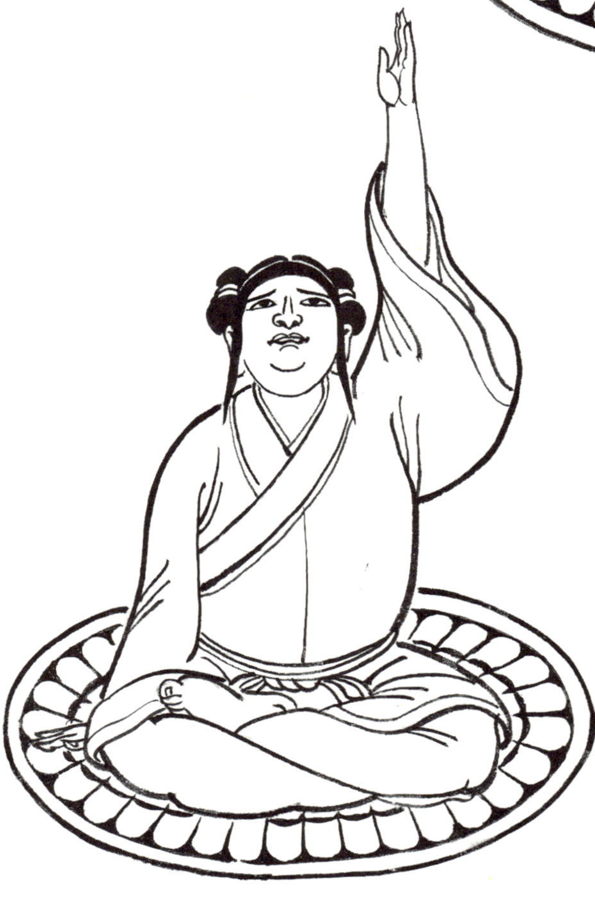

Figur 3

Sitze mit gekreuzten Beinen. Hebe die linke Hand, deren Finger nach oben zeigen, während die rechte Handfläche auf dem Boden liegt. Atme fünfmal tief durch die Nase. Wechsle bei der Übung die Hände. Die Augen folgen der sich hebenden Hand.

Gegen hypochondrische Darmverstopfung.

Figur 4

Sitze mit gekreuzten Beinen, die linke Hand wird in die Seite gestemmt, die rechte, deren Finger nach oben zeigen, erhoben. Dabei wird fünfmal tief geatmet. Wiederhole mit umgekehrter Stellung der Hände.

Gegen Krankheiten des Dünndarms.

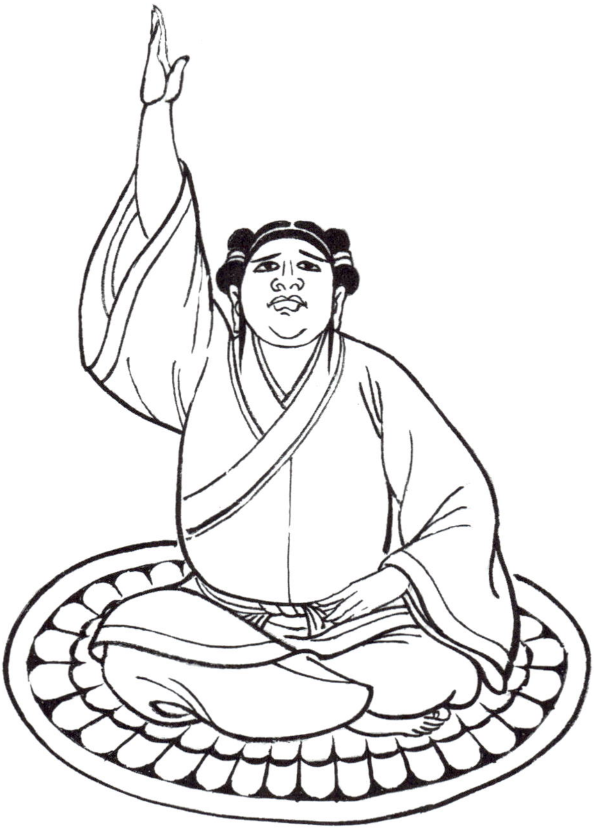

Figur 5

Sitze mit gekreuzten Beinen, senke den Kopf seitwärts, die Hände lege aufs linke Knie. Dabei atme fünfmal tief. Drehe den Kopf fünfmal über den Knien im Uhrzeigersinn. Wiederhole mit den Händen auf dem rechten Knie.

Zur Entspannung der Wirbelsäule.

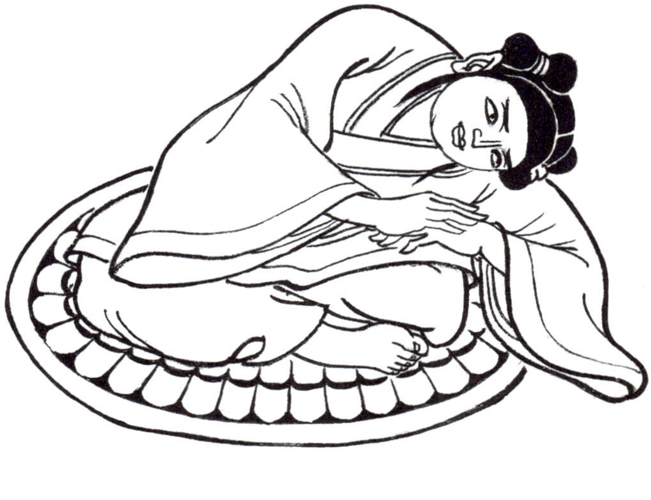

Figur 6

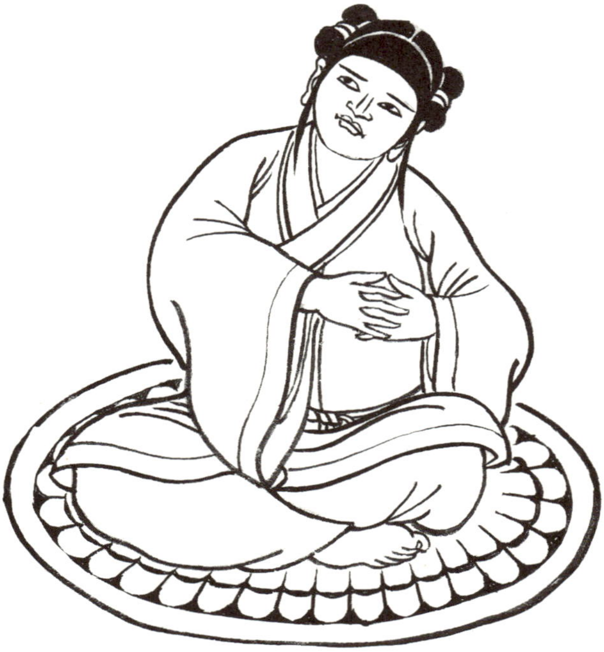

Sitze mit gekreuzten Beinen, lege die gefalteten Hände auf die linke Brustseite. Die Hände lasse fünfmal im Uhrzeigersinn kreisen, wobei der rechte Ellbogen gehoben wird. Das gleiche auf der rechten Brustseite, aber die Hände kreisen jetzt gegen den Uhrzeigersinn.

Gegen Erkrankung der Schultern.

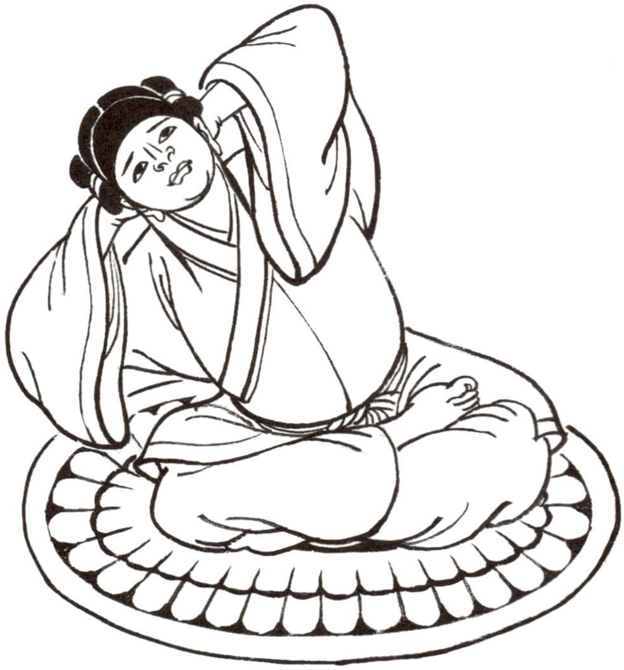

Figur 7

Sitze mit gekreuzten Beinen, die Hände im Nacken. Den Rumpf schwenke nach links und rechts, dabei atme fünfmal tief.

Zur Behandlung von Kopfbeschwerden.

Figur 8

Sitze mit gekreuzten Beinen, die Hände in die Seite gestemmt. Beuge den Rumpf nach rechts und links, atme dabei fünfmal tief.

Hilft gegen Brustbeschwerden.

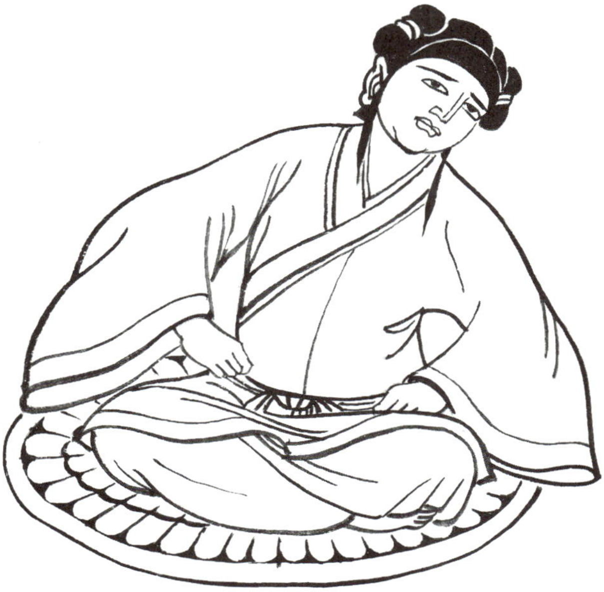

Figur 9

Sitze mit gekreuzten Beinen und ineinandergreifenden Fingern. Bewege die Hände nach links und rechts, den Kopf senke auf die Knie, atme dabei fünfmal tief.

Gegen Schulterverspannung.

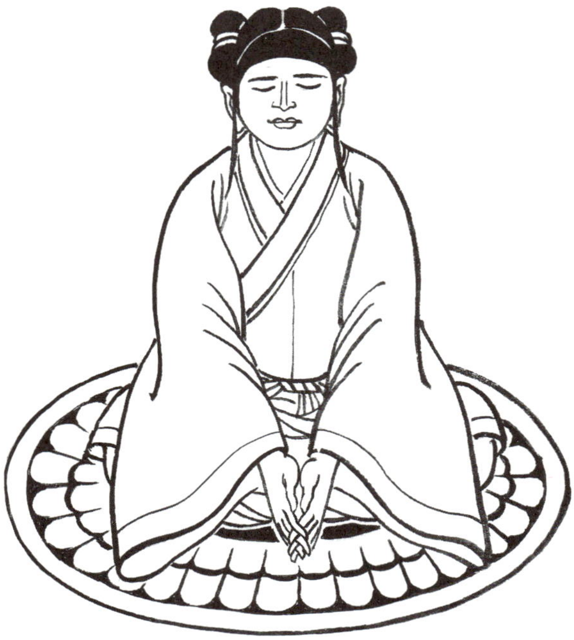

Figur 10

Sitze mit gekreuzten Beinen. Hebe die Hände fünfmal über den Kopf und zucke dabei mit den Achseln.

Gegen Hautjucken.

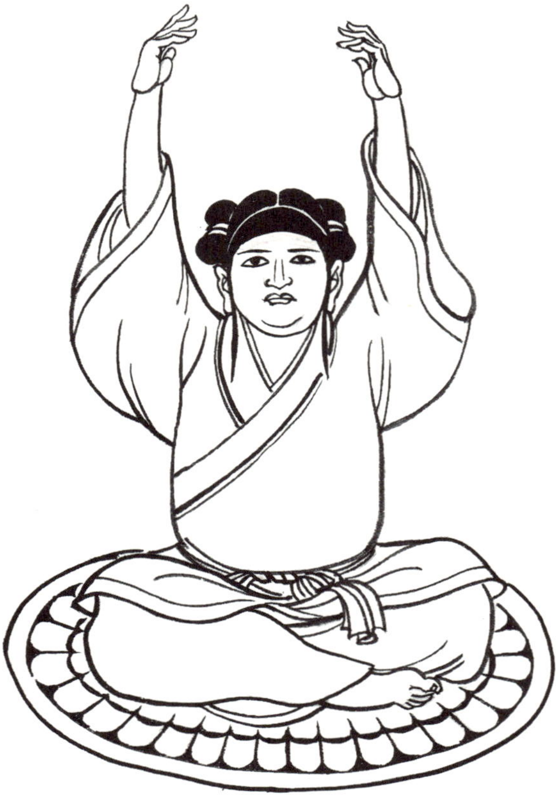

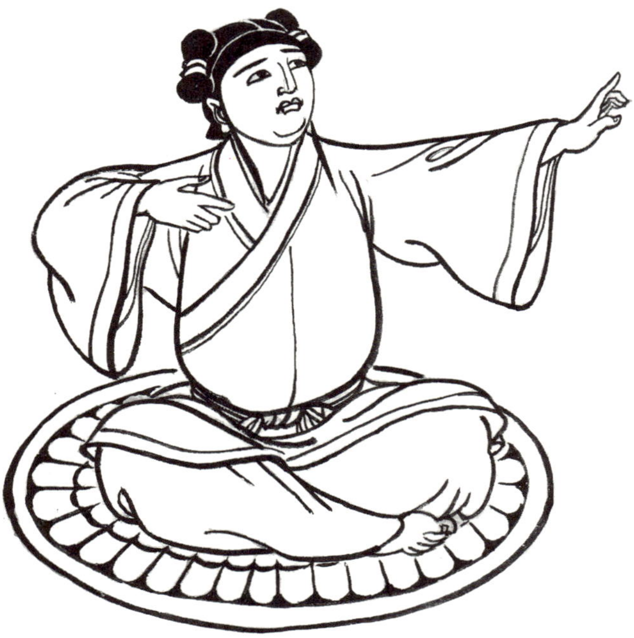

Figur 11

Sitze mit gekreuzten Beinen. Hebe den linken Arm seitwärts, beuge den rechten Arm, als ob ein Pfeil abgeschossen werden soll. Wiederhole die Übung fünfmal, die Arme abwechselnd.

Behebt den Stillstand des *qi* in den Schulterblättern.

Figur 12

Stelle einen Fuß vor den anderen, die Hände werden auf dem Unterleib verschränkt. Stampfe abwechselnd mit den Füßen, mit größerer Kraft beim vorderen Fuß. Dabei wird der Körper hin und her bewegt. Wechsle die Stellung der Füße. Wiederhole 27mal.

Gegen den Stillstand des *qi* und die Kälte in der Milz und viele andere Leiden.

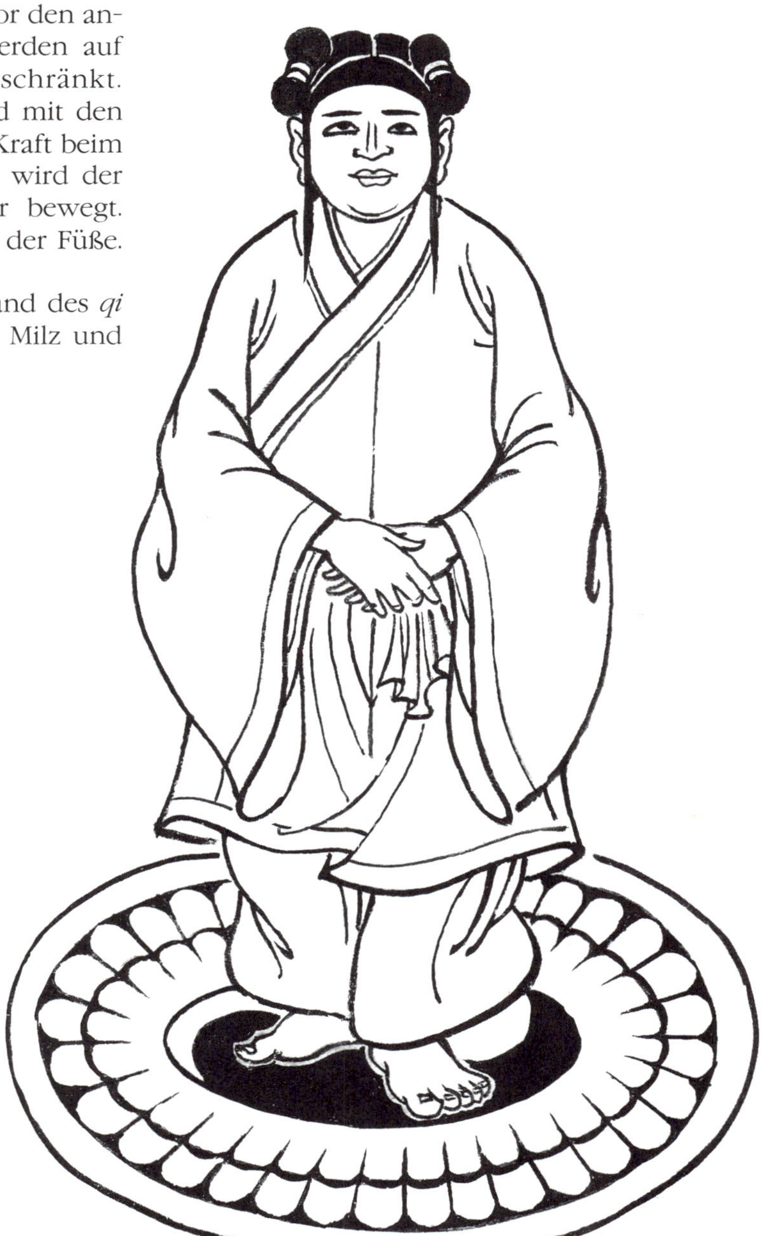

(5) Die Körper- und Atmenübungen des Chen Xiyi in sitzender Haltung

Diese Folge von *daoyin*-Übungen, die zu verschiedenen Tageszeiten in unterschiedlichen Perioden des Jahres angewendet werden, wurde von Chen Xiyi, einem Taoisten des 10. bis 11. Jahrhunderts, entwickelt. Im traditionellen chinesischen Kalender wird das Sonnenjahr in 24 Perioden geteilt und der Tag in zwölf Zeitabschnitte von je zwei Stunden, die jeweils einem Erdstamm zugeordnet sind.

Diese Folge von Chen wurde später in zwei Bücher aufgenommen, die aus der Ming-Zeit (1368–1644) stammen, nämlich: *Acht Schriften über die Gesunderhaltung* und *San Cai Tu Hui (Zeichnungen von Himmel, Erde und Menschheit).*

Figur 1 Für die erste Hälfte des ersten Mondes

Diese Periode beginnt mit dem Tag des Frühlingsanfangs, dem 3., 4. oder 5. Februar nach dem Gregorianischen Kalender. Die Übung wird in der Zeit der ersten zwei Erdstämme gemacht, d.h. zwischen 11 Uhr nachts und 3 Uhr morgens.

Sitze mit vorn gekreuzten Beinen, die Hände liegen aufeinander auf dem rechten Schenkel. Drehe Körper und Kopf nach rechts, zucke dabei einmal mit der rechten Schulter, dann nach links entsprechend umgekehrt. Wiederhole 15mal. Übung zur Beruhigung: Schlage dreimal die oberen und unteren Zähne aneinander, atme dreimal tief ein und aus und gurgle dreimal mit dem Speichel.

Gegen die von der Beibehaltung krankheitserregender Winde (s. Seite 8, Übung 2) verursachten Störungen im Unterleib, Schmerzen im Nacken und hinter den Ohren, im Rücken, in Schulter, Arm und Ellbogen.

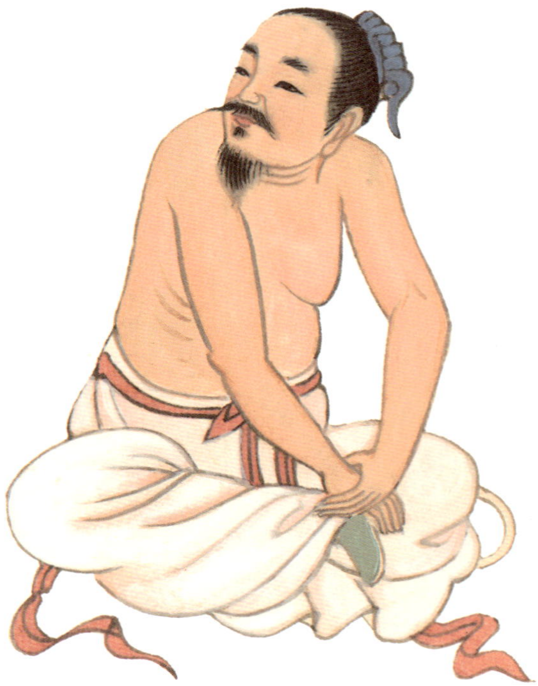

Figur 2 Für die zweite Hälfte des ersten Mondes

Diese Periode beginnt mit dem Tag des Regenwassers, der auf den 18., 19. oder 20. Februar fällt. Die Übung wird nachts zwischen 1 und 3 Uhr gemacht.

Sitze mit vorn gekreuzten Beinen, die Hände liegen aufeinander auf dem rechten Schenkel. Wende Körper und Kopf nach rechts und links, ohne mit den Schultern zu zucken. Wiederhole 30mal. Übung zur Beruhigung wie bei Figur 1.

Bei Störungen, verursacht durch die krankheitserregenden Faktoren (s. Seite 8, Übung 2) in den „Drei Erwärmern" (der obere, der mittlere und der untere „Erwärmer" beherbergen einige innere Organe; sie dienen ebenfalls als Durchgangsweg für das *qi* und Flüssigkeiten), beim Gefühl der Trockenheit in der Rachenhöhle, bei Schluckauf, wegen Kälte im Magen, bei Halsentzündung, Taubheit, Schweißausbrüchen und Wangenschmerzen.

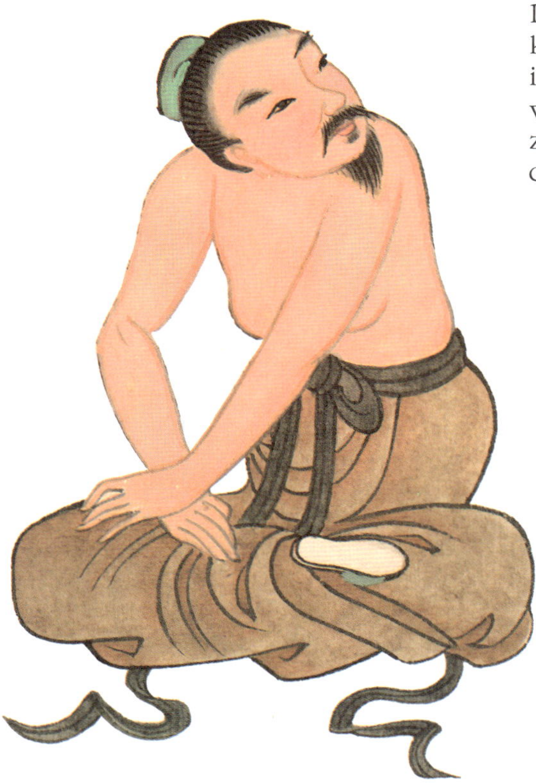

Figur 3 Für die erste Hälfte des zweiten Mondes

Diese Periode beginnt mit dem Tag des Erwachens der Insekten, der auf den 5., 6. bzw. 7. März fällt. Die Übung wird in der Zeit des zweiten und dritten Erdstamms gemacht, also zwischen 1 und 5 Uhr morgens.

Sitze mit vorn gekreuzten Beinen, die Arme zu beiden Seiten gebeugt, die Hände halb zusammengepreßt. Der Kopf wird nach rechts und links gedreht, während die Ellbogen nach hinten gestoßen werden. 30mal. Übung zur Beruhigung: Schlage 36mal die oberen und unteren Zähne aneinander, atme neunmal tief und gurgle neunmal mit dem Speichel.

Für Störungen, die durch krankheitserregende Faktoren in der Lende, der wirbelsäulennahen Muskulatur in Rücken, Lunge und Magen verursacht worden sind, sowie bei Gelbsucht, trockenem Mund, Nasenbluten, Halsentzündung, geschwollenem Gesicht, plötzlichem Stimmausfall, Zahnfleischschwund, bei schmerzhafter Lichtempfindlichkeit und bei Verlust des Geruchssinns.

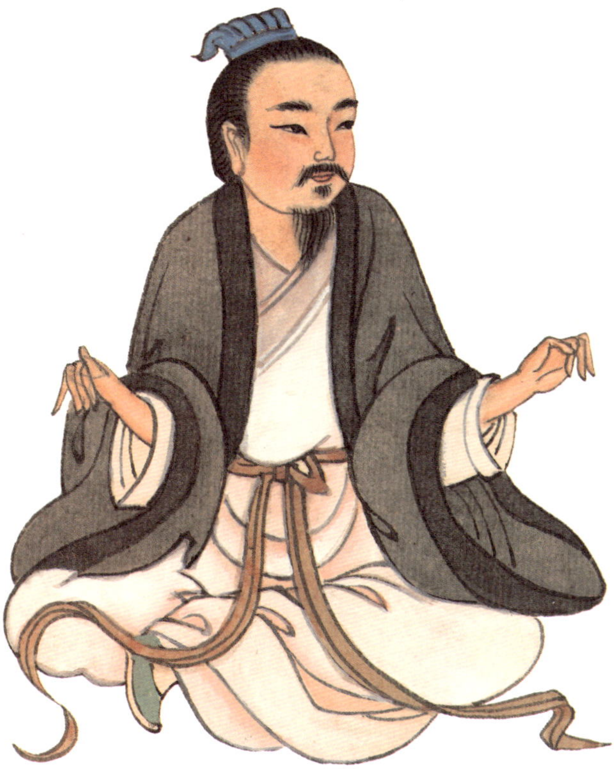

Figur 4 Für die zweite Hälfte des zweiten Mondes

Diese Periode beginnt mit dem Tag der Frühlings-Tag-undnachtgleiche und fällt auf den 20. oder 21. März. Die Übung wird zwischen 1 und 5 Uhr morgens gemacht.

Sitze mit vorn gekreuzten Beinen. Stoße die Arme nach vorn, während der Kopf nach rechts und links gedreht wird. 42 Wiederholungen. Übung zur Beruhigung wie in Figur 3.

Für die Behandlung von Störungen, die durch die krankheitserregenden Faktoren in den *jingluo*-Kanälen in der Brust, in Schultern und im Rücken eingetreten sind, sowie bei Zahnschmerz, geschwollenem Hals, beim Zittern vor Kälte, bei Taubheit, Juckreiz, Ohrensausen und Schmerzen hinter den Ohren, in Rücken, Schulter, Arm und Ellbogen.

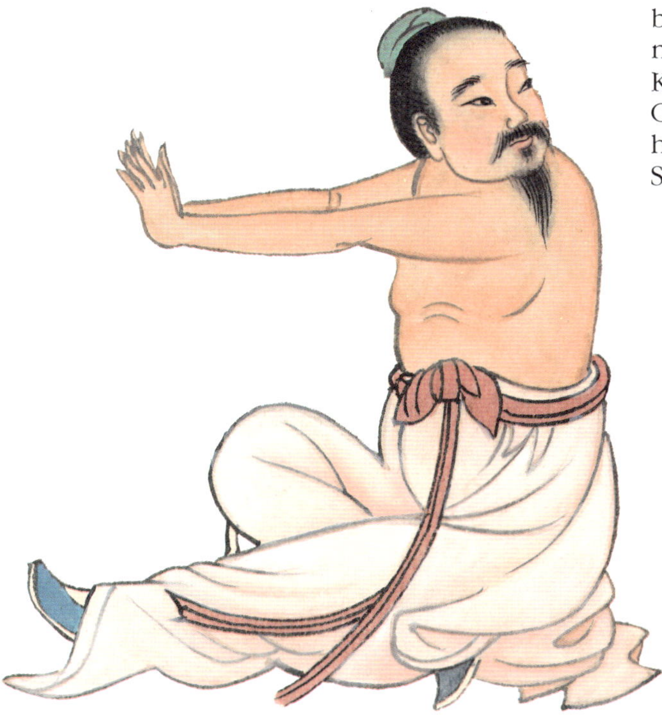

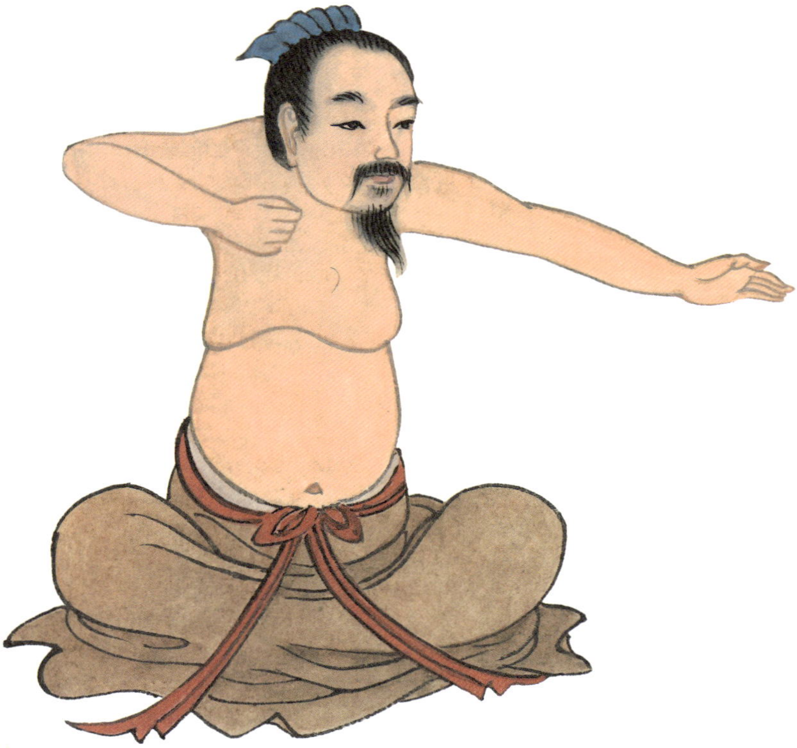

Figur 5 Für die erste Hälfte des dritten Mondes

Diese Periode beginnt mit dem Tag des hellen Lichts, der auf den 4., 5. oder 6. April fällt. Die Übung wird zwischen 1 und 5 Uhr morgens gemacht.

Sitze mit vorn gekreuzten Beinen. Mit der rechten Hand spanne einen imaginären Bogen. Wechsle die Hände bei den 42 Wiederholungen. Übung zur Beruhigung wie in Figur 1.

Zur Behandlung bei Störungen, verursacht durch krankheitserregende Faktoren in der Lende, den Nieren, in Darm und Magen, bei erhitzten Ohren, Taubheit, Rachenkatarrh, Schmerzen in Hals, Schultern, Armen und Ellbogen sowie bei Schwäche der Gliedmaßen.

Figur 6 Für die zweite Hälfte des dritten Mondes

Diese Periode beginnt mit dem Tag des Regens auf die Saat, der auf den 19., 20. oder 21. April fällt. Die Übung wird zwischen 1 und 5 Uhr morgens gemacht.

Sitze mit vorn gekreuzten Beinen. Hebe die rechte Hand über den Kopf und strecke den Arm, die Handfläche zeigt nach oben, während der linke Arm in Brusthöhe angewinkelt wird. Wechsle die Hände. 35 Wiederholungen. Übung zur Beruhigung wie in Figur 1.

Gegen Blutstauung in Milz und Magen, gelbsuchtkranke Augen, Nasenbluten, geschwollene Wangen und Kinnbacken, Arm-, Ellbogen- und Gesäßschmerzen sowie Schweißhände.

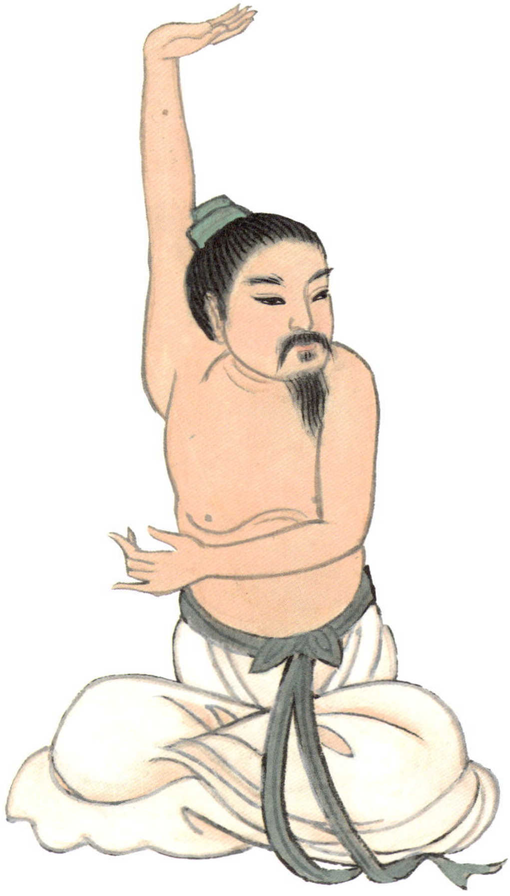

Figur 7 Für die erste Hälfte des vierten Mondes

Diese Periode beginnt mit dem Tag des Sommeranfangs, der auf den 5., 6. oder 7. Mai fällt. Die Übung wird in der Zeit vom dritten bis zum fünften Erdstamm gemacht, also zwischen 3 und 7 Uhr morgens.

Sitze mit vorn gekreuzten Beinen und geschlossenen Augen. Hebe das linke Knie, das gleichzeitig mit den Händen kräftig nach hinten zurückgehalten wird; halte dabei für einen Moment den Atem an. Das gleiche mit dem rechten Knie. Wiederhole 35mal. Übung zur Beruhigung wie in Figur 1.

Zur Behandlung bei Störungen, verursacht durch krankheitserregende Winde und krankheitserregende Feuchtigkeit, bei Schmerzen in den *jinluo*-Kanälen, bei tatsächlicher oder scheinbarer Kontraktion in Arm und Ellbogen, bei Schwellung der Achselhöhlen, Schweißhänden und unaufhörlichem Lachen.

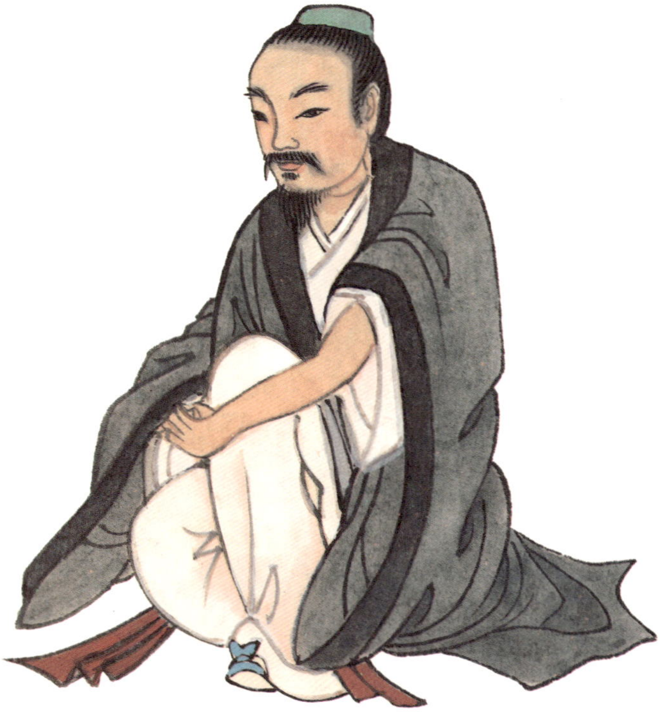

Figur 8 Für die zweite Hälfte des vierten Mondes

Diese Periode beginnt mit dem Tag des Reifenden Getreides und fällt auf den 20., 21. oder 22. Mai. Die Übung wird zwischen 3 und 7 Uhr morgens gemacht.

Sitze mit vorn gekreuzten Beinen. Hebe die rechte Hand über den Kopf, der Arm wird gestreckt, die Handfläche weist nach oben, während die linke Hand nach unten gedrückt wird. Wechsle die Hände bei 15 Wiederholungen. Übung zur Beruhigung wie in Figur 1.

Zur Behandlung bei Störungen, verursacht durch krankheitserregende Faktoren in den inneren Organen, bei Gefühl der Überfüllung des Brustkastens, starkem Herzklopfen, Gesichtsrötung, gelbsuchtkranken Augen, Reizempfindlichkeit, präkordialen Schmerzen und Schweißhänden.

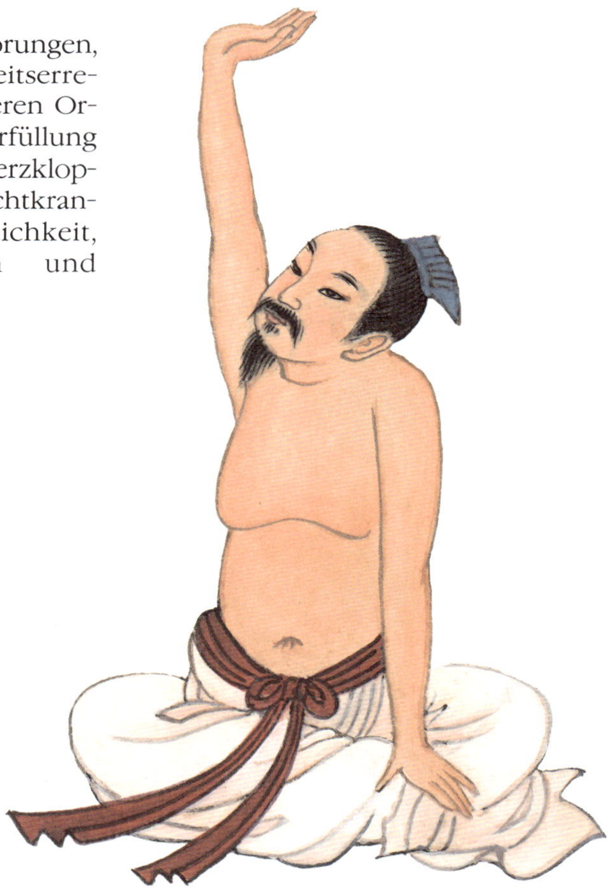

Figur 9 Für die erste Hälfte des fünften Mondes

Diese Periode beginnt mit dem Tag der Ähren voller Korn, der auf den 5., 6. oder 7. Juni fällt. Die Übung wird zwischen 3 und 7 Uhr morgens gemacht.

Stehe mit nach hinten gebeugtem Körper, die Hände erhoben, die Handflächen nach oben gerichtet. Eine Hand strecke noch höher, während die andere Hand abwärts vor die Schulter bewegt wird. Hände wechseln bei 35 Wiederholungen. Übung zur Beruhigung wie bei Figur 1.

Anwendung bei Schwindsucht, Erkrankung der Lende und der Nieren, bei Trockenheitsgefühl in der Rachenhöhle, gelbsuchtkranken Augen, Gesichtsrötung, Diabetes, Anfälligkeit für übermäßige Freude oder Angst, Husten, Erbrechen, der durch Stockung des *qi* verursachten Diarrhöe, der durch Fieber verursachten Schmerzen in Oberschenkel, bei präkordialen Schmerzen und bei Kopf- und Halsschmerzen.

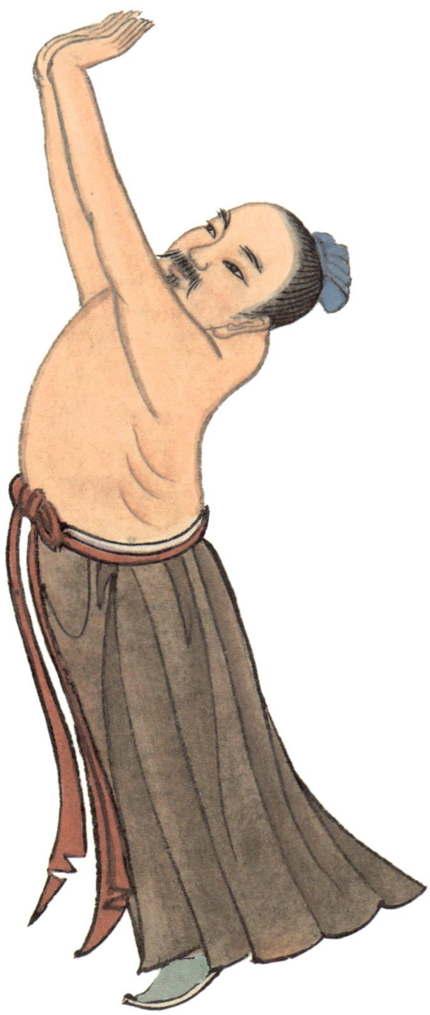

Figur 10 Für die zweite Hälfte des fünften Mondes

Diese Periode beginnt mit dem Tag der Sommersonnenwende (21. oder 22. Juni). Die Übung wird zwischen 3 und 7 Uhr morgens gemacht.

Sitze mit vorn gekreuzten Beinen. Halte den rechten Fuß mit den Händen und stoße ihn kräftig nach vorn. Bei den 35 Wiederholungen wechsle die Füße. Übung zur Beruhigung wie in Figur 1.

Zur Behandlung bei Störungen, verursacht durch krankheitserregende Winde und krankheitserregende Feuchtigkeit, bei Schmerzen in den Handgelenken, Knien, Armen, in Rücken und Nieren, bei Schweißhänden und bei Schweregefühl in den Gliedmaßen.

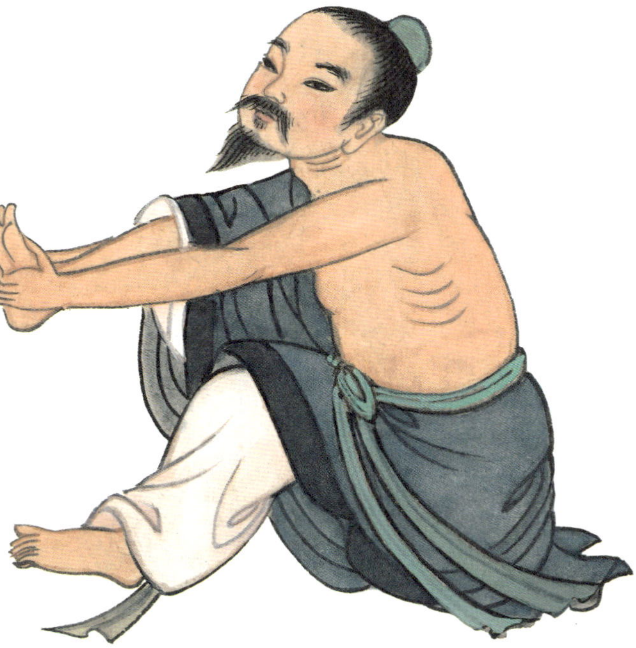

Figur 11 Für die erste Hälfte des sechsten Mondes

Diese Periode beginnt mit dem Tag der kleinen Hitze, der auf den 7. oder 8. Juli fällt. Die Übung wi zwischen 1 und 5 Uhr morgens g macht.

Hocke dich hin und beuge den Körper nach hinten, stütze die Hände auf den Boden. Strecke das rechte Bein aus, dann wechsle ab, in 15 Wiederholungen. Übung zur Beruhigung wie in Figur 1.

Zur Behandlung bei Störungen, verursacht durch krankheitserregende Winde in den Beinen, Knien und Lenden, beim Gefühl von Überdehnung bzw. Überfüllung der Lungen, von Trockenheit in der Rachenhöhle, bei Asthma, Schmerzen und Schwellungen in der Achselhöhle, Leibschmerzen, Handkrämpfen, Schweregefühl in den Gliedmaßen, Lähmung einer Körperseite, leichtem Schlaganfall, Gedächtnisschwund, Asthma, Afterbeschwerden, Schwäche in den Handgelenken und Anfälligkeit für starke Gefühlsschwankungen.

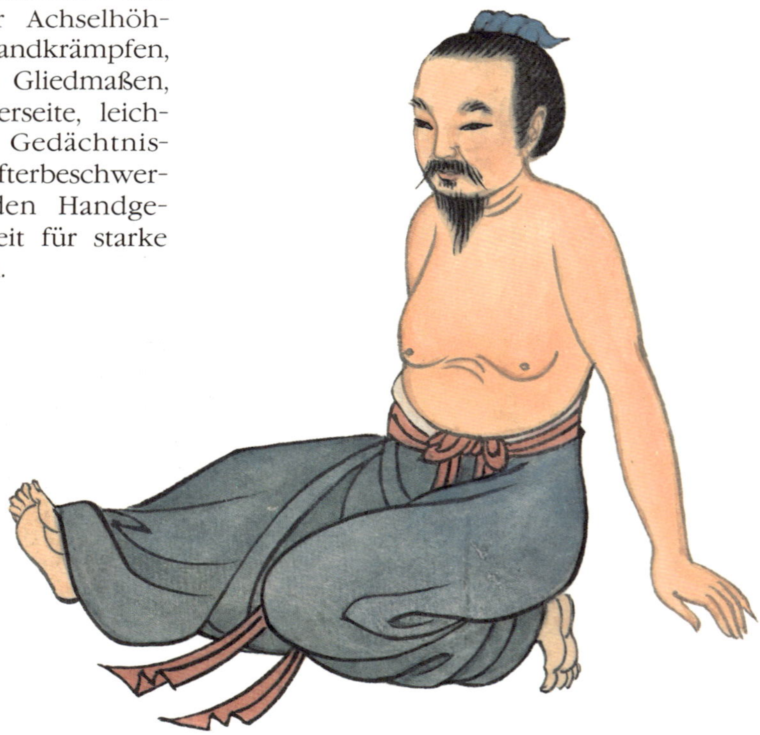

Figur 12 Für die zweite Hälfte des sechsten Mondes

Diese Periode beginnt mit dem Tag der großen Hitze, der auf den 22., 23. oder 24. Juli fällt. Die Übung wird zwischen 1 und 5 Uhr morgens gemacht.

Sitze mit vorn gekreuzten Beinen, wobei die Hände die Beine halten. Wende den Kopf nach rechts und links wie ein Tiger, der nach seiner Beute späht. Wiederhole 15mal. Übung zur Beruhigung wie in Figur. 1.

Für die Behandlung des in Kopf, Hals, Brustkasten und Rücken durch die krankheitserregenden Winde verursachten Unwohlseins, des Hustens, anomalen Anstiegs des *qi*, des Asthmas, der Reizbarkeit, des Gefühls der Überfüllung im Brustkasten und der Hypochondrie, bei Schweißhänden, der Schulter-, Oberarm- und Rückenschmerzen, bei durch krankheitserregende Winde und krankheitserregende Kälte hervorgerufenen Schweißausbrüchen, Schlaganfall, Schwierigkeiten beim Wasserlassen, Durchfall, Schmerzen und Fühllosigkeit der Haut, Schwermut sowie Kälte- oder Hitzeempfindungen am ganzen Körper.

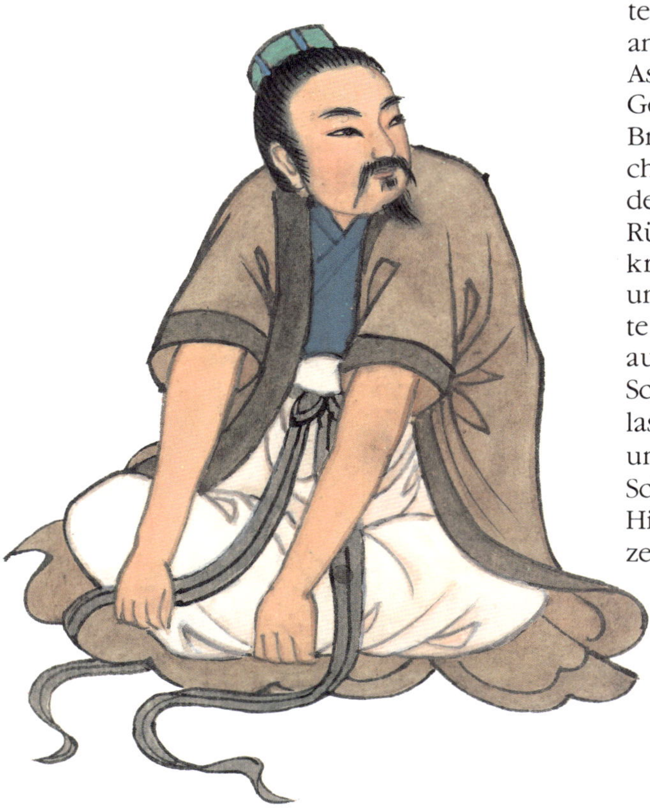

Figur 13 Für die erste Hälfte des siebten Mondes

Diese Periode fängt an mit dem Tag des Herbstbeginns, der auf den 7., 8. oder 9. August fällt. Die Übung wird zwischen 1 und 5 Uhr morgens gemacht.

Knie, von den Händen unterstützt, auf dem Boden. Zucke 56mal mit den Schultern. Übung zur Beruhigung wie in Figur 1.

Zur Behandlung der durch Mangel an *qi* und krankheitserregende Faktoren in Lenden und Nieren verursachten Störungen, des durch Erkrankung von Leber und Gallenblase verursachten bitteren Geschmacks, der Neigung zu Melancholie, Herzschmerzen und hypochondrischen Schmerzen, die das Liegen auf der Seite schwer machen, Kieferschmerzen, Schwellung der Gegend über dem Schlüsselbein und der Achselhöhle und bei Schweißausbrüchen und gleichzeitigem Schüttelfrost.

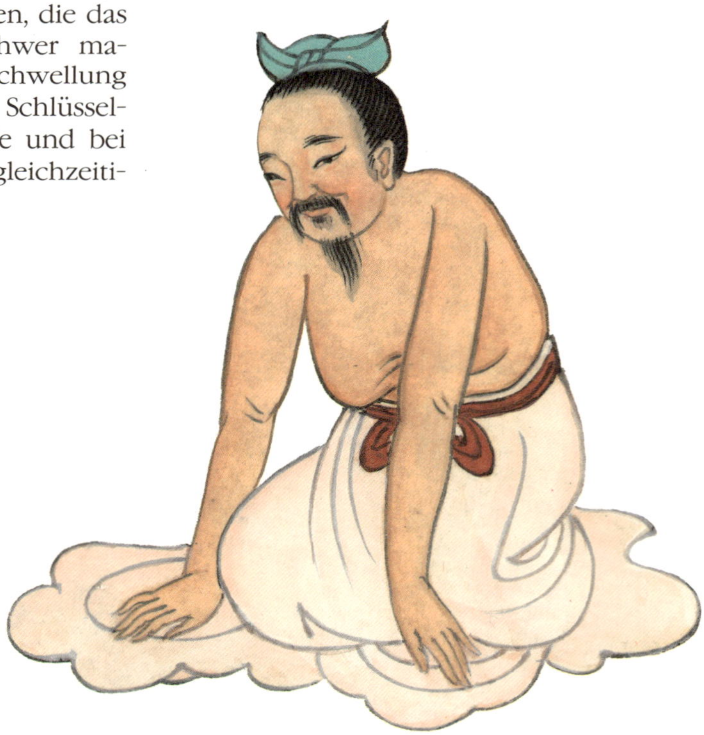

Figur 14 Für die zweite Hälfte des siebten Mondes

Diese Periode beginnt mit dem Tag des Endes der Hitze, der auf den 22., 23. oder 24. August fällt. Die Übung wird zwischen 1 und 5 Uhr morgens gemacht.

Sitze mit vorn gekreuzten Beinen. Drehe den Kopf nach rechts und links, während die Hände den Rücken klopfen. Wiederhole 35mal. Übung zur Beruhigung wie in Figur 1.

Zur Behandlung der durch krankheitserregende Winde und krankheitserregende Feuchtigkeit verursachten Störungen, von Schmerzen in Schulter und Rücken, im Brustkasten, in den Waden und Fußgelenken sowie bei Husten und Asthma.

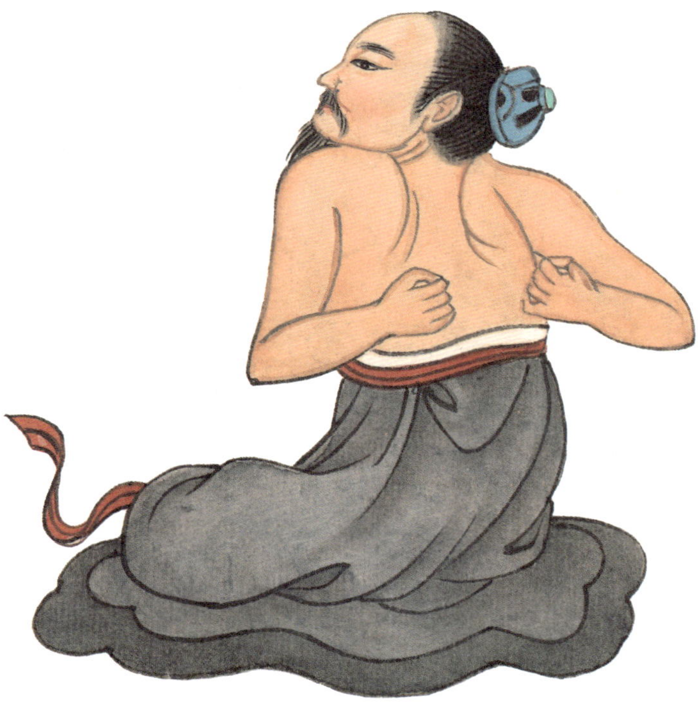

Figur 15 Für die erste Hälfte des achten Mondes

Diese Periode beginnt mit dem Tag des weißen Taus, der auf den 7., 8. oder 9. September fällt. Die Übung wird zwischen 1 und 5 Uhr morgens gemacht.

Sitze mit vorn gekreuzten Beinen, die Hände auf die Knie gelegt. Drehe den Kopf nach rechts und links. Wiederhole 15mal. Übung zur Beruhigung wie in Figur 1.

Zur Behandlung der durch krankheitserregende Winde und krankheitserregende Feuchtigkeit in den *jingluo*-Kanälen im Rücken verursachten Störungen, bei Schweißausbrüchen und gleichzeitigem Schüttelfrost, bei Nasenbluten, Lähmung einer Gesichtshälfte, trockenen Wunden an den Lippen, Schwellungen am Nakken, Rachenentzündung, plötzlichem Verlust der Sprache, dunkler Gesichtsfarbe, bei Erbrechen, ständigem Gähnen sowie wildem Singen und dem Drang, nackt umherzulaufen.

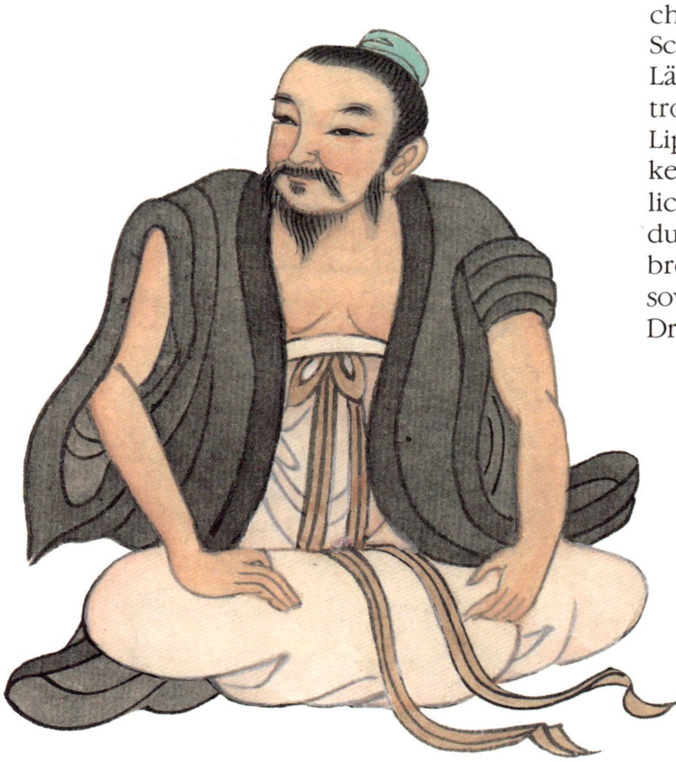

Figur 16 Für die zweite Hälfte des achten Mondes

Diese Periode beginnt mit dem Tag der Herbst-Tagundnachtgleiche, der auf den 22., 23. oder 24. September fällt. Die Übung wird zwischen 1 und 5 Uhr morgens gemacht.

Sitze mit vorn gekreuzten Beinen, halte die Ohren zu, die Ellbogen seitwärts gerichtet. Beuge den Körper nach rechts und links. Wiederhole 15mal. Übung zur Beruhigung wie in Figur 1.

Zur Behandlung der durch krankheitserregende Winde und krankheitserregende Feuchtigkeit verursachten Störungen, von Ödemen in Brustkasten, Rücken und Unterleib, von Schwellungen und Schmerzen in Beinen, Knien, Fußgelenken und Füßrist, bei Versteifung der Oberschenkel, Verrenkung des Oberarms, bei dem durch Mangel an *qi* verursachten Bettnässen, Asthma und Kälte im Magen.

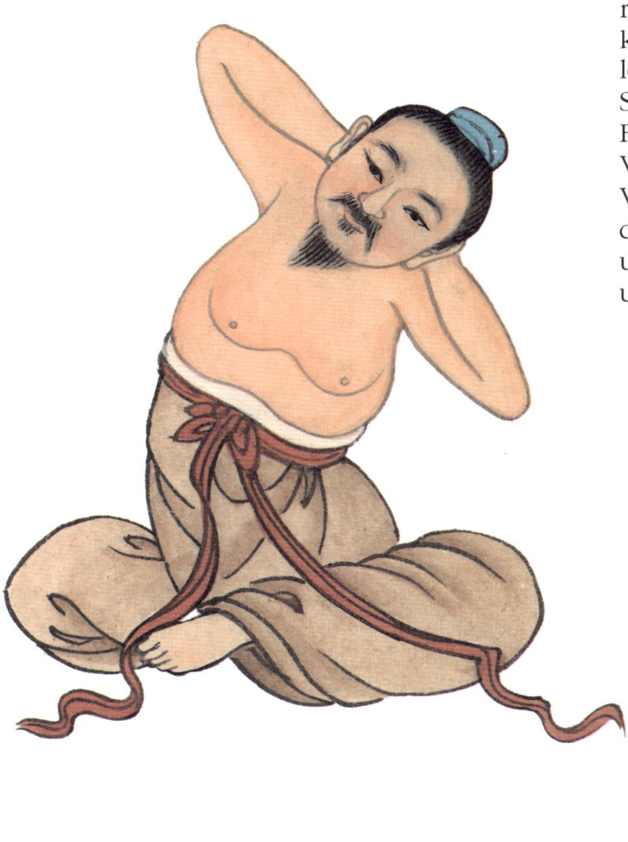

Figur 17 Für die erste Hälfte des neunten Mondes

Diese Periode beginnt mit dem Tag des kalten Taus, der auf den 8. oder 9. Oktober fällt. Die Übung wird zwischen 1 und 5 Uhr morgens gemacht.

Sitze mit gekreuzten Beinen, hebe die Hände, die Handflächen nach oben gerichtet, 15mal in die Höhe. Übung zur Beruhigung wie in Figur 1.

Zur Behandlung der durch krankheitserregende Winde, krankheitserregende Kälte und Feuchtigkeit in den *jingluo*-Kanälen der Unterrippengegend verursachten Störungen, von Kopfschmerzen, Schmerzen in Nacken und Rücken, Hämorrhoiden, bei erworbenem Schwachsinn, gelbsuchtkranken Augen, bei Nasenbluten und Cholera.

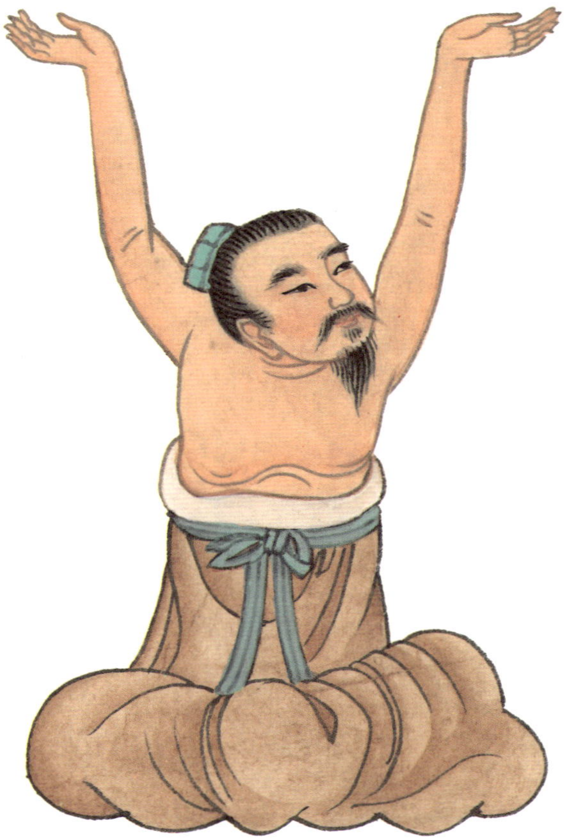

Figur 18 Für die zweite Hälfte des neunten Mondes

Diese Periode beginnt mit dem Tag des Rauhreifs, der auf den 23. oder 24. Oktober fällt. Die Übung wird zwischen 1 und 5 Uhr morgens gemacht.

Sitze mit gebeugten Beinen, die Füße einzeln mit den Händen haltend. Stoße die Füße 35mal kräftig nach vorn. Übung zur Beruhigung wie in Figur 1.

Zur Behandlung der durch krankheitserregende Winde und krankheitserregende Feuchtigkeit in den Lenden und Füßen verursachten Störungen, bei Versteifung der Oberschenkel und Kniegelenke, bei Verrenkung des Oberarms, bei Schmerzen in Hals, Rücken, Hüften und Beinen, bei Muskelschlaffheit, blutigem und eitrigem Stuhl, Schwierigkeiten beim Harnlassen, Blähungen und Schmerzen im Unterleib, kalten Füßen sowie Hämorrhoiden und Aftervorfall.

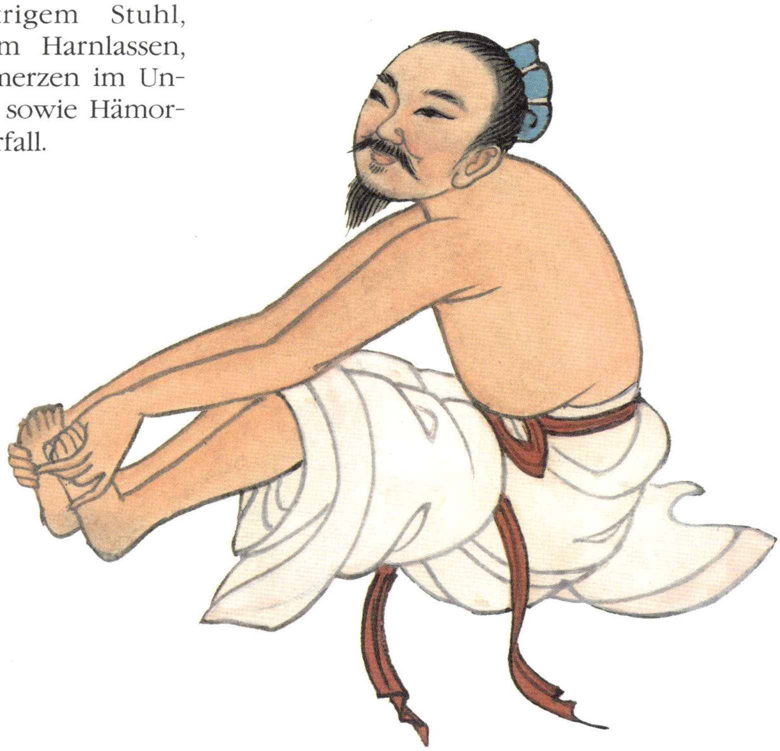

Figur 19 Für die erste Hälfte des zehnten Mondes

Diese Periode beginnt mit dem Tag des Winteranfangs, der auf den 7. oder 8. November fällt. Die Übung wird zwischen 1 und 5 Uhr morgens gemacht.

Sitze mit vorn gekreuzten Beinen. Stoße die Hände nach rechts und links, drehe dabei den Kopf jeweils nach der Gegenseite. Wiederhole 15mal. Übung zur Beruhigung wie in Figur 1.

Zur Behandlung der durch krankheitserregende Faktoren und durch Schwindsucht verursachten Beschwerden, von Rückenschmerzen, die die Beugung des Rumpfes erschweren, beim Gefühl der Trockenheit in der Rachenhöhle, bei bleicher und blasser Gesichtsfarbe, beim Gefühl der Überfüllung im Brustkasten oder in Gliedmaßen, bei Erbrechen, Appetitlosigkeit, Kopfschmerzen, Schwindelgefühl, Augenschmerzen, Taubheit, geschwollenen Backen und Leibschmerzen.

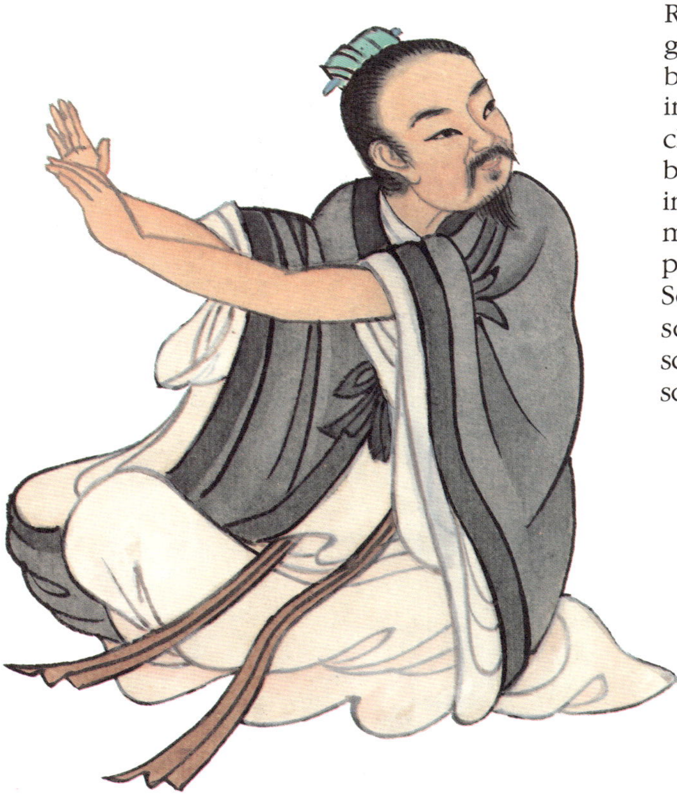

Figur 20 Für die zweite Hälfte des zehnten Mondes

Diese Periode beginnt mit dem Tag des kleinen Schnees, der auf den 22. oder 23. November fällt. Die Übung wird zwischen 1 und 5 Uhr morgens gemacht.

Sitze mit vorn gekreuzten Beinen. Lege die linke Hand aufs linke Knie, während die rechte den linken Ellbogen berührt und kräftig nach innen stößt. Wechsle ab und wiederhole 15mal. Übung zur Beruhigung wie in Figur 1.

Zur Behandlung der durch krankheitserregende Winde sowie krankheitserregende Feuchtigkeit und Hitze in inneren Organen verursachten Störungen, bei Schwellung des Unterleibes der Frauen, bei Schwellungen, Schmerzen oder Knötchenbildungen sowie Gefühllosigkeit im Hodensack, bei Schmerzen in Hoden oder Penis, Leistenbruch, Harnzwang, Schwierigkeiten beim Harnlassen und Angstzuständen.

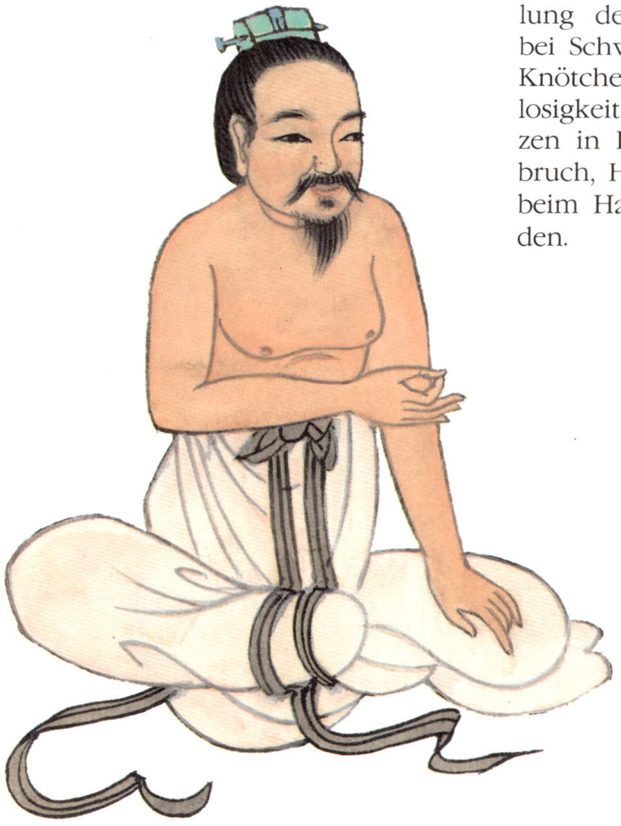

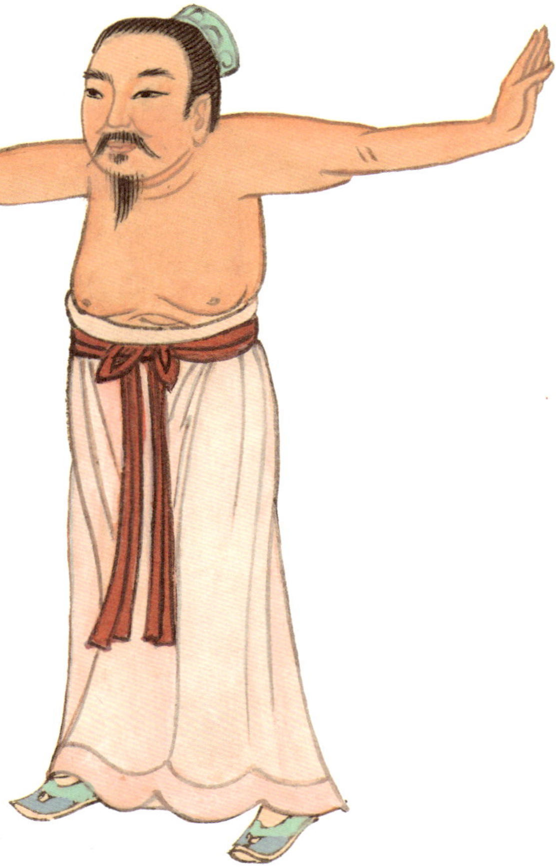

Figur 21 Für die erste Hälfte des elften Mondes

Diese Periode beginnt mit dem Tag des großen Schnees, der auf den 6., 7. oder 8. Dezember fällt. Die Übung wird zwischen 11 Uhr nachts und 3 Uhr morgens gemacht.

Im Stehen die Arme seitwärts strecken, die Handflächen stehen senkrecht nach oben. Ziehe und schiebe beide Hände gleichzeitig, stampfe dabei abwechselnd mit einem Fuß auf. Wiederhole 35mal. Übung zur Beruhigung wie in Figur 1.

Für die Behandlung der durch krankheitserregende Winde und krankheitserregende Feuchtigkeit in Knien und Füßen verursachten Störungen, bei Trockenheit der Zunge, Entzündung der Rachenhöhle, bei anomalem Anstieg von *qi*, Reizbarkeit, präkordialen Schmerzen, Gelbsucht, starker Blutung im After, häufigem Harndrang, bei Appetitlosigkeit, dunkler Gesichtsfarbe, Bluthusten, Husten mit Atemnot, Sehschwäche und Angstzuständen.

Figur 22 Für die zweite Hälfte des elften Mondes

Diese Periode beginnt mit der Wintersonnenwende, die auf den 21., 22. oder 23. Dezember fällt. Die Übung wird zwischen 11 Uhr nachts und 3 Uhr morgens gemacht.

Sitze mit nach vorn gestreckten Beinen. Drücke mit den Händen kräftig die Knie. Wiederhole 15mal. Übung zur Beruhigung wie in Figur 1.

Für die Behandlung der durch krankheitserregende Kälte und Feuchtigkeit in den *jingluo*-Kanälen verursachten Störungen in den vier Gliedmaßen, von Rücken-, Hüft-, Schulter-, Oberschenkel- und Leibschmerzen, Schlafsucht, beim Gefühl der Überfüllung des Brustkastens, bei Verstopfung, Ruhr, Frostbeulen, Kälte und Schwellung im Kreuz und bei umgekehrtem Zustrom von *qi* unter dem Nabel.

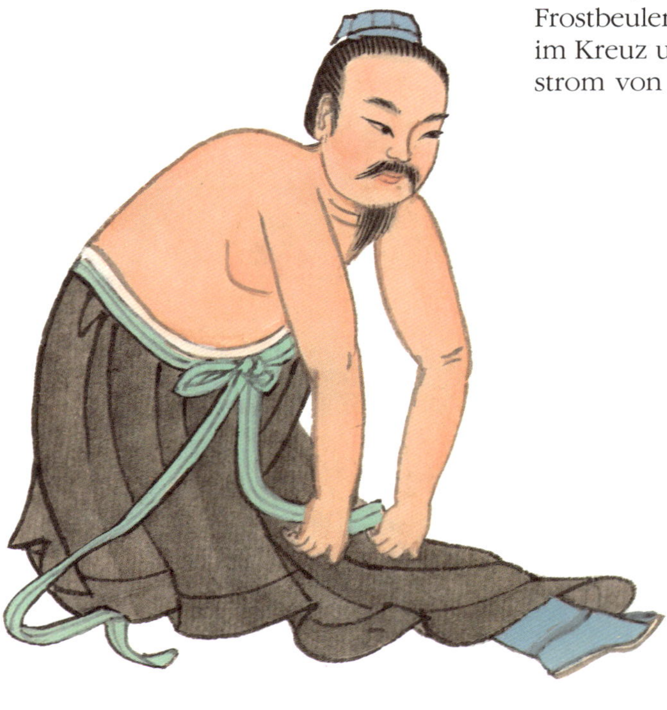

Figur 23 Für die erste Hälfte des zwölften Mondes

Diese Periode beginnt mit dem Tag der kleinen Kälte, der auf den 5., 6. oder 7. Januar fällt. Die Übung wird zwischen 11 Uhr nachts und 3 Uhr morgens gemacht.

Sitze mit vorn gekreuzten Beinen. Drücke mit der linken Hand das linke Knie, während die rechte Hand über den Kopf gehoben wird, den Arm gestreckt, die Handfläche nach oben gerichtet. Dann die andere Hand. Wiederhole 15mal. Übung zur Beruhigung wie in Figur 1.

Zur Behandlung von Brechreiz, Magenschmerzen, Blähungen im Unterleib, Appetitlosigkeit, Durchfall, Schweregefühl in den Gliedmaßen, präkordialen Schmerzen, Reizbarkeit, Gelbsucht, Verstopfung, vermindertem Harnfluß, ständigem Durst, Mattigkeit und Schlafsucht.

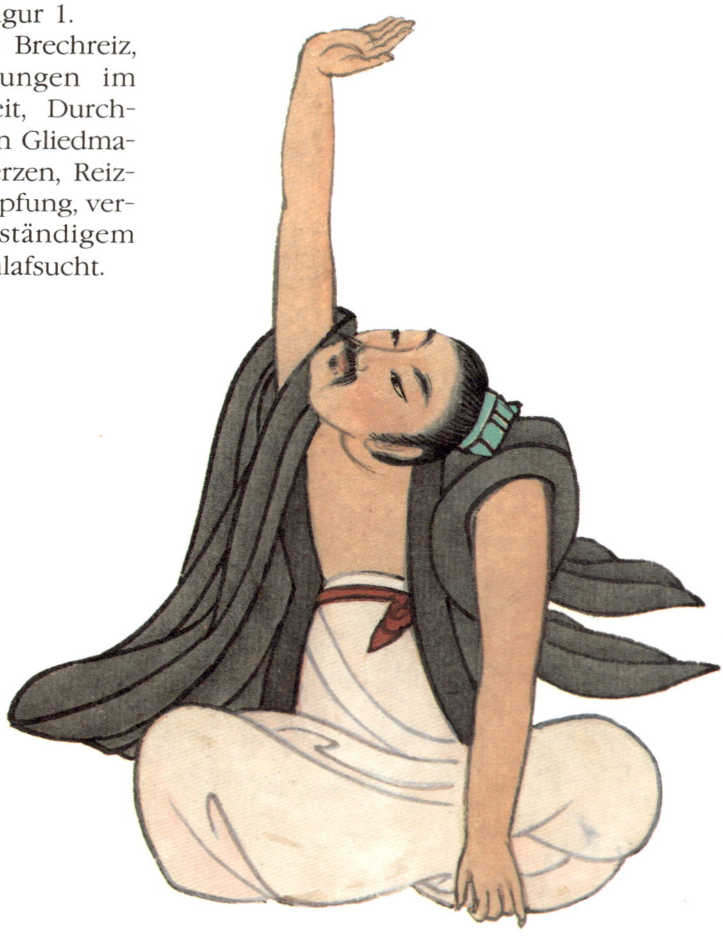

Figur 24 Für die zweite Hälfte des zwölften Mondes

Diese Periode beginnt mit dem Tag der großen Kälte, der auf den 20. oder 21. Januar fällt. Die Übung wird zwischen 11 Uhr nachts und 3 Uhr morgens gemacht.

Knie, beide Hände auf dem Boden, um den Körper zu stützen. Strecke die Beine abwechselnd kräftig aus. Wiederhole 15mal. Übung zur Beruhigung wie in Figur 1.

Zur Behandlung der durch Stagnation von *qi* in den *jingluo*-Kanälen verursachten Störungen, von Gaumenschmerzen, Körperschwäche, geschwollenen Hüften und Knien nach langem Stehen, von Schmerzen im Rücken, im Gesäß, in Oberarm, Waden und Füßen, von Blähungen im Bauch, von Darmgeräusch, Verdauungsstörungen, Fußödemen und Verstopfung in den „Neun Öffnungen" (d.h. den Augen, Ohren, Nasenlöchern, Mund, After und Harnröhre einschließlich der Vagina).

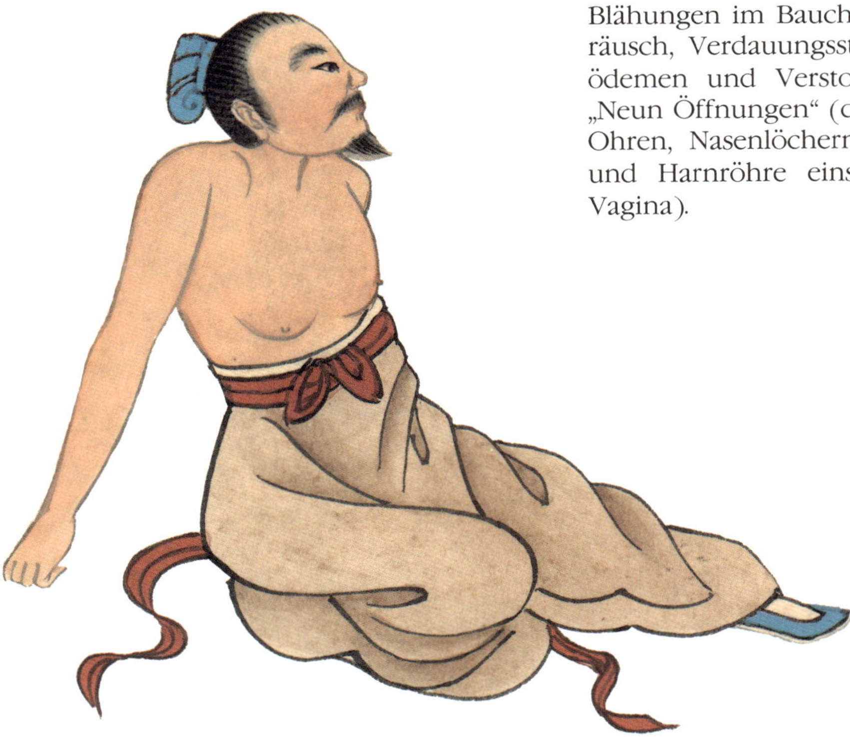

(6) Körper- und Atemübungen des Wang Ziqiao

Der Überlieferung zufolge war Wang Ziqiao ein Prinz im 6. Jahrhundert v. Chr., der drei Jahrzehnte lang im Songshan-Gebirge meditierte und danach zum Himmel flog und ein Unsterblicher wurde. Diese Folge von Übungen wurde in das *Dao Zang*, eine Enzyklopädie des Taoismus, aufgenommen. Sie besteht aus 34 Figuren, 20 davon wurden für dieses Buch ausgewählt.

Figur 1

Sitze auf einer Matte, strecke die Beine nach vorn, die Füße liegen schulterbreit auseinander. Die Arme bewege nach hinten, die Handflächen lege auf die Matte, die Daumen zeigen seitwärts. Verlege das Körpergewicht allmählich auf die Arme und senke die Augenlider. Atme durch den Mund leicht ein, durch die Nase aus.

Hilft bei Unpäßlichkeiten in der Brust.

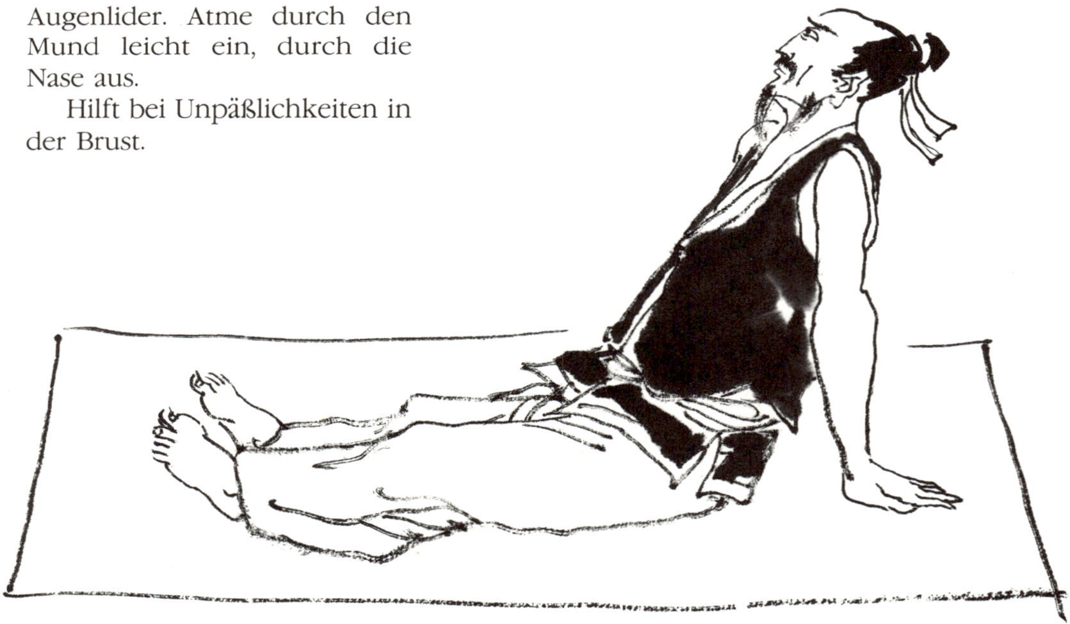

Figur 2

Sitze aufrecht mit gekreuzten Beinen, die Hände in die Seiten gestemmt, die Daumen weisen nach hinten, lasse die Schultern hängen. Senke langsam den Kopf und atme dabei durch den Mund aus (*Bild oben*), und wirf den Kopf langsam zurück. Dabei wird durch die Nase eingeatmet (*Bild unten*). Wiederhole 30mal.

Gegen Schwindelgefühl.

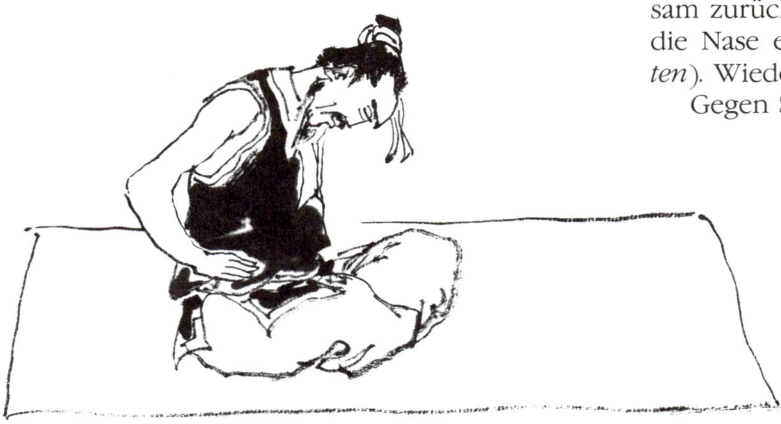

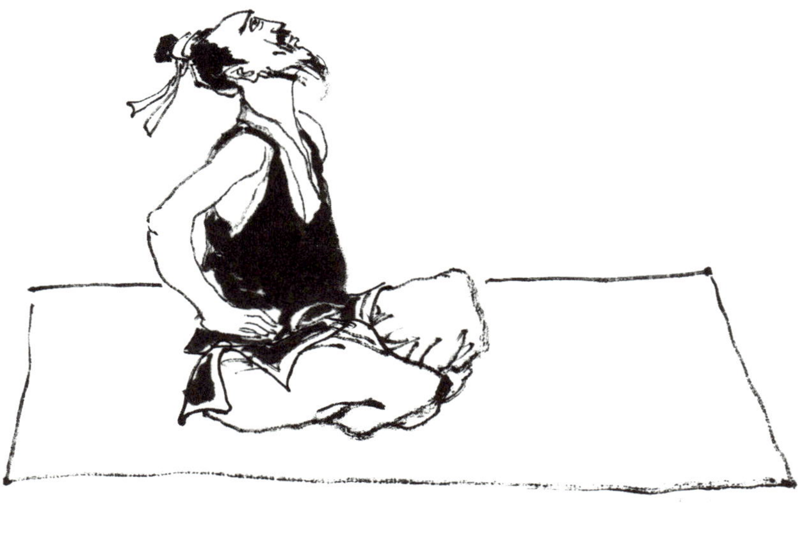

Figur 3

Sitze aufrecht mit gekreuzten Beinen, die linke Handfläche ruht auf dem unteren Elixierbereich, die rechte hält die Nase. Atme durch die Nase ein, wobei die rechte Hand sie freigibt. Durch den Mund atme aus. Setze die Übung bis zu leichter Schweißbildung fort.

Für die Behandlung schwacher Sehkraft, von Tränendrüsenentzündung und Kopfschmerzen, die durch Kälte verursacht sind.

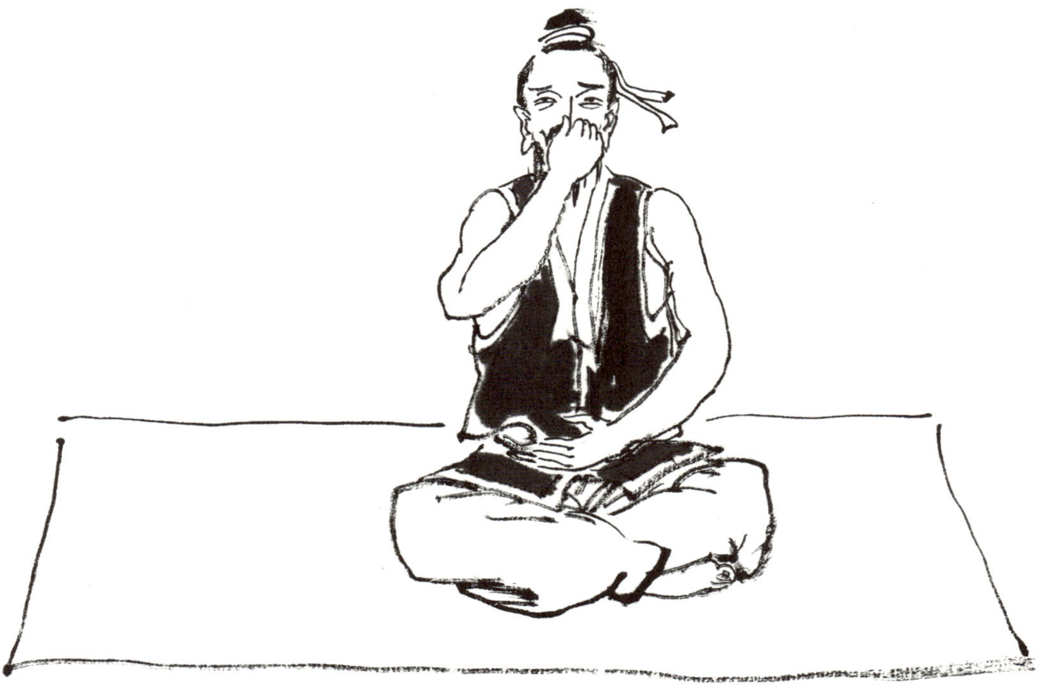

Figur 4

Sitze aufrecht mit gekreuzten Beinen. Bewege die Hände vorn zum Unterleib, die Handflächen nach oben, die Finger leicht gespreizt. Hebe sie zunächst auf Brusthöhe, dann, nach einer inneren Umdrehung, hebe die Arme über den Kopf, wobei die Handflächen nach oben zeigen und die Finger leicht gespreizt werden. Die Augen verfolgen die Bewegung der Hände. Atme tief durch die Nase ein, während die Hände gehoben werden; halte den Atem einen Moment an, solange die Hände über dem Kopf sind. Führe die Hände langsam zur Ausgangshaltung, dabei atme durch den Mund aus. Wiederhole siebenmal.

Zur Behandlung der Unterleibsfülle.

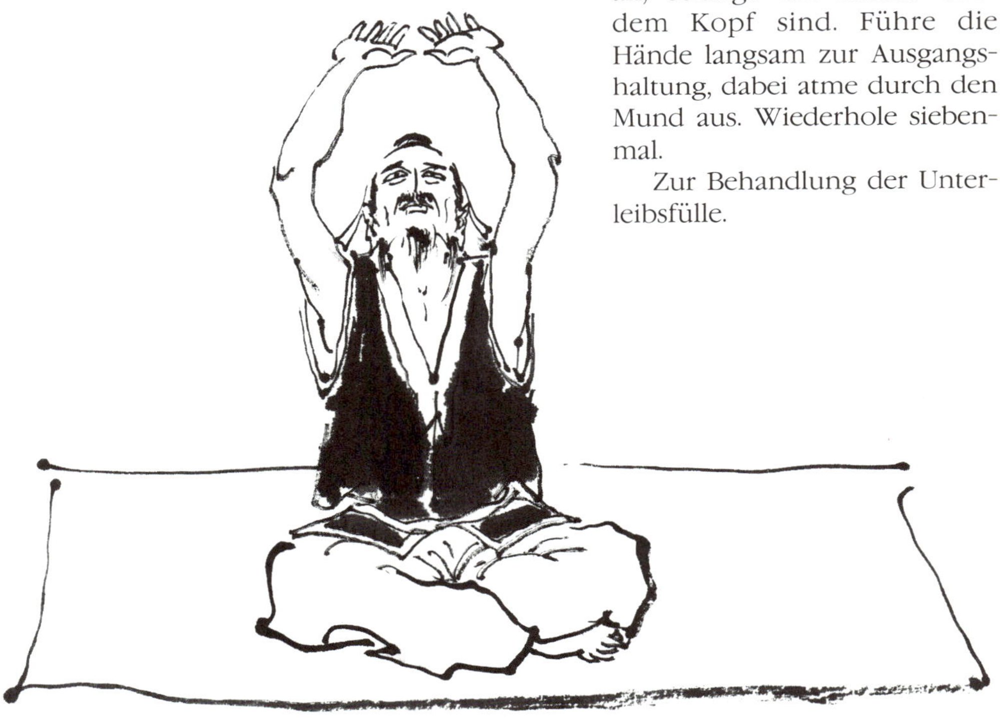

Figur 5

Sitze aufrecht mit gekreuzten Beinen. Führe die linke Hand an Bauch und Brust vorbei bis über den Kopf, während die Handfläche nach oben zeigt, die Finger nach hinten gerichtet sind und die rechte Hand seitlich auf der Matte ruht. Nach einer kleinen Pause mache dieselbe Übung umgekehrt. Wiederhole siebenmal. Beim Heben der Hand atme durch die Nase ein, beim Senken atme durch den Mund langsam aus.

Gegen Schmerzen in den Armen und Unterleibsbeschwerden, die durch die Stagnation des *qi* verursacht worden sind.

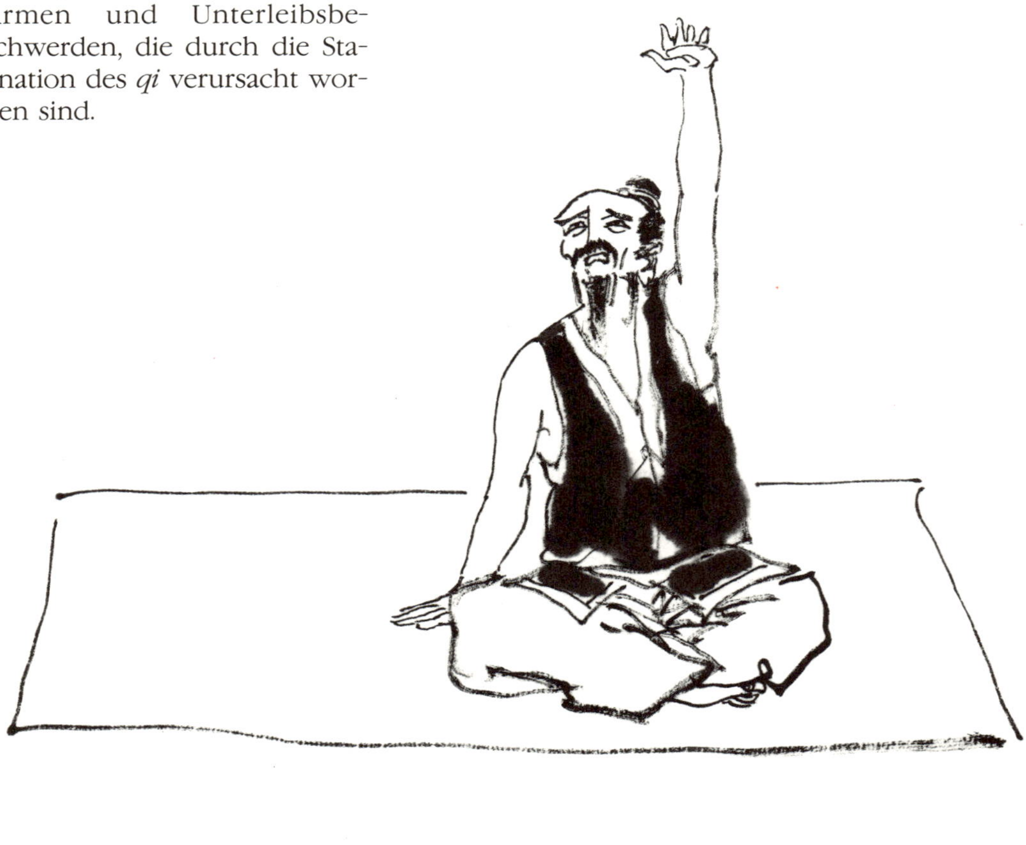

Figur 6

Sitze aufrecht mit gehobenen Knien und gekreuzten Beinen, wobei die Hände auf den Schienbeinen ineinandergreifen. Atme durch die Nase ein und halte Atem an, wobei der Unterleib 14- oder 21mal gehoben und gesenkt wird; dann atme durch den Mund aus. Wiederhole siebenmal.

Die Übung fördert die Blutzirkulation. Alte Leute, die sie regelmäßig wiederholen, sehen jünger aus.

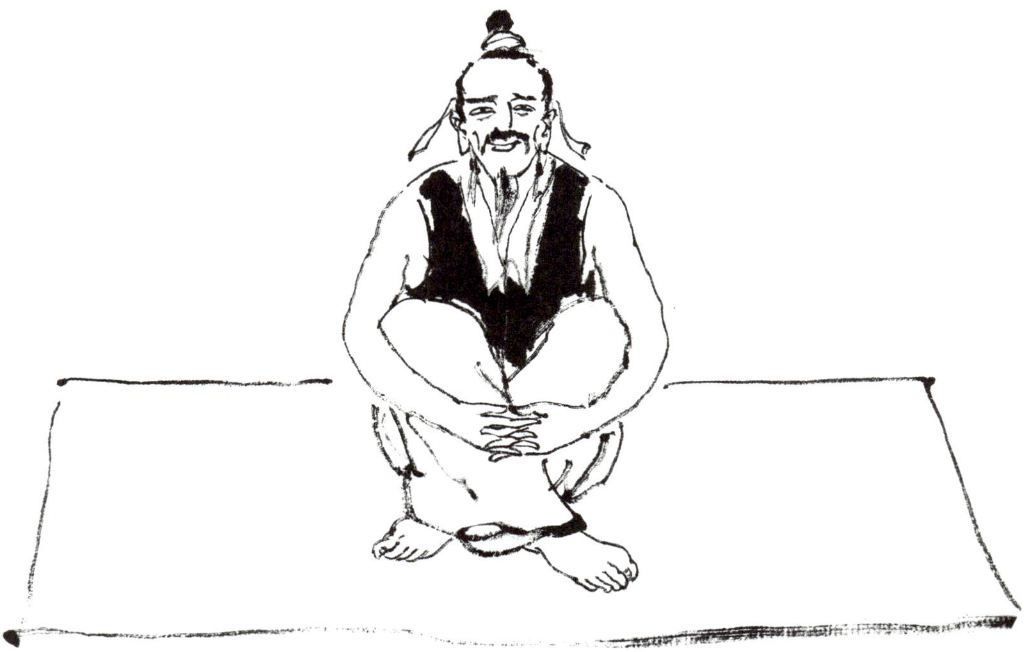

Figur 7

Sitze aufrecht mit gekreuzten Beinen, presse die linke Handfläche gegen den Unterleib, die rechte Hand darüber. Wiege den Körper leicht nach links und rechts, während sieben Atemzüge genommen werden — einatmen durch die Nase, ausatmen durch den Mund.

Gegen Störungen durch krankheitserregende Winde (s. Seite 8, Übung 2), die den Kopf betreffen.

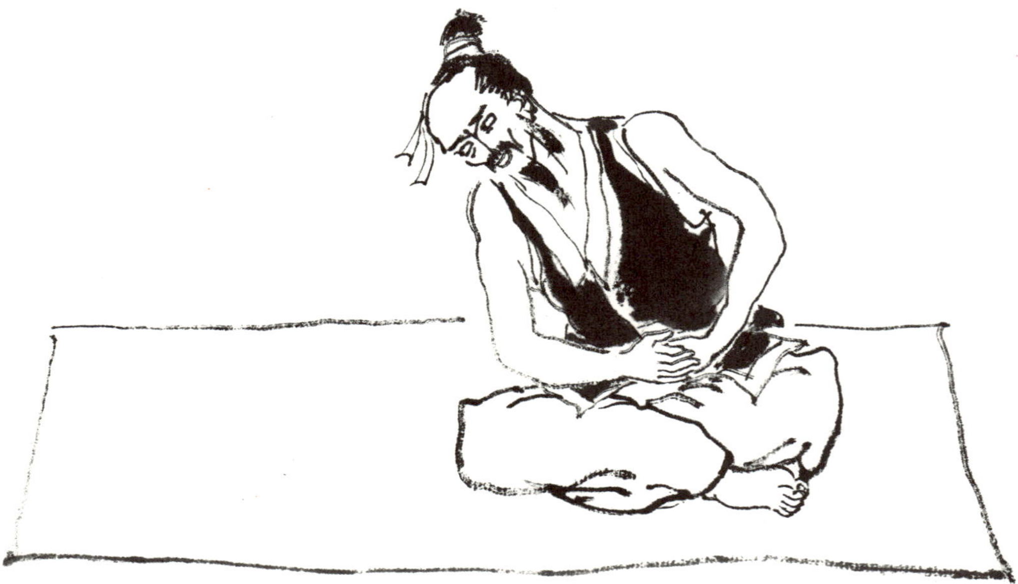

Figur 8

Sitze aufrecht mit gekreuzten Beinen, die Hände in die Seiten gestemmt, die Daumen nach vorn gerichtet, während Dutzende Atemzüge gemacht werden — einatmen durch die Nase, ausatmen durch den Mund.

Gegen Unterleibsblähungen, verursacht durch Überessen, sowie Unterleibsbeschwerden, die durch krankheitserregende Kälte hervorgerufen sind.

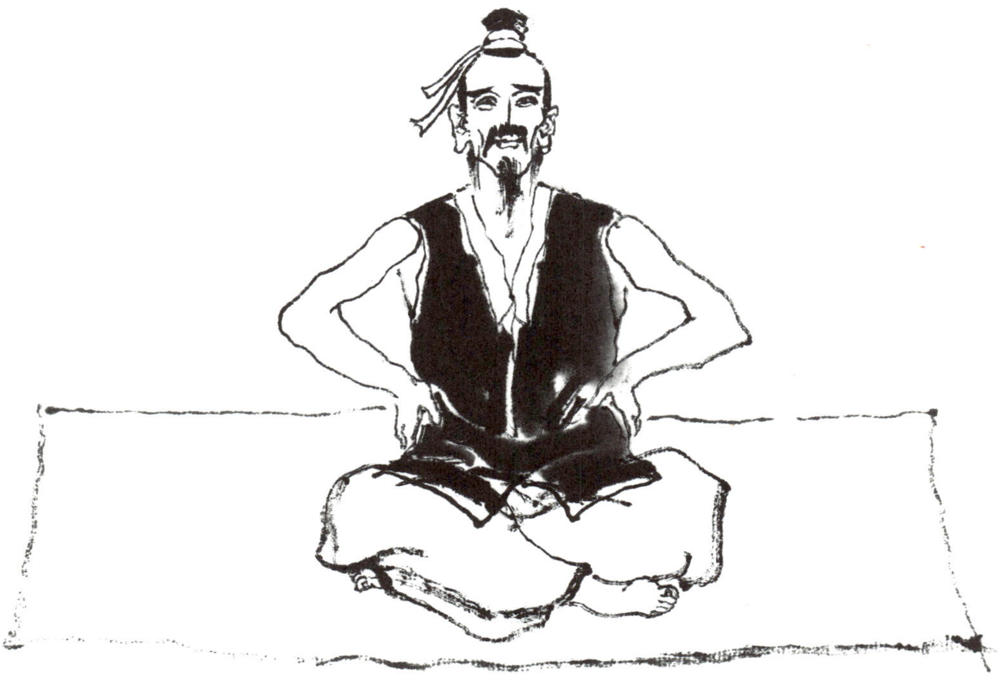

Figur 9

Sitze aufrecht mit gekreuzten Beinen. Drehe den Kopf nach rechts, während der rechte Arm seitwärts in Schulterhöhe völlig ausgestreckt wird, wobei der Zeigefinger nach oben weist und der Daumen abgespreizt wird. Lege gleichzeitig die linke Hand vorn vor die linke Schulter, die Handfläche nach innen gerichtet, und drücke den Ellbogen kräftig seitwärts. Nun umgekehrt. Wiederhole siebenmal. Atme durch die Nase ein, während die Arme gehoben werden, atme durch den Mund aus bei langsamer Senkung.

Bei Beschwerden in den vier Gliedmaßen, Reizbarkeit und Rückenschmerzen.

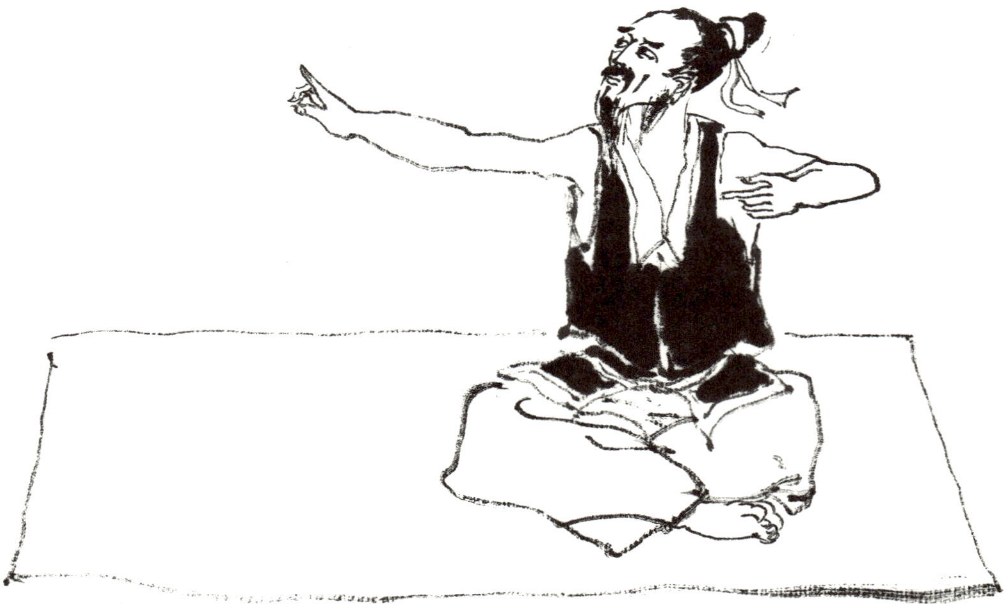

Figur 10

Sitze aufrecht mit gekreuzten Beinen. Hebe die rechte Hand über den Kopf, die Handfläche weist nach oben, die Finger nach hinten, während die linke Handfläche unter die rechte Achselhöhle gelegt wird. Lasse beide Hände an die Hüften sinken. Wiederhole siebenmal. Atme durch die Nase ein, während die Arme gehoben werden; atme durch den Mund aus, derweil sie gesenkt werden.

Bei krankheitserregender Kälte im Magen und Unterleibsbeschwerden.

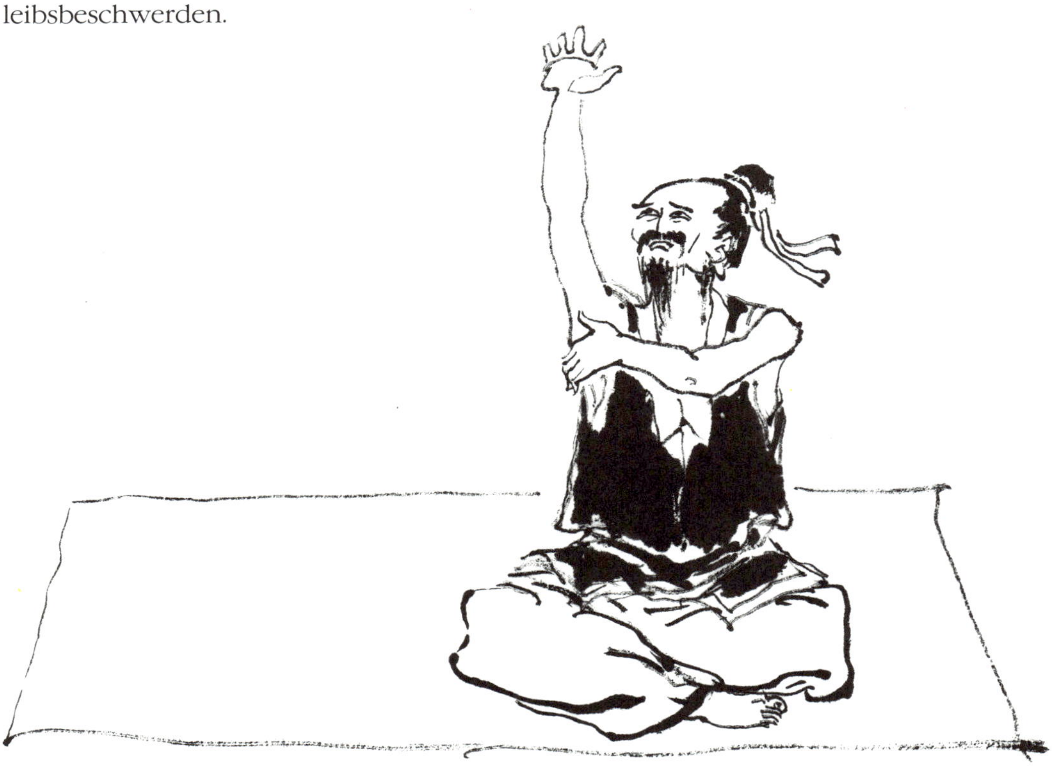

Figur 11

Wiederhole die Bewegungen der 10. Figur mit der jeweils anderen Hand.

Bei Blutstauungen und Stagnation des *qi*.

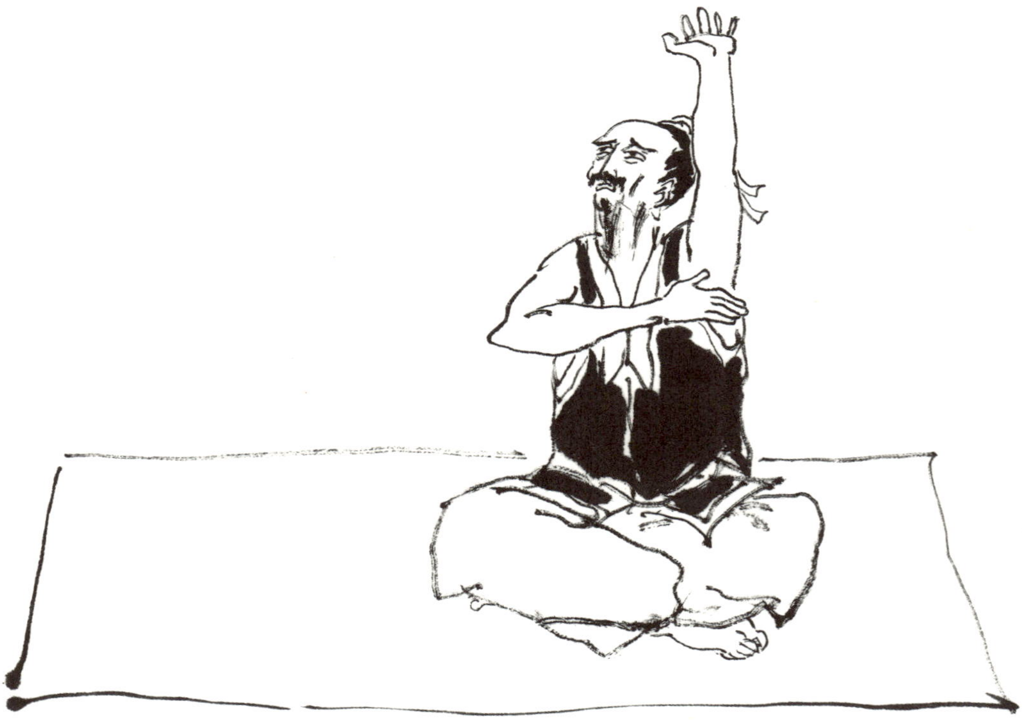

Figur 12

Sitze aufrecht mit gekreuzten Beinen, die Handflächen werden hinten aufgestützt, die Arme sind gebeugt, die Schultern locker, der Kopf wird zurückgeworfen, die Augen werden halb geschlossen. Verharre in dieser Haltung während Dutzender Atemzüge.

Dient der Vertreibung von krankheitserregender Hitze und der Erneuerung abgestorbenen Gewebes.

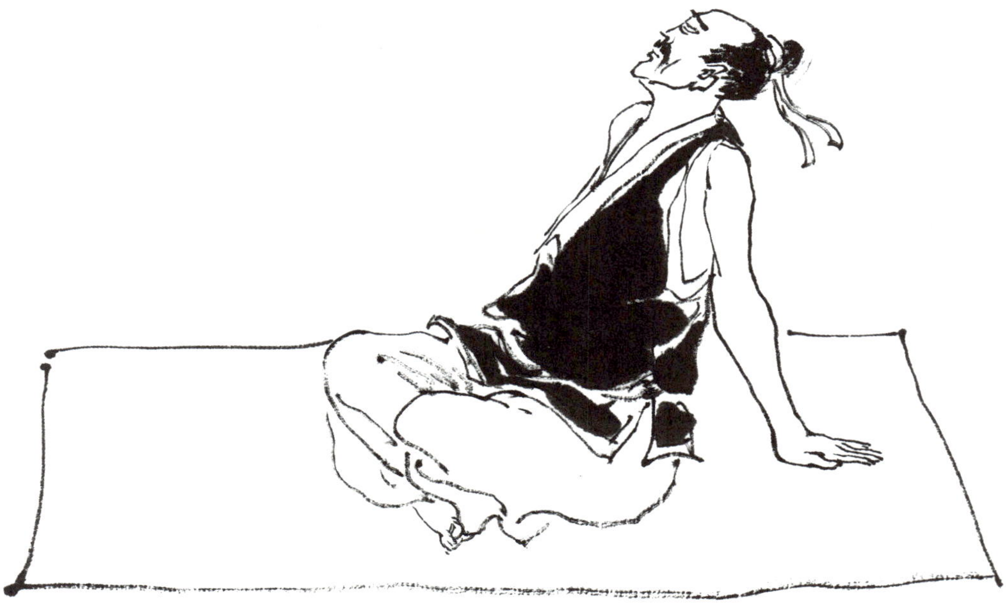

Figur 13

Sitze in kniender Haltung, die Knie leicht angehoben und jeweils von einer Hand gehalten. Atme gleichzeitig siebenmal tief durch die Nase.

Bei Hüft- und Rückenschmerzen.

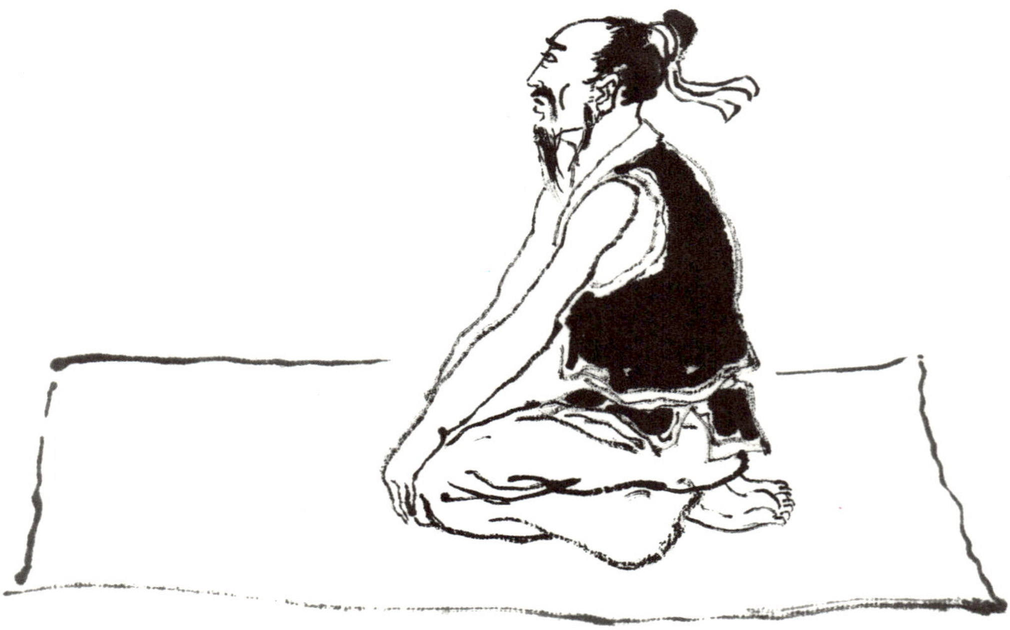

Figur 14

Sitze in kniender Stellung. Halte mit den Händen die beiden Fersen fest und atme siebenmal tief durch die Nase.

Erleichtert das Erbrechen.

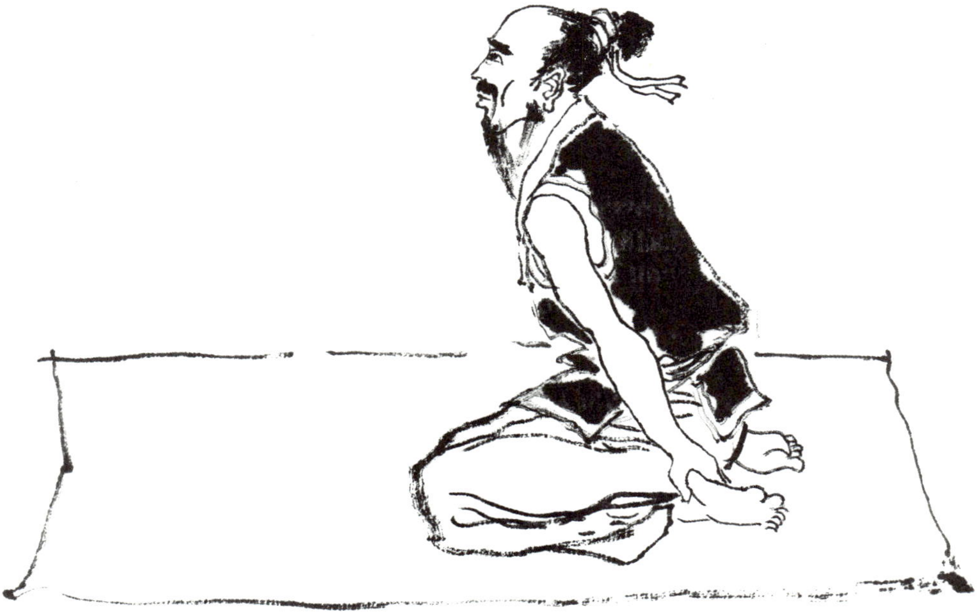

Figur 15

Sitze aufrecht mit gekreuzten Beinen, die Handflächen auf den Knien. Wenn der Herd der Leiden im linken Teil des Körpers liegt, drehe den Kopf nach links und blicke nach links. In dieser Haltung mache einige Dutzend tiefe Atemzüge.

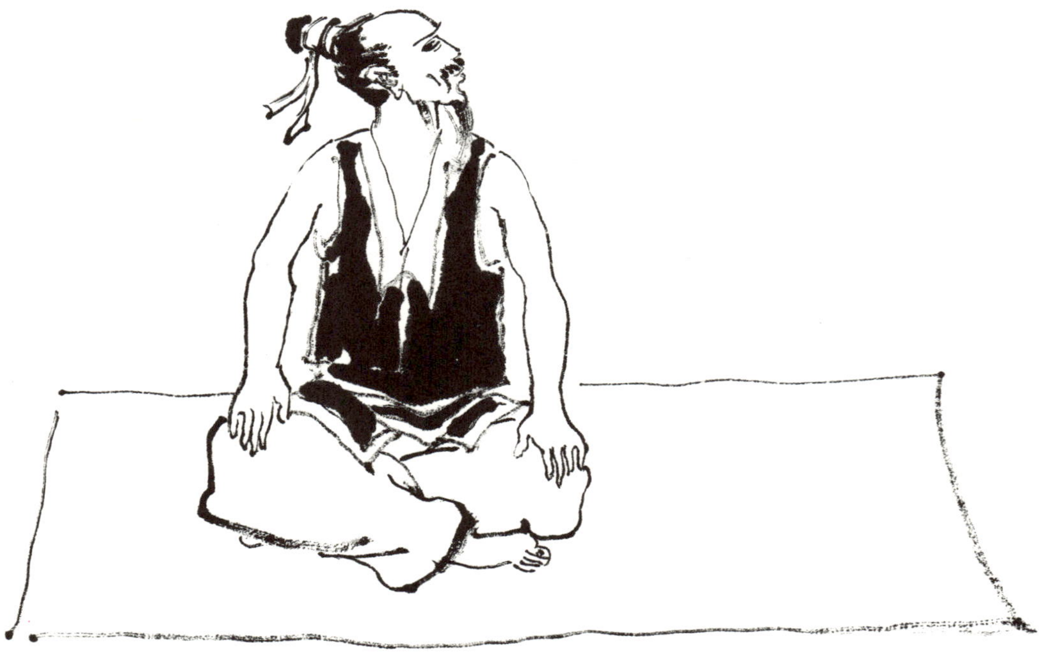

Figur 16

Sitze aufrecht mit gekreuzten Beinen, Hände auf den Knien. Wenn der Herd der Leiden im rechten Teil des Körpers liegt, dreht man den Kopf und blickt nach rechts. In dieser Haltung mache einige Dutzend tiefe Atemzüge.

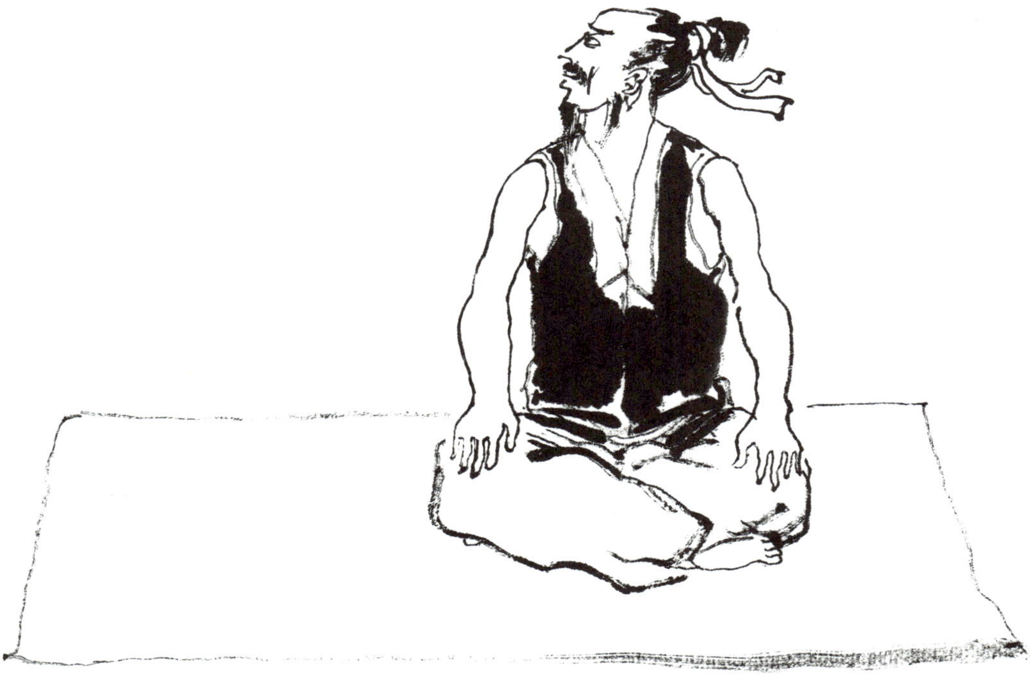

Figur 17

Sitze aufrecht mit gekreuzten Beinen, die Handflächen auf den Knien. Hebe den Kopf gegen die Sonne. In dieser Haltung mache Dutzende tiefer Atemzüge.

Bei Völlegefühl im Unterleib.

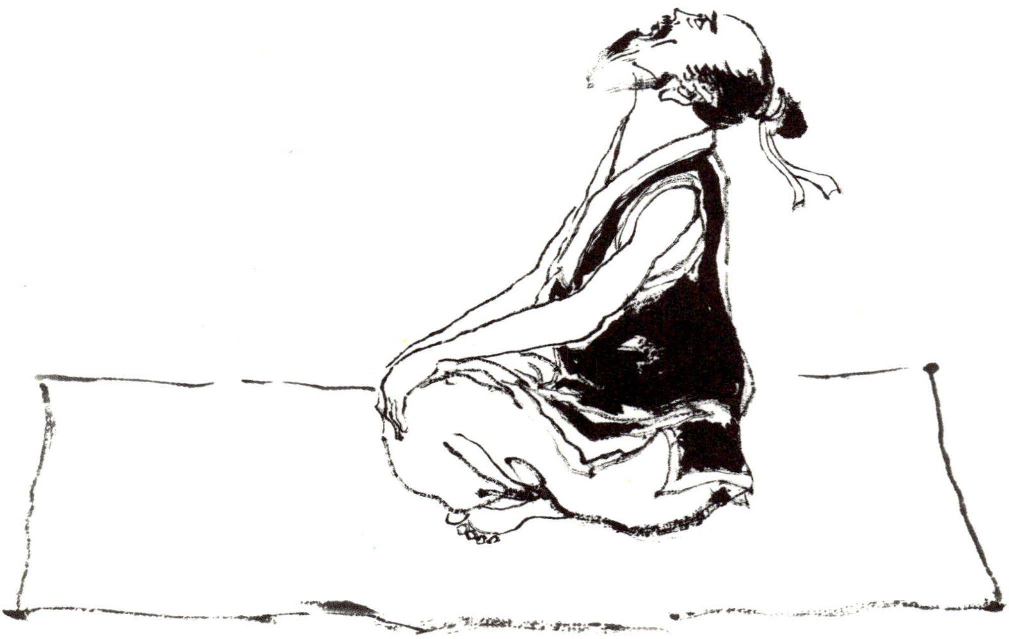

Figur 18

Sitze aufrecht mit gekreuz ten Beinen. Strecke das rechte Bein, die Zehen nach außen gerichtet, hebe das linke Knie und halte es mit beiden Händen. In dieser Haltung atme siebenmal tief.

Bei Versteifung der vier Gliedmaßen und bei Kopfschmerzen beim Aufstehen.

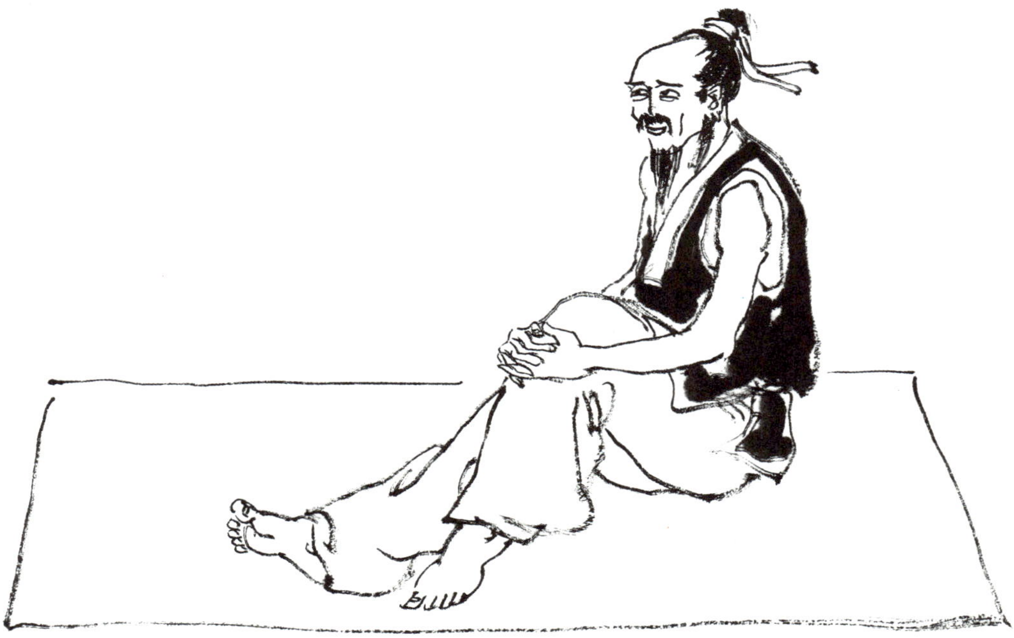

Figur 19

Die gleiche Übung mit dem anderen Bein.

Günstig auch bei Sehschwäche und Taubheit.

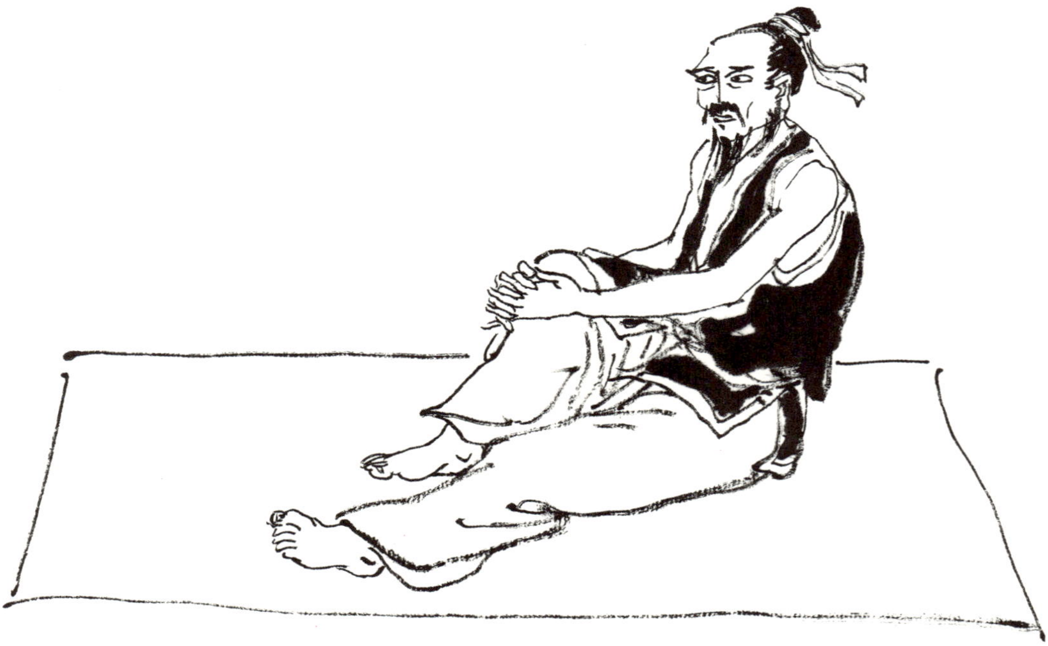

Figur 20

Sitze aufrecht mit gekreuzten Beinen, die Augen blicken nach vorn. Neige den Körper nach links, stütze den Kopf auf die linke Handfläche, den Ellbogen auf die Matte gelehnt, während der rechte Arm auf der rechten Körperseite liegt. In dieser Haltung mache Dutzende von Atemzügen, wobei durch den Mund leicht eingeatmet, durch die Nase leicht ausgeatmet wird.

Gegen Depression und Melancholie.

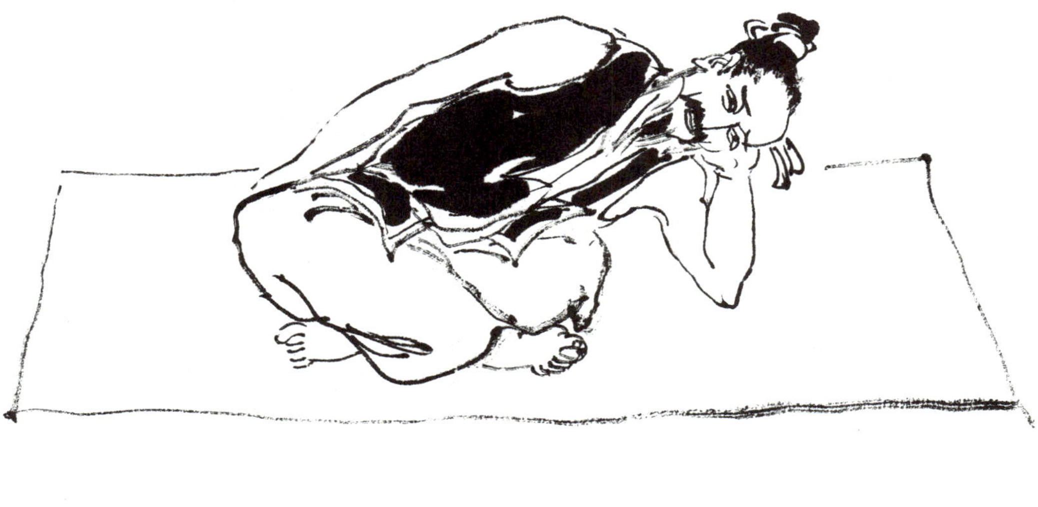

(7) Das Fünf-Tiere-Spiel

Das Fünf-Tiere-Spiel, das von Hua Tuo, einem Arzt in der Zeit der Östlichen Han (25 bis 220), geschaffen wurde, hat sich seit rund 1800 Jahren in vielen Variationen entwickelt. Die folgende wurde dem *Yun Li Qi Qian* entnommen, einem Buch, das in der Song-Zeit (960 bis 1279) erschien.

Figur 1 Der Tiger

Zuerst sind Hände und Füße auf dem Boden, der Kopf ist erhoben, die Augen starren nach vorn. Mache drei Schritte vorwärts, zuerst mit linker Hand und rechtem Fuß und dann mit rechter Hand und linkem Fuß; es folgen drei Schritte rückwärts. Beuge dann den linken Arm und das linke Bein für eine Seitwärtsrolle zurück in die Ausgangshaltung. Nun das ganze umgekehrt. Wiederhole die Bewegungen so oft, bis du leicht ins Schwitzen gerätst. Atme während der Übung natürlich.

Stelle dir vor, du wärst ein kräftiger wilder Tiger, der einen Berg hinunterläuft.

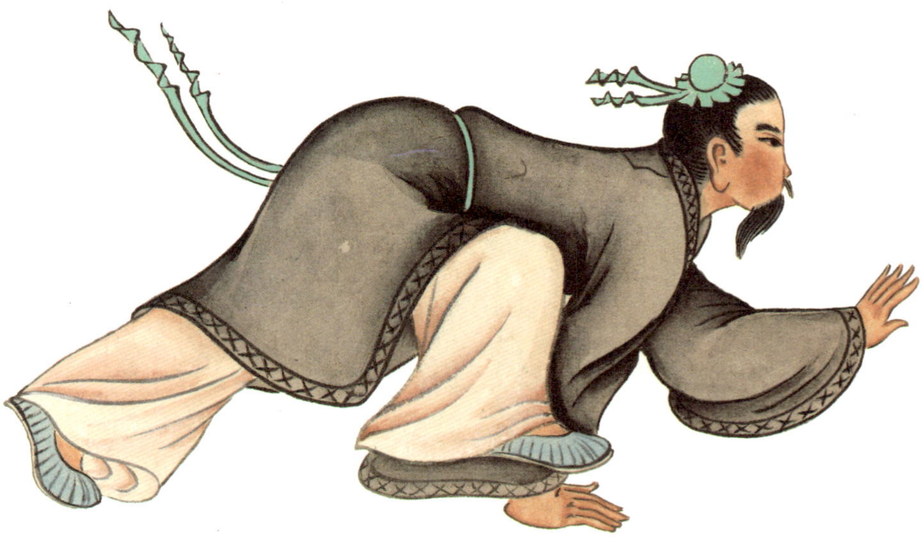

Figur 2 Der Bär

Liege auf dem gekrümmten Rükken, das Kinn eingezogen, die Beine gebeugt. Halte jedes Knie mit einer Hand und drücke es rückwärts, während der Rumpf gehoben und der Kopf gesenkt wird, um das Körpergewicht auf das Gesäß zu verlagern; lehne dann den Rumpf nach hinten, bringe die Knie dicht an die Brust und schaukle so oft hin und her, wie es Wohlbefinden bereitet. Der Rücken bleibt dabei krumm, damit der Kopf nicht den Boden berührt. Atme natürlich.

Stelle dir vor, du seist ein ausgelassener Bär, der sich vergnügt.

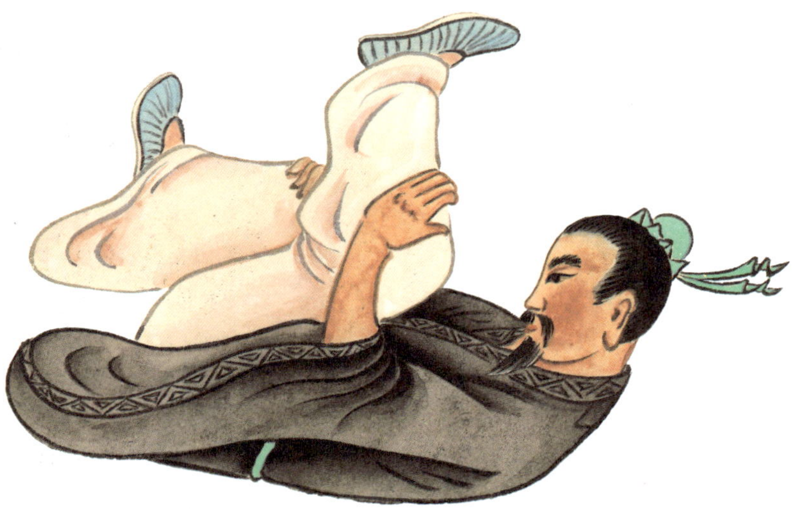

Figur 3 Der Hirsch

Beuge den Körper nach vorn, bis die Hände den Boden berühren. Recke dabei den Hals. Drehe den Kopf nach rechts, um rückwärts in die Ferne zu spähen, strecke dabei das linke Bein zwei oder drei Sekunden lang nach hinten. Nun das gleiche mit dem anderen Bein. Wiederhole diese Bewegung so oft, wie sie körperlich angenehm ist. Bringe sie mit der Atmung in Übereinstimmung, indem du einatmest, während du den Kopf nach hinten drehst, zwischendurch der Atem angehalten und schließlich ausgeatmet wird, während du den Kopf nach vorn drehst.

Stelle dir vor, du seist ein Hirsch, der auf einer Anhöhe steht, um eine Gefahr ausfindig zu machen. Er äugt rückwärts in die Ferne, um sich zu sichern.

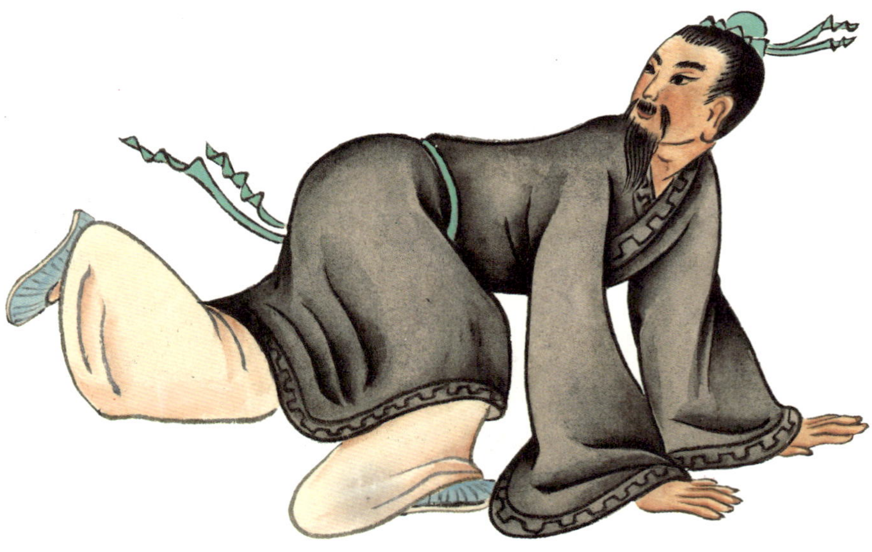

Figur 4 Der Affe

Die Füße stehen auseinander. Die rechte Hand hebe über den Kopf in Form eines Hakens, winkle den Arm am Ellbogen leicht an, die Finger nach unten gerichtet, während die linke Hand, ebenfalls in Form eines Hakens, links vor die Brust gelegt wird. Dabei wird der Rumpf gereckt und das rechte Knie zwei oder drei Sekunden lang gehoben. Setze den rechten Fuß wieder auf und beuge beide Beine ein wenig, wobei der Rumpf, der sich etwas nach vorn neigt, gleichsam zusammensinkt; lege dabei die Handflächen leicht auf die Knie. Diese Bewegungen wiederhole so oft, wie sie Wohlbefinden bereiten. Bringe sie mit der Atmung in Übereinstimmung, indem du einatmest, während der Körper gestreckt wird, zwischendurch halte den Atem an und atme aus, während der Rumpf zusammensinkt.

Stelle dir vor, du seist ein Affe, der einen Ast erklettert und einige Früchte gepflückt hat und nun wieder hinabsteigt.

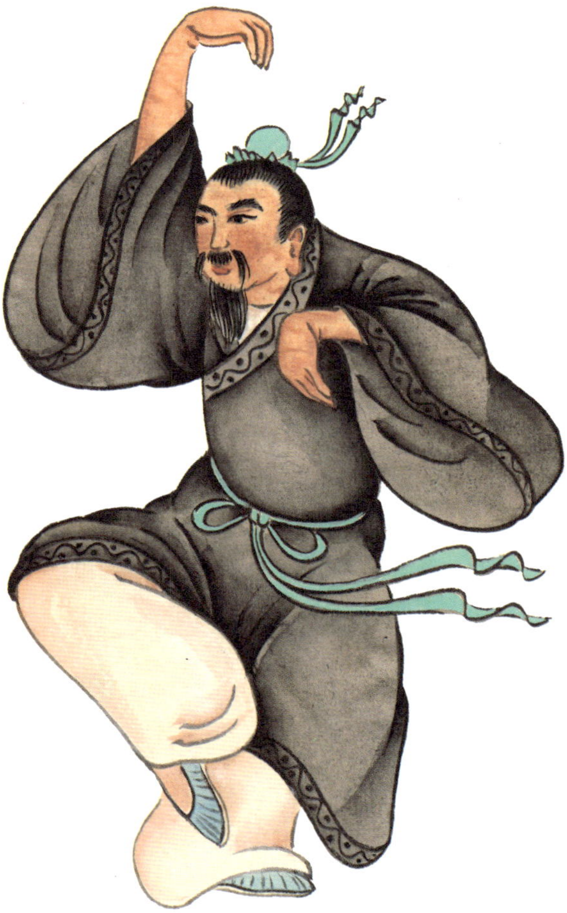

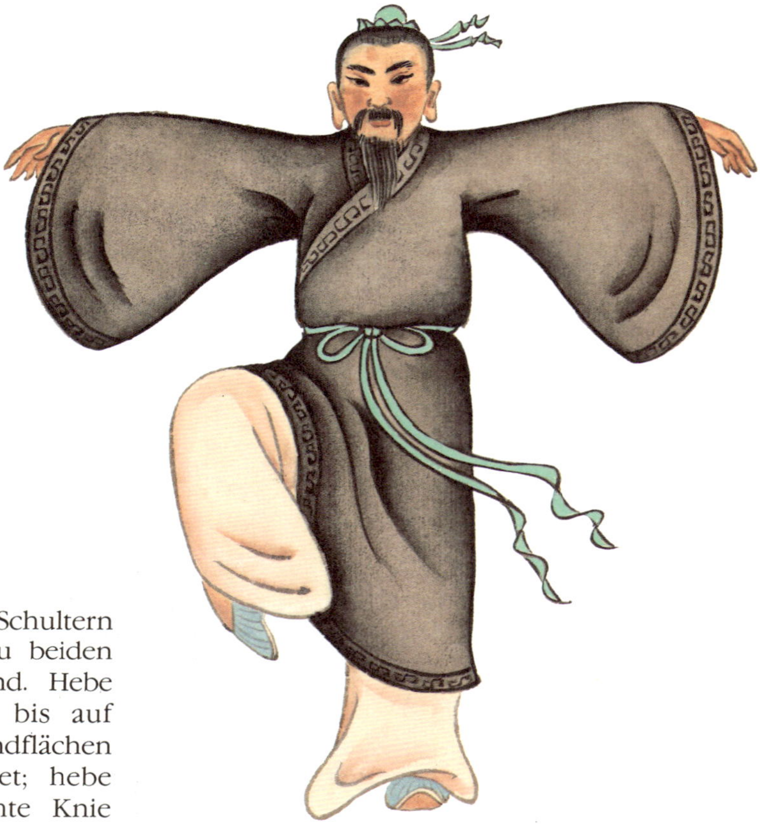

Figur 5 Der Vogel

Stehe locker, die Schultern gesenkt, die Arme zu beiden Seiten hängen lassend. Hebe die Arme seitwärts bis auf Schulterhöhe, die Handflächen nach unten gerichtet; hebe gleichzeitig das rechte Knie und die linke Ferse vom Boden. Lasse die Arme, den rechten Fuß und die linke Ferse zur Ausgangshaltung gleiten. Nun das gleiche mit dem anderen Fuß, der anderen Ferse. Wiederhole diese Bewegungen 36mal. Atme während des Hebens der Arme und Füße durch die Nase ein, beim Senken der Arme und Füße atme durch den Mund aus.

Denke, du seist ein Vogel, der durch die Lüfte schwingt. Nach vorn blickend, freut er sich der unendlichen Weite.

(8) Eine seltene Variante des Fünf-Tiere-Spiels

Diese Variante, die auf ein Stück Brokat geschrieben worden war, ist seit dem 10. Jahrhundert in der Familie von Shen Shou in der Provinz Zhejiang als „Echtes Erbstück des Hua Tuo" überliefert worden.

Figur 1 Der springende Tiger

Stelle dir vor, du wärest ein Tiger, der in der Wildnis umherstreift und dazu ausholt, über eine Beute herzufallen.

1. Ausgangshaltung (für alle Figuren): Stehe aufrecht, die Füße schulterbreit auseinander, die Zehen nach vorn gerichtet. Lasse die Arme an den Seiten hängen, halte den Kopf gerade und blicke nach vorn.

2. Drehe den rechten Fuß um 45 Grad nach außen, wobei die Ferse als Drehpunkt dient, hebe den linken Fuß zum Fußknöchel des rechten, während die Hände wie Tigertatzen, die Handflächen nach unten gerichtet, an die Rippen gelegt werden.

3. Beuge das rechte Bein, mache mit dem linken einen großen Schritt nach links vorn; verlagere dabei das Körpergewicht auf das linke Bein zur Bildung eines linken „Bogenschrittes", wobei das linke Bein gebeugt und das rechte Bein gestreckt wird. Zur gleichen Zeit beschreiben die Hände einen Kreis vorwärts-aufwärts-abwärts und halten schließlich vor der Brust an; die Arme werden leicht gebeugt, als ob der Tiger zum Sprung nach seiner Beute ansetzt. (Siehe Bild)

4. Die Bewegungen von 3 wiederhole seitenverkehrt.

5. Wiederhole die Schrittfolge 1 bis 3 im Vorwärtsgang bis zu dreimal. Dann kehre linkswendend zur Ausgangsposition zurück und mache entsprechend die Schrittfolge in umgekehrter Richtung. Eine weitere Runde der Vorwärts- und Rückwärts-Bewegungen wäre angebracht.

Beachte: Denke während der Übung stets, daß du ein Beute jagender Tiger bist, der seine Stärke vorführt. Beim Bogenschritt sollten die Bewegungen nicht hastig, aber voller Lebenskraft sein, mit ruhigem, aber scharfem Blick. In dieser Übungsphase atme ein, beim Strecken der „Tatzen" atme aus, wobei mit halb geöffnetem Mund ein gedämpftes „ah" gerufen wird — eine Atmungsmethode, die bei *qigong*-Übungen oft angewandt wird. Bei all dem wechseln Spannung und Entspannung, äußere und innere Bewegungen des Körpers ununterbrochen.

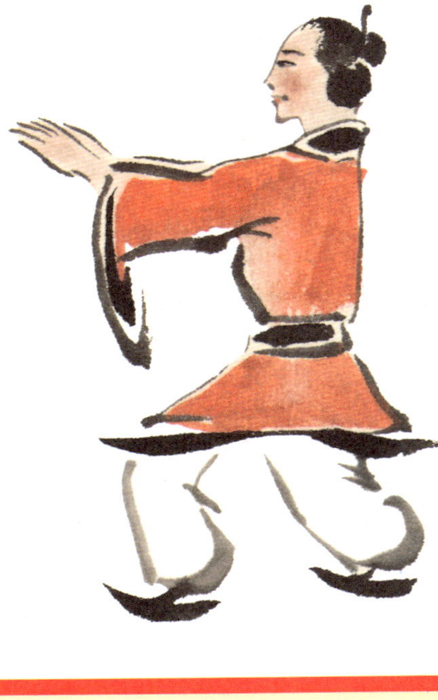

Figur 2 Der rennende Hirsch

Stelle dir vor, du seist ein Hirsch, der die Steppe durchstreift und ab und zu den Kopf wendet.

1. Mache wie der springende Tiger den Bogenschritt, nur kleiner, aber mit gestrecktem Körper, wobei die Zehen nur um 30° nach außen gedreht werden. Bewege gleichzeitig die linke Hand rechts-abwärts-vorwärts in einem Kreis bis nach rechts vorn über den Kopf, breite die nach oben gerichteten Finger aus, die Handfläche zeigt zum Körper hin, womit das Geweih angedenkt ist. Schwinge die rechte Hand, zur Faust geballt, in einem Kreis rechts-rückwärts-abwärts bis zum Steiß, der Daumen zeigt nach unten — in Nachahmung eines Hirschschwanzes.

2. Drehe Rumpf und Nacken zusammen mit dem linken Arm so weit wie möglich nach links hinten, um einen Blick rückwärts in die Ferne zu werfen. Bleibe mit dem Geweih auf derselben Höhe, beuge das rechte Handgelenk, als ob der Schwanz gehoben würde. (Siehe Bild.)

3. Wiederhole die Bewegungen 1 und 2 seitenverkehrt.

Beachte: Der imaginäre Hirsch läuft gelöst über die Steppe, seine Augen blicken gütig, aber wachsam. So erfolgt die Übung mit ruhigem und zufriedenem Gemüt und mit leichten Schritten, ohne Spannung, mit sanften Bewegungen. Die Hände sollten in Kurvenlinien bewegt, der Körper wie eine Spirale gedreht werden. Beim Armheben wird eingeatmet, ausgeatmet bei der Drehung des Körpers, wobei mit halb geöffnetem Mund ein gedämpftes „hsu" gerufen wird. Die Bewegung der oberen und unteren Gliedmaßen erfolgt kontinuierlich und koordiniert.

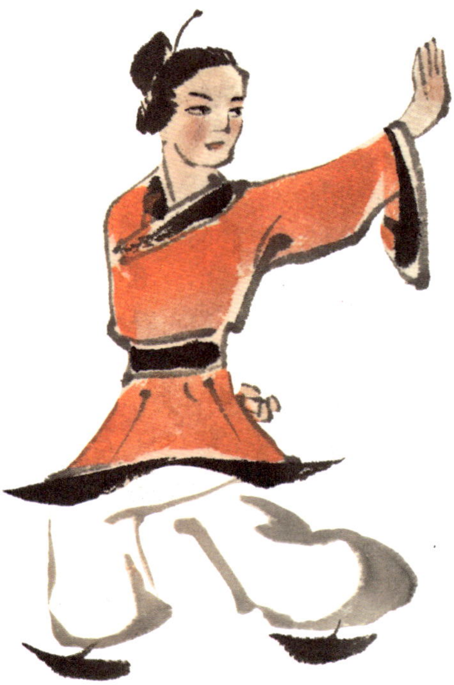

Figur 3 Der ausgelassene Bär

Stelle dir vor, du seist ein Braunbär, der, auf den Hinterbeinen stehend, unter einer Kiefer auf einem felsigen Hügel spielt, indem er mit seinen Tatzen nach den niedrigen Ästen greift.

1. Schaukle, die Taille als Achse, den Körper rhythmisch, wobei die Hände an den Handgelenken kräftig, die Beine an den Knien leicht gebeugt werden.

2. Verlagere das Körpergewicht auf den rechten Fuß und mache mit dem linken einen Schritt nach vorn, wie es der beutejagende Tiger tut, aber noch weiter nach links und nur mit einem halben Schritt. Bewege gleichzeitig die linke Hand in einem horizontalen Kreis von etwa 80 cm entgegen dem Uhrzeigersinn links vor dem Körper bis zu Nabelhöhe.

3. Während diese Bewegungen ablaufen, beuge leicht das rechte Bein und ziehe die rechte Hand an die Taille zurück.

4. Wiederhole die Bewegungen 2 und 3 seitenverkehrt, und mache sie jetzt gegen den Uhrzeigersinn. (Siehe Bild.) All diese Bewegungen — mit linker oder rechter Hand, in höherer oder niedrigerer Haltung, im Uhrzeigersinn oder gegen ihn, mit gebeugten oder gestreckten Gliedern — folgen dem philosophischen Prinzip von der Einheit der Gegensätze, *yin* (negativ) und *yang* (positiv), Weichheit und Härte.

Beachte: Alle Bewegungen gehen davon aus, daß die Taille als Achse dient. Die Arme sollten mit größter Kraft gebeugt werden, um die Muskeln in Schultern, Brust und Rücken voll zu aktivieren. Atme ein, während die linke Hand vorwärts bewegt wird, atme aus während der Bewegung mit der rechten Hand, rufe dabei mit halb geschlossenem Mund ein gedämpftes „hu“.

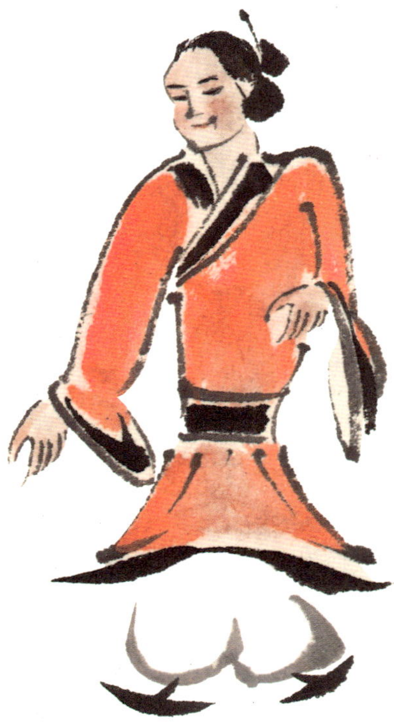

Figur 4 Der spielende Affe

Stelle dir vor, du seist ein weißer Affe, der zwei Äste, einen höher und einen niedriger gelegenen, erklimmt und nun Pfirsiche pflückt, nur um damit zu werfen.

1. Hebe das linke Knie, stehe auf dem rechten Bein; hebe gleichzeitig die linke Hand nach rechts vorn, strecke dabei den Arm und drehe die Handfläche nach oben, während die rechte Hand nach hinten bewegt wird, wobei die Finger abwärts gerichtet sind.

2. Beuge das rechte Bein zur Hocke, setze den linken Fuß nach rechts außen neben den rechten zum Kreuzschritt. Gleichzeitig balle die linke Hand zur Faust, als pflücke sie eine Frucht, bewege dann den Arm in einem inneren Kreis zur Hüfte; öffne die Faust und bewege den Arm nach hinten, als würde etwas weggeworfen. Führe dabei die rechte Hand nach rechts vorn, hebe das rechte Knie, um auf dem linken Bein zu stehen. (Siehe Bild.)

3. Wiederhole die Bewegungen von 2, aber seitenverkehrt.

4. Die Augen verfolgen die sich hebende Hand, zwinkere einige Male, nachdem die Frucht gepflückt ist.

Beachte: Jede Bewegung — der Griff nach den Früchten, der Kreuzschritt, das freudige Zwinkern — sollte schnell erfolgen, wobei der Körper die ganze Zeit aufrecht gehalten wird. Atme beim Heben des Knies ein, beim Beugen des Beins zur Hocke wieder aus, lasse bei aufeinandergebissenen Zähnen ein gedämpftes „si“ vernehmen.

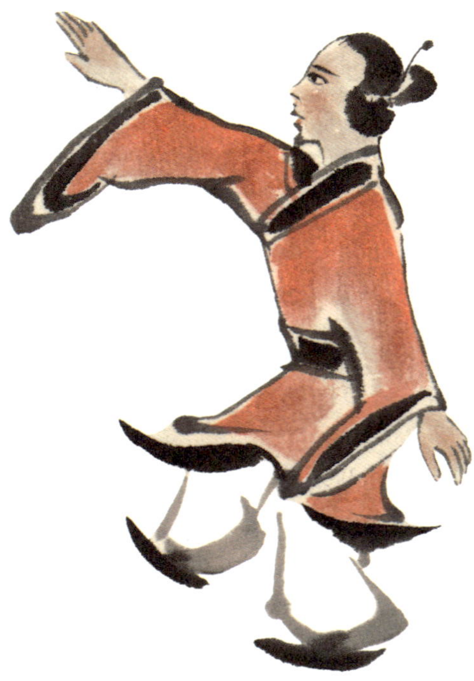

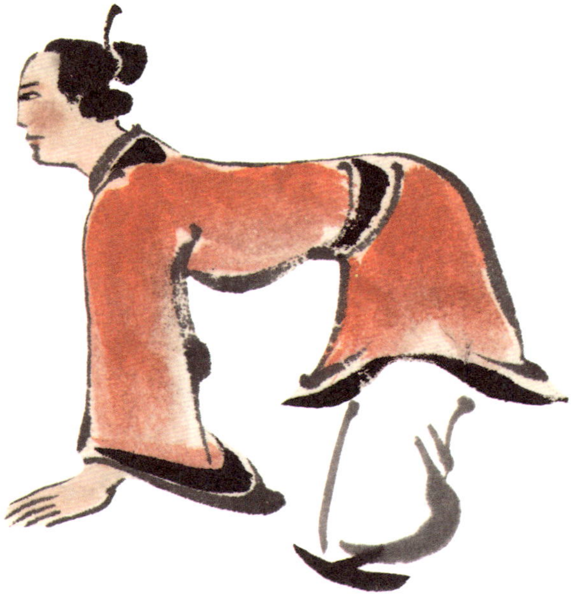

Figur 5 Vogel im Sturzflug

Stelle dir vor, du wärst eine Eule, die sich in einer Mondnacht auf eine Beute stürzt.

1. Beuge die Handgelenke, die Finger nach vorn gerichtet. Blicke, ohne den Körper zu wenden, im Uhrzeigersinn kreisend, um das Gelände zu erkunden.

2. Tu mit dem linken Fuß einen Schritt vorwärts, der rechte Fuß folgt, während die Hände rückwärts geführt werden und dann nach vorn kreisen, wobei die Arme in Schulterhöhe ausgestreckt werden. Beuge dich nach vorn, stütze dabei den Körper mit beiden Handflächen auf den Boden, hebe den Kopf und blicke nach vorn. (Siehe Bild.)

3. Wiederhole die Bewegungen von 1 und 2, aber seitenverkehrt und gegen den Uhrzeigersinn.

Beachte: Der forschende Blick sei langsam, aber erfasse ein weites Feld in der Länge eines Atemzuges. Atme ein beim Schritt nach vorn, atme aus beim Niederbeugen, und lasse ein gehauchtes „chui“ vernehmen, flach wie ein Pfiff.

(9) Das Fünf-Tiere-Spiel des Zhou Lüjing

Diese Variante des Fünf-Tiere-Spiels ist dem *Yi Men Guang Du* entnommen, einer Enzyklopädie, die der Taoist Zhou Lüjing um die Wende des 17. Jahrhunderts zusammengestellt hat. Dieses aus 13 Teilen bestehende Buch vermittelt Lehren der Klassiker, allgemeine Kenntnisse, Fragen der Hygiene, der Nahrungsaufnahme, der Fauna und Flora. Die fünf Übungen stammen aus unterschiedlichen Quellen.

Figur 1 Der Tiger

Stehe bequem, die Füße in Schulterbreite auseinander. Beuge den Körper nach vorn, halte die Hände vor dem Unterleib, was die Ehrfurcht einflößende Kraft des Tigers symbolisiert. Halte beim Strecken des Körpers den Atem an, als ob ein schweres Gewicht gehoben würde. Nimm einen tiefen Atemzug, der nach einer kleinen Pause langsam ausgeatmet wird. Wiederhole fünf- bis siebenmal.

Die Übung zielt darauf ab, das *jingluo*-System zu aktivieren, die Vitalität zu erhöhen und verschiedene Krankheiten zu heilen.

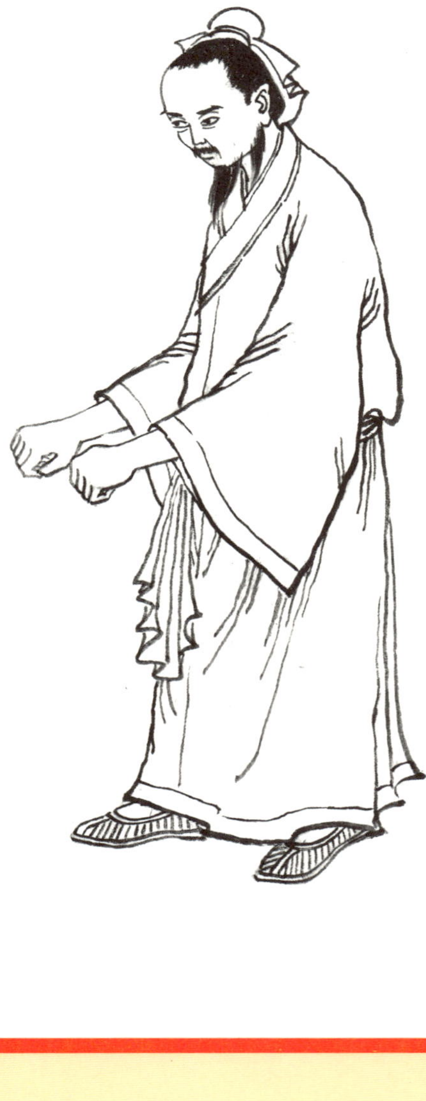

Figur 2 Der Bär

Stehe bequem. Halte den Atem an, während die rechte Faust über den Kopf gehoben, die linke vor die Hüfte gebracht wird. Gleichzeitig hebe das rechte Bein seitwärts wie ein Bär, der wackelnd aufsteht. Sauge die Luft in den rechten Teil der Brust. Nach kurzer Pause, langsam ausatmend, führe die rechte Hand und den rechten Fuß nieder. Mache mit der linken Hand und dem linken Fuß die gleiche Bewegung. Wiederhole drei- bis fünfmal.

Dient der Erholung von Knochen und Sehnen, beruhigt das Gemüt, kultiviert das *qi* und das Blut.

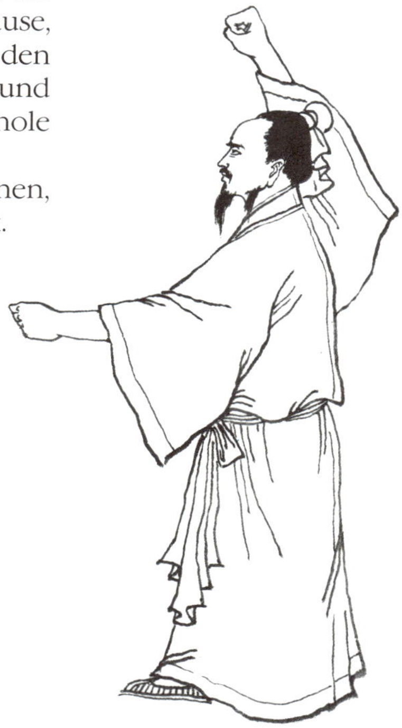

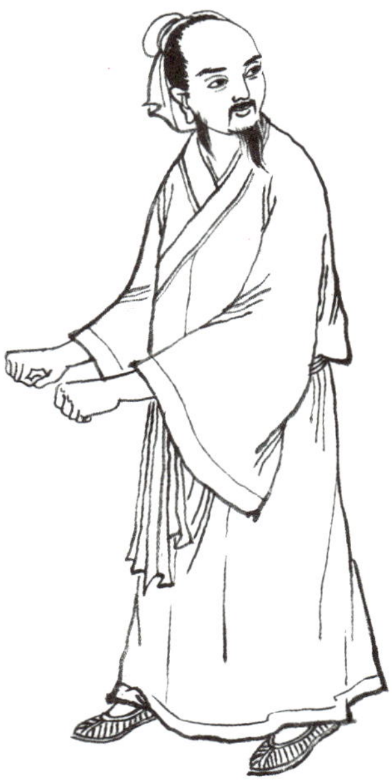

Figur 3 Der Hirsch

Stehe bequem. Beuge den Rumpf ein wenig nach vorn und halte die Fäuste vor den Unterleib. Halte den Atem an, während der Kopf nach links hinten gedreht wird, wie ein Hirsch seinen Blick zurückwirft. Gleichzeitig hebe die Fersen an und setze sie sofort wieder auf, um durch den ganzen Körper eine Erschütterung zu erzeugen. Mache dies zwei- bis dreimal, bevor ein weiterer Atemzug folgt. Wiederhole diese Bewegungen, wobei dann der Kopf nach rechts gedreht wird.

Figur 4 Der Affe

Stehe bequem. Halte den Atem an, führe die rechte Hand nach vorn vor den Unterleib, wie ein Affe, der einen Ast ergreift; hebe die linke, um eine Frucht zu pflücken. Gleichzeitig hebe die Fersen und wende den Kopf nach rechts, während die Luft in den Leib gesaugt wird. Nach kurzer Pause atme langsam aus. Mache dieselbe Bewegung seitenverkehrt. Wiederhole mehrfach, bis du leicht zu schwitzen beginnst.

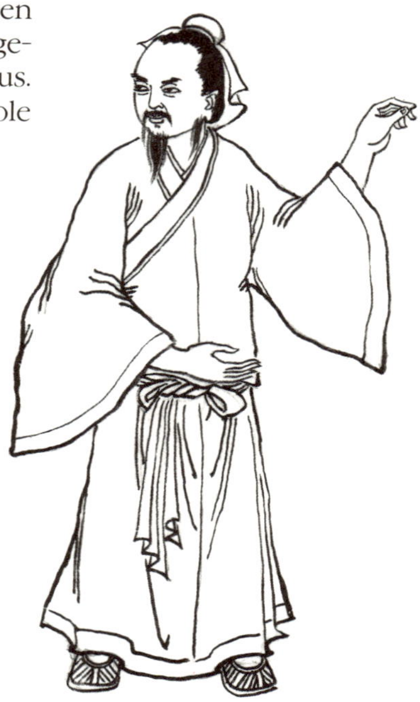

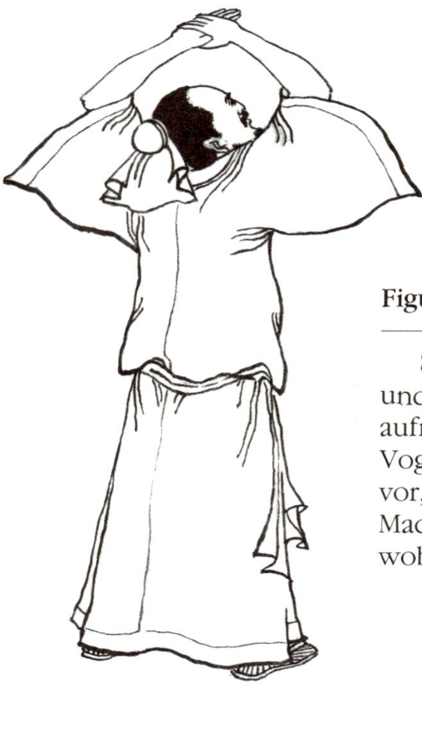

Figur 5 Der Vogel

Stehe bequem. Halte eine Hand mit der anderen und hebe sie über den Kopf, der Körper steht dabei aufrecht, der Kopf ist nach hinten geneigt, wie ein Vogel vor dem Flug. Halte den Atem an, und stelle dir vor, daß das *qi* vom Steiß bis oben zum Scheitel dringt. Mache nach einer kleinen Pause die gleiche Übung, wobei die Hände umgekehrt greifen.

(10) Selbstmassage

Die folgenden Methoden der Selbstmassage sind dem *Si Bu Cong Kan* entnommen, einer vierteiligen Sammlung klassischer Bücher, die von Zhang Yuanji (1867 bis 1959) zusammengestellt wurde. Wenn man diese möglicherweise vor dem 14. Jahrhundert erdachten Methoden täglich dreimal anwendet, wird binnen eines Monats der Appetit gestärkt und das Allgemeinbefinden verbessert.

Form 1

Wringe und reibe die Hände wie beim Waschen in einer Schüssel. Die Bewegung kann im Stehen, Sitzen oder Liegen ausgeführt werden.

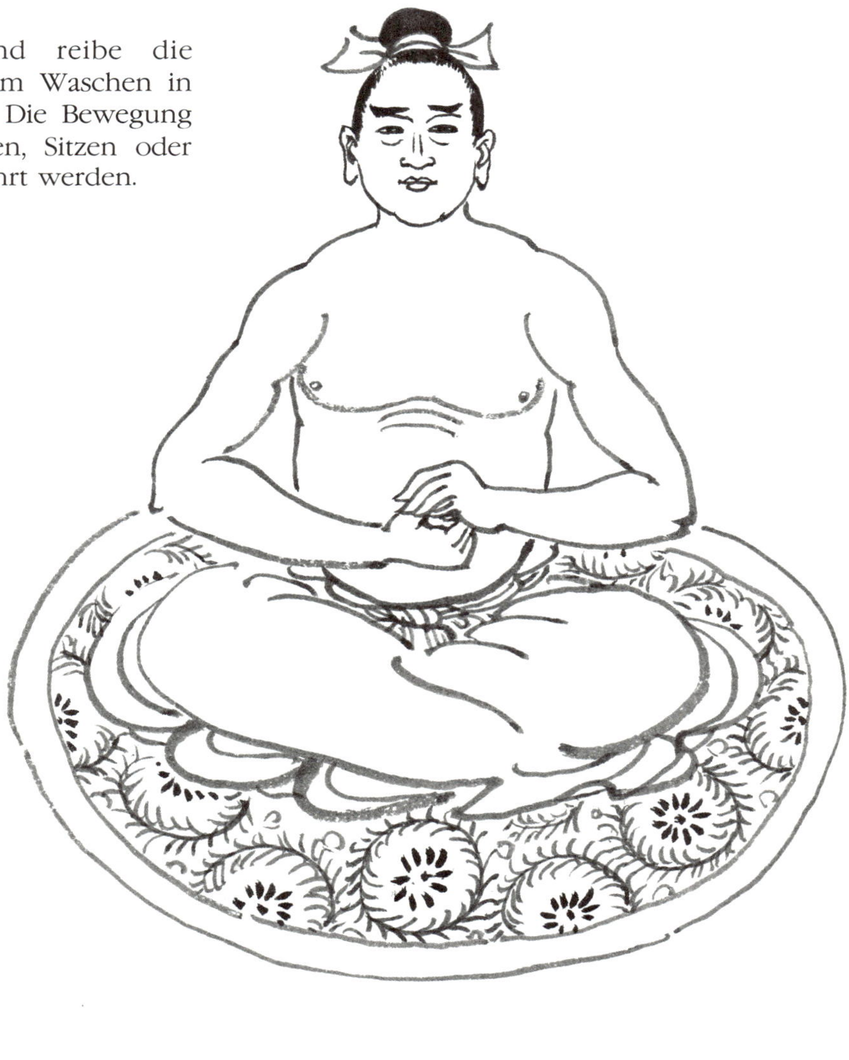

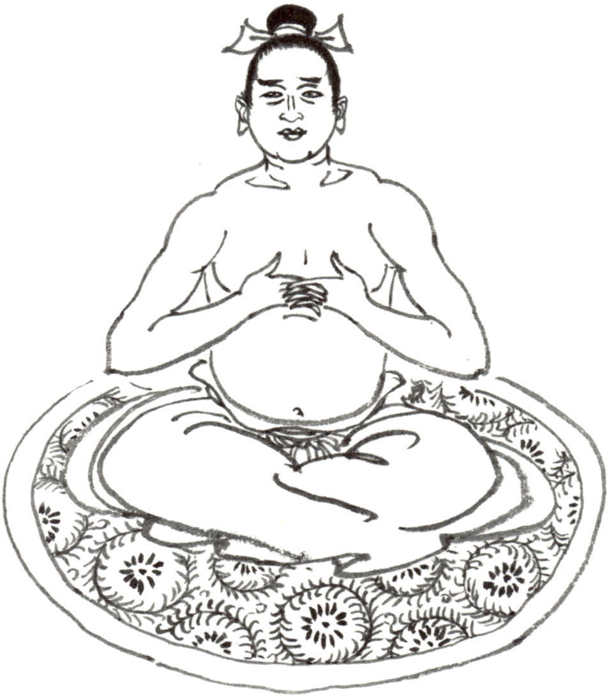

Form 2

Sitze mit gekreuzten Beinen. Die Finger greifen ineinander. Drehe die Handflächen wieder und wieder nach innen und außen.

Form 3

Beuge die Beine zur halben Hocke, die ineinandergreifenden Finger liegen auf den Knien. Dann bringe mit den Handflächen die Knie so oft zum Kreisen wie es geht, bei gleichzeitig schwingendem Körper. Recke den Körper, hebe den linken Arm seitwärts auf Schulterhöhe, während der rechte über die Brust gewinkelt wird; die Augen blicken nach links, als ob man einen Bogen spannt. Beginne aufs neue, nur seitenverkehrt. Wiederhole, solange es angenehm ist.

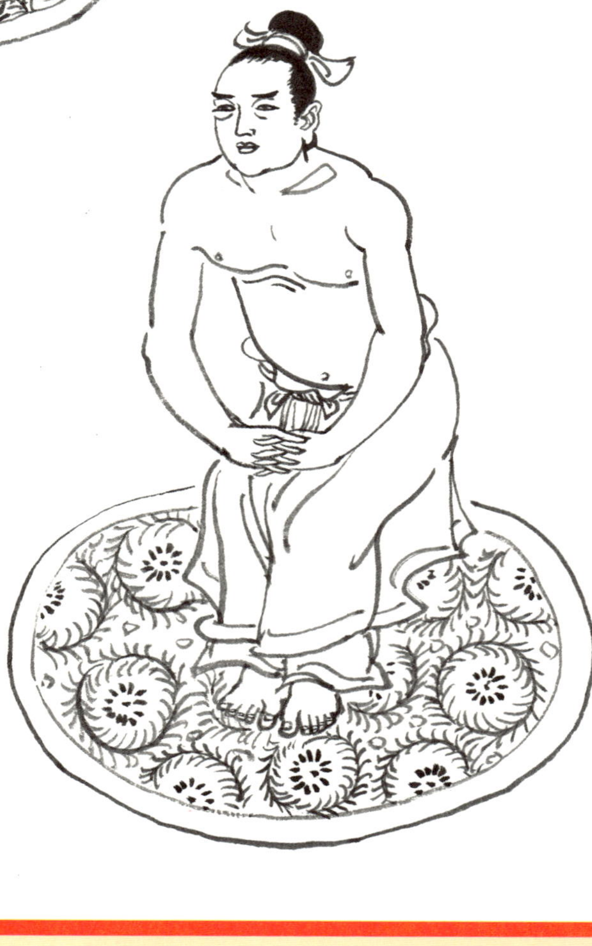

Form 4

Sitze mit gekreuzten Beinen, die Hände an den Seiten zur Faust geballt, die Handrükken nach unten gerichtet. Stoße die Fäuste nach vorn, drehe dabei die Arme nach innen, so daß die Handrücken nach oben zeigen. Ziehe die Fäuste zur Hüfte zurück, die Handrücken nach oben gerichtet, und stoße sie zur Seite, die Handrücken nach unten gerichtet. Wiederhole so oft, wie es angenehm ist.

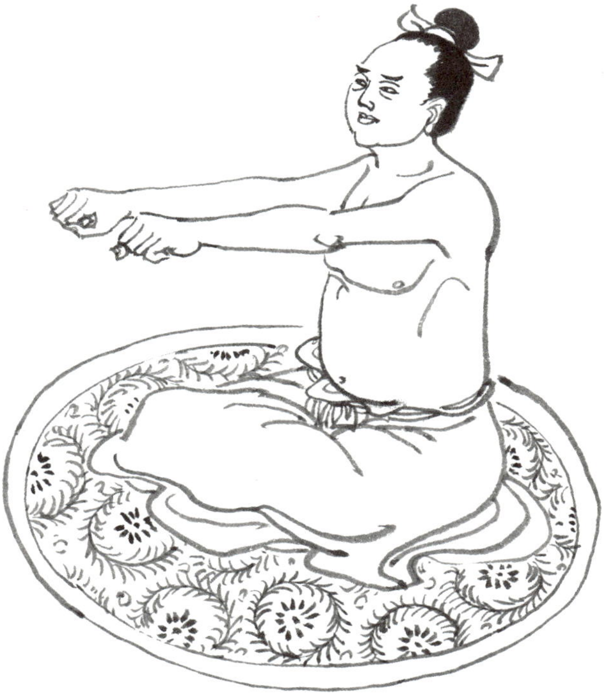

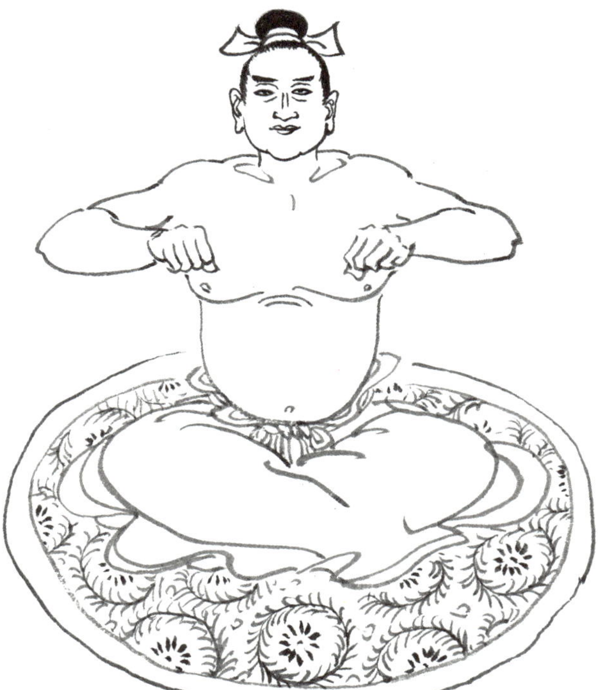

Form 5

Sitze mit gekreuzten Beinen, balle die Hände vor der Brust mit den Daumen nach innen. Stoße die Ellbogen kräftig nach hinten. Wiederhole die Bewegung so oft wie möglich.

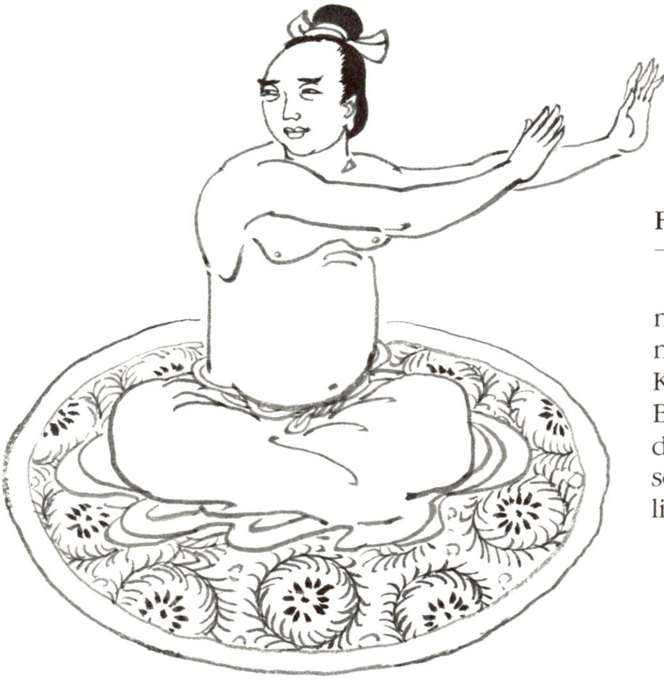

Form 6

Sitze mit gekreuzten Beinen. Stoße die Arme kräftig nach links und rechts, den Körper mitbewegend, als ob Berge beiseitegeschoben würden. Wiederhole die Bewegung so oft, wie es dem gesundheitlichen Zustand entspricht.

Form 7

Sitze mit gekreuzten Beinen, den Körper über die Knie gebeugt, und die Hände auf dem Nacken verschränkt. Nun wiege den Oberkörper mehrfach zu beiden Seiten.

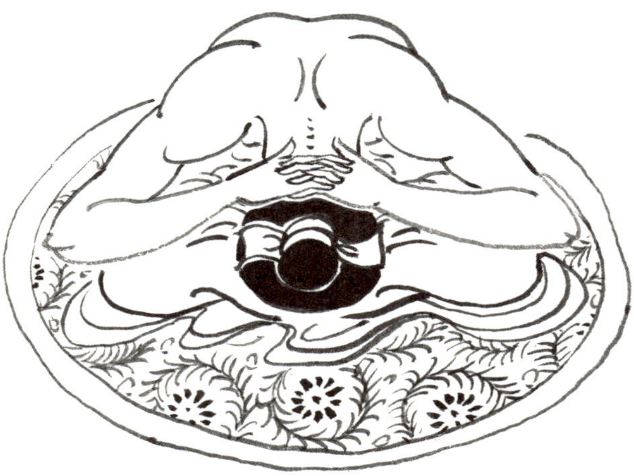

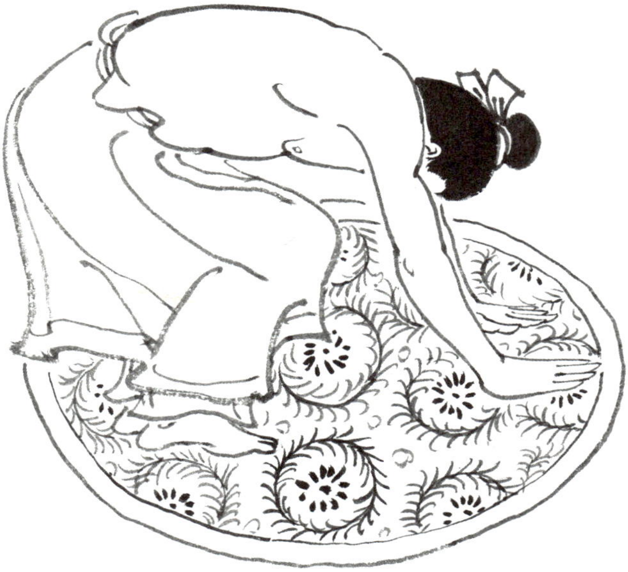

Form 8

Während die Handflächen den Boden berühren und die Beine gebeugt sind, hebe den gewölbten Rücken dreimal hoch. Mit einem Stock oder kleinen Ast klopfe an das Rückgrat, die Hände wechselnd, solange es angenehm ist.

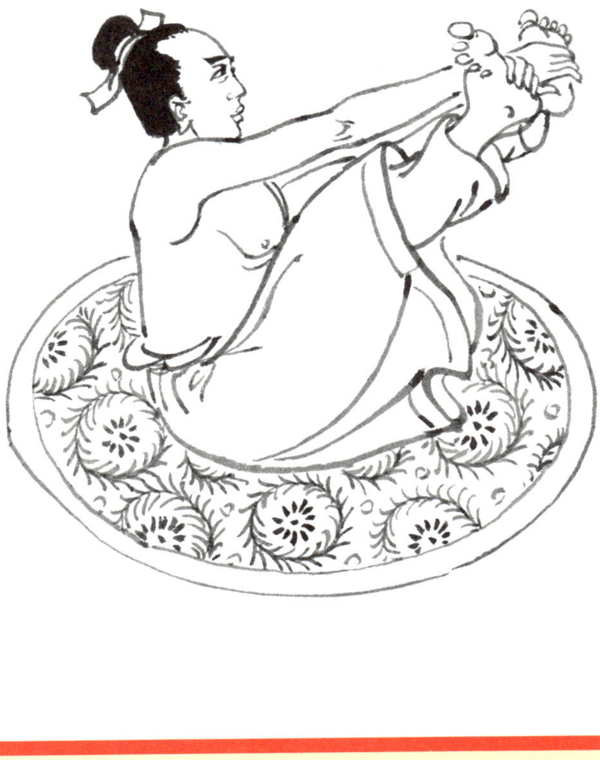

Form 9

Sitze mit angehobenen Beinen, und halte dabei die Füße mit den Händen. Versuche dabei dreimal, mit kräftigem Druck gegen die Handflächen die Beine auszustrecken.

Form 10

Stütze dich mit den Handflächen auf den Boden, und beuge die Beine. Hebe den gewölbten Rücken dreimal, während der Kopf gedreht wird, um nach hinten zu sehen.

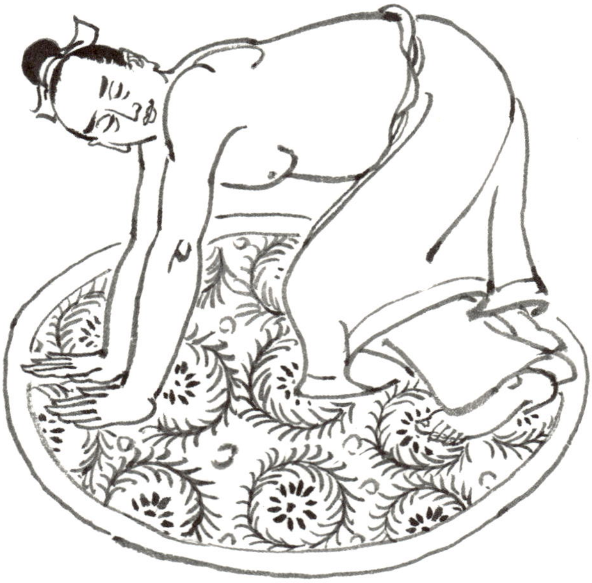

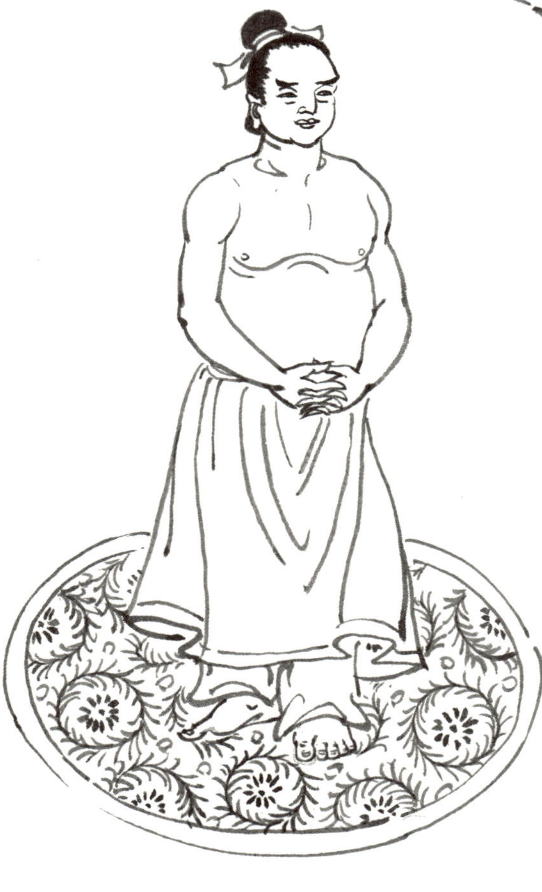

Form 11

Stehe, die Hände am Unterleib gefaltet, und setze einen Fuß hinter den anderen. Verlagere das Körpergewicht mehrfach nach vorn und nach hinten, so daß entweder die Zehen oder die Fersen belastet werden. Nach mehreren Malen wechsle die Fußstellung.

(11) Pu Qianguans Massage für Langlebigkeit

Pu Qianguan, ein Pharmakologe und Pathologe der Song-Zeit (960–1279), trat dafür ein, Körperübungen zur täglichen Gewohnheit werden zu lassen, wo und wann auch immer, um Rumpf und Gliedmaßen zu bewegen, entsprechend der Erkenntnis, daß fließendes Wasser frisch, stehendes aber trüb ist. Er riet, im Frühling und Sommer spät zu Bett zu gehen und früh aufzustehen, im Herbst früh zu schlafen und früh aufzustehen und sich im Winter früh zur Ruhe zu begeben und spät das Bett zu verlassen — nie aber früher als vor dem Hahnenschrei und niemals später als vor Sonnenaufgang.

Bevor man zu Bett geht, nimmt man ein „trockenes Bad“, d.h., man massiert sich an den Armen (Abb. 1–2), an Brust und Bauch (Abb. 3) und an den Beinen (Abb. 4), indem man mit den Handflächen die betreffende Stelle dutzendmal und mehr von oben nach unten reibt. Dann soll man sich auf die Seite legen und den durch Pressen der Zunge auf den Gaumen gewonnenen Speichel schlucken, bevor man schlafen geht.

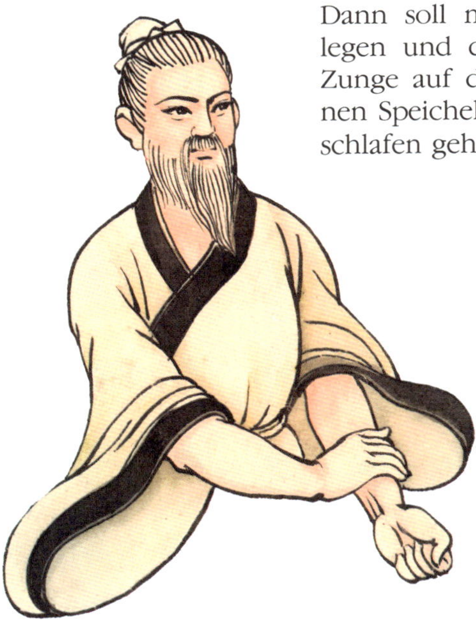

Abb. 1

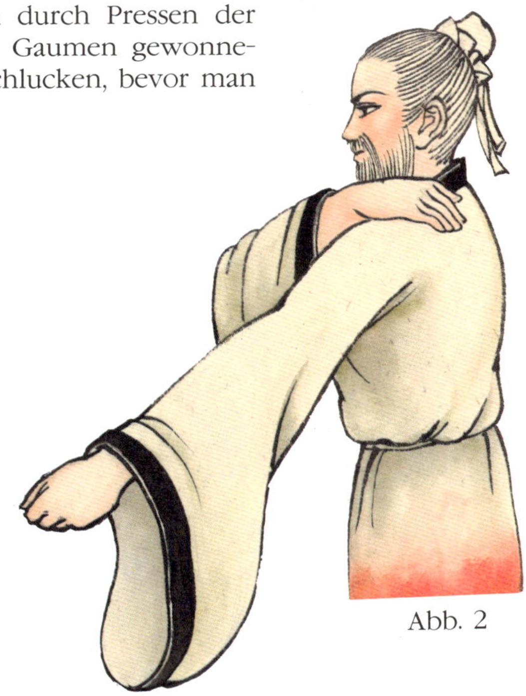

Abb. 2

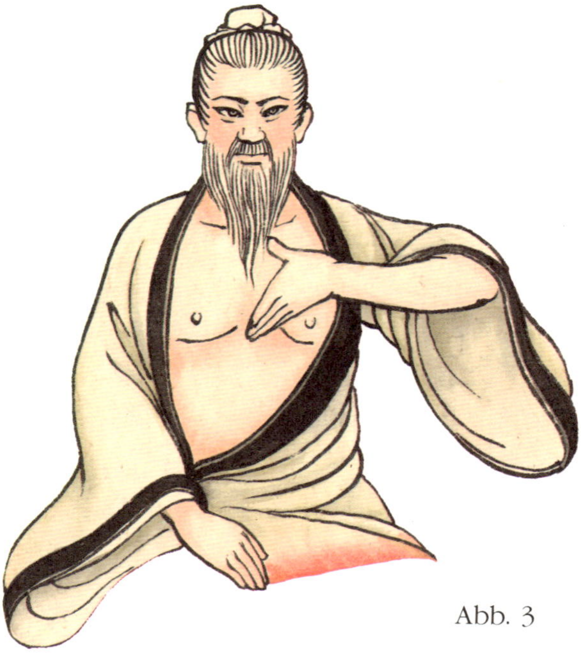

Abb. 3

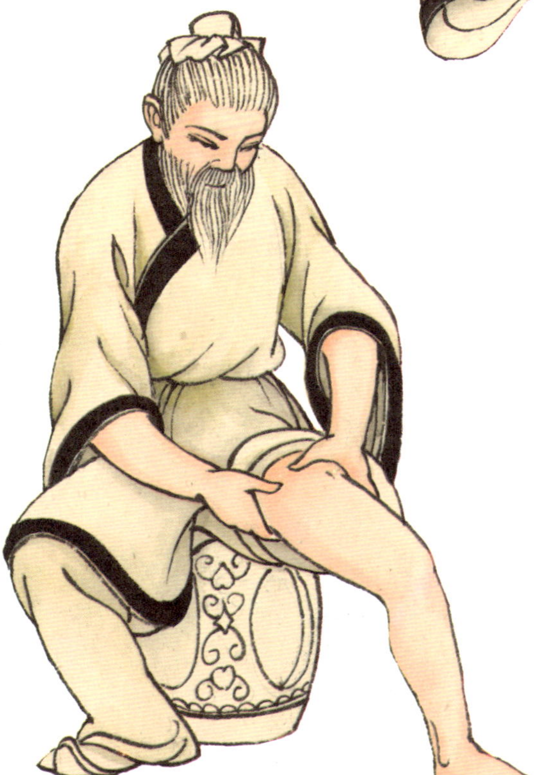

Abb. 4

(12) Die Massage des Su Dongpo

Diese Folge von Prozeduren wurde von Su Dongpo (1037 bis 1101) erdacht, der nicht nur als Dichter, sondern auch als Therapeut bekannt ist. Sie wurde in *Die wirkungsvollen Rezepte von Su und Shen* aufgenommen, eine Sammlung der Rezepte von Su Dongpo und seinem Zeitgenossen Shen Kuo (1039–1095), die aus der Zeit der Südlichen Song (1127 bis 1279) stammen. Die Übungen werden am besten in der Zeit zwischen Mitternacht und dem frühen Morgen gemacht.

Setze dich an ein Bett oder auf einen Hocker, gegen Osten oder Süden gewandt. Klopfe 36mal mit den unteren Zähnen an die oberen. Meditiere mit geschlossenen Augen, stemme dabei die Hände in die Seiten, und atme tief durch die Nase, während der Speichel, der durch das Pressen der Zunge gegen die Zähne reichlich erzeugt worden ist, in drei- bis fünf Portionen geschluckt wird. Reibe die Hände warm und massiere die Sohlenmitte (Abb. 1), dann die Nierengegend (Abb. 2), danach Gesicht, Augen und Nacken (Abb. 3), bis sie warm sind. Straffe mit einer Hand mehrmals den Nasenrücken, dann mit der anderen Hand. Kämme mit Fingern beider Hände das Haar über hundertmal (Abb. 4a-b), bevor du dich zum Schlaf niederlegst.

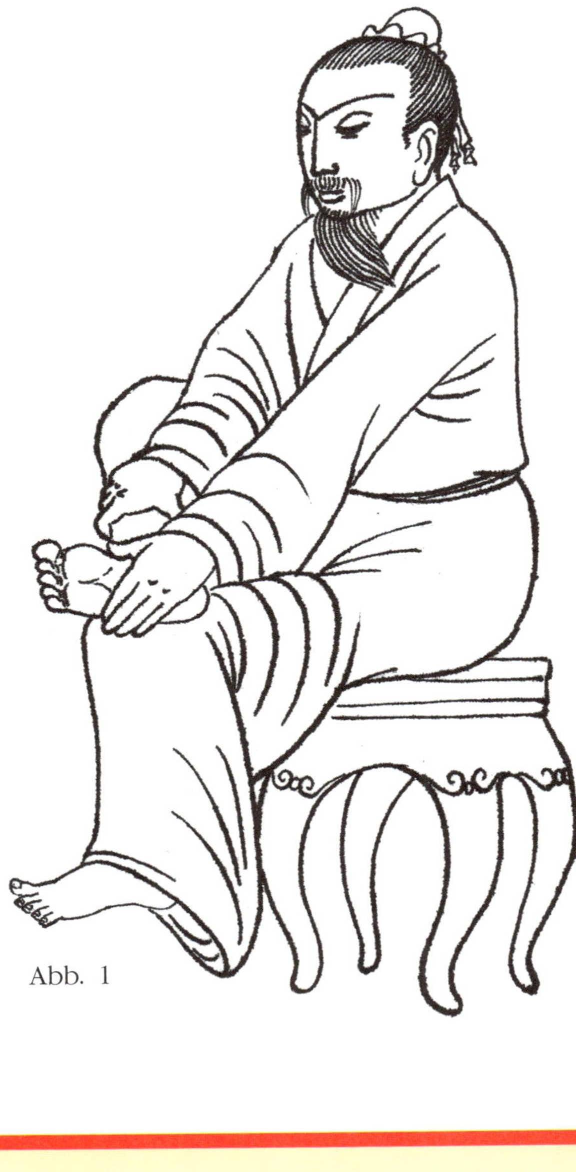

Abb. 1

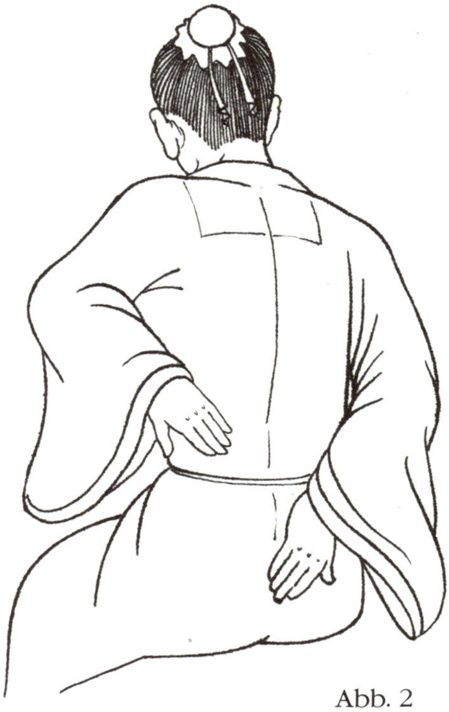

Abb. 2

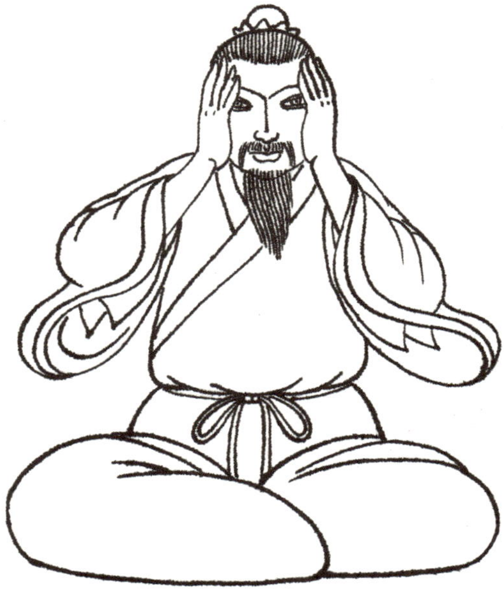

Abb. 3

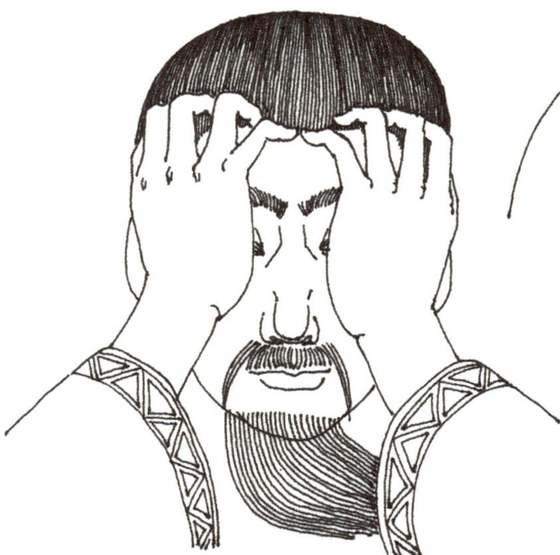

Abb. 4a

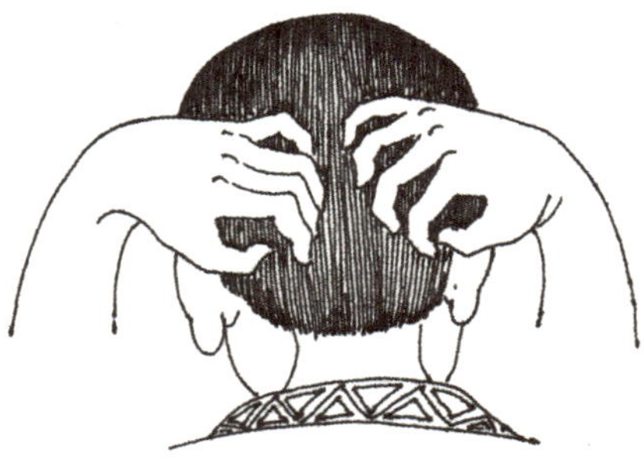

Abb. 4b

(13) Massage der Augen und Ohren

Diese einfachen Selbstmassageübungen, *Dao Zang* entnommen, ist für Menschen jeden Alters geeignet. Regelmäßige Anwendung verbessert Hörfähigkeit und Sehkraft.

Massiere mit den Zeigefingern 27mal das Ende der Augenbrauen (Abb. 1); reibe mit den Zeigefingern und den Handflächen die Augen und Jochbögen (Abb. 2) und knete mit den Zeigefingern von der Stelle zwischen den Augenbrauen aufwärts bis zum Haaransatz 27mal (Abb. 3). Reibe die Handflächen warm und massiere die Ohren in 30 Kreisbewegungen (Abb. 4). Presse dabei mit der Zungenspitze den Gaumen, um Speichel in großer Menge zu erzeugen, den man schluckt, sooft man es wünscht.

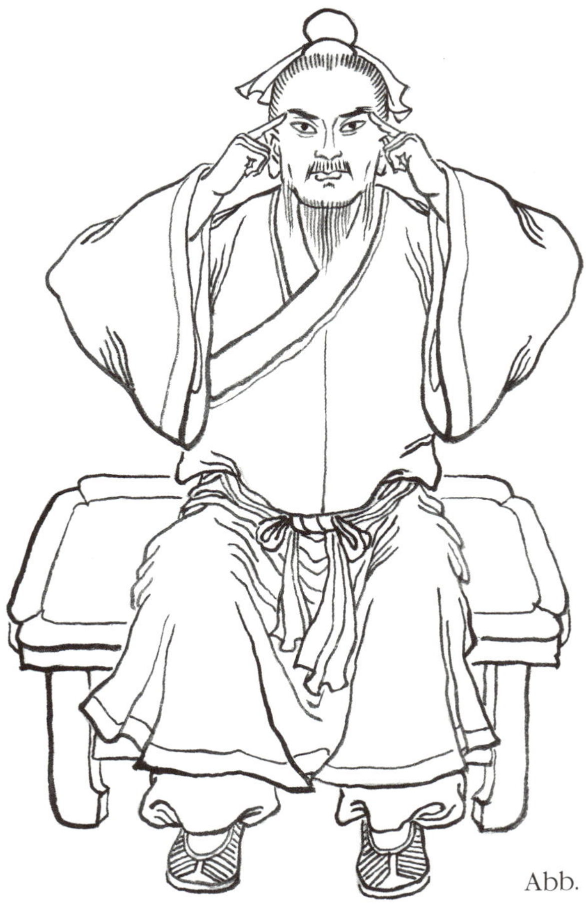

Abb. 1

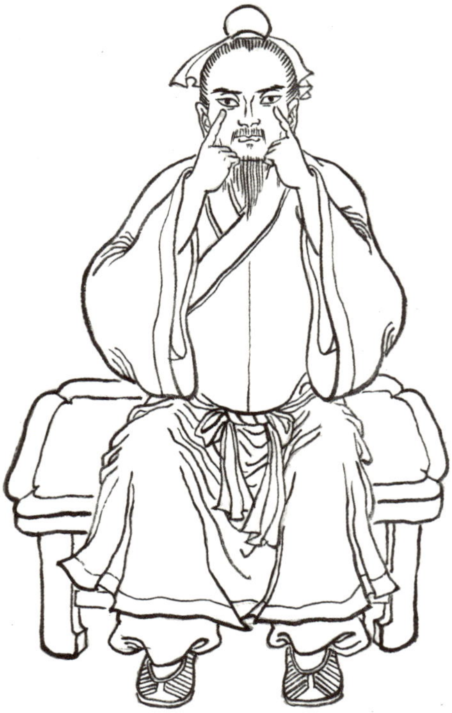

Abb. 2

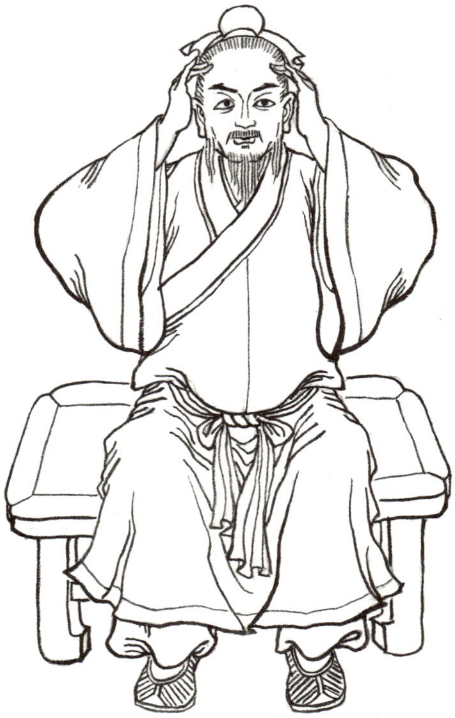

Abb. 3

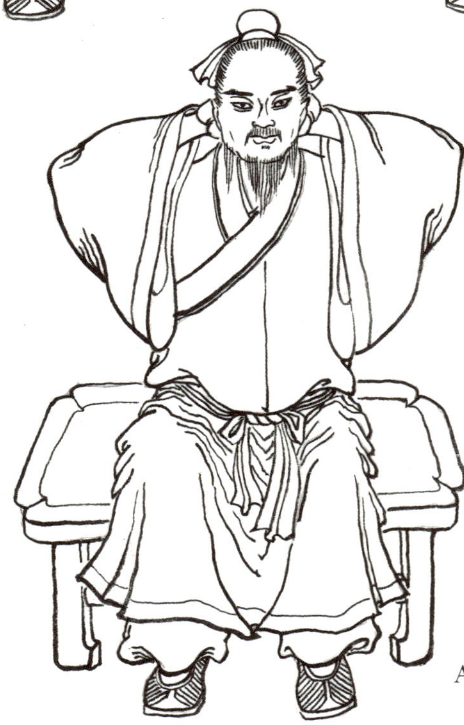

Abb. 4

(14) Massage für Langlebigkeit

Diese Übungen sind dem *Nei Gong Tu Shuo* (*Illustrierte Innere Übungen*) entnommen, das 1882 herausgegeben wurde, aber bereits im 18. Jahrhundert bekannt war. Die letzte Übung wird erst gemacht, wenn die vorausgegangenen siebenmal wiederholt worden sind. Für Anfänger sind an den ersten drei Tagen drei Wiederholungen täglich und an den folgenden vier Tagen fünf Wiederholungen zureichend, danach sieben Wiederholungen. Man praktiziert die ganze Folge jeden Morgen und jeden Abend und, noch besser, auch mittags. Die Übungen sind für Menschen jeden Alters und beiderlei Geschlechts geeignet, aber nicht für Schwangere.

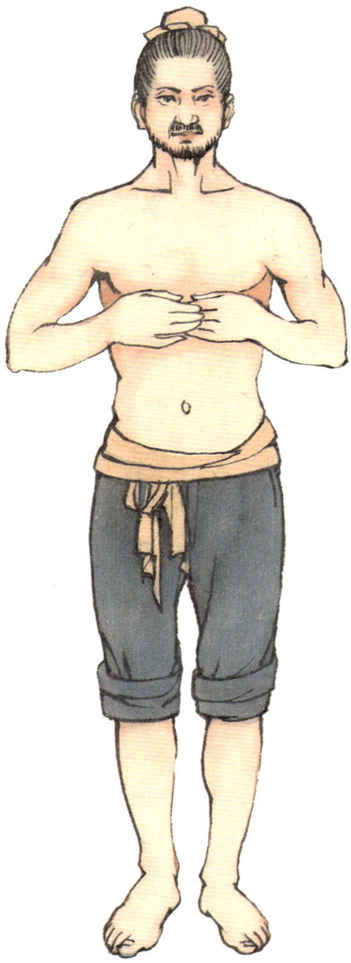

Form 1

Massiere mit den Ring-, Mittel- und Zeigefingern, wobei eine Hand auf der anderen liegt, den unteren Teil des Brustbeins 21mal kreisend im Uhrzeigersinn.

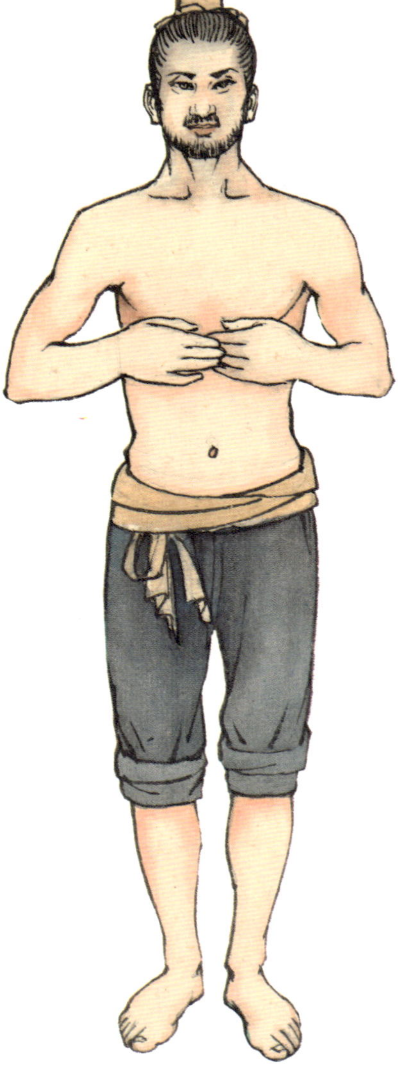

Form 2

Massiere in gleicher Handhaltung mit knetenden Bewegungen abwärts bis zum Unterleib.

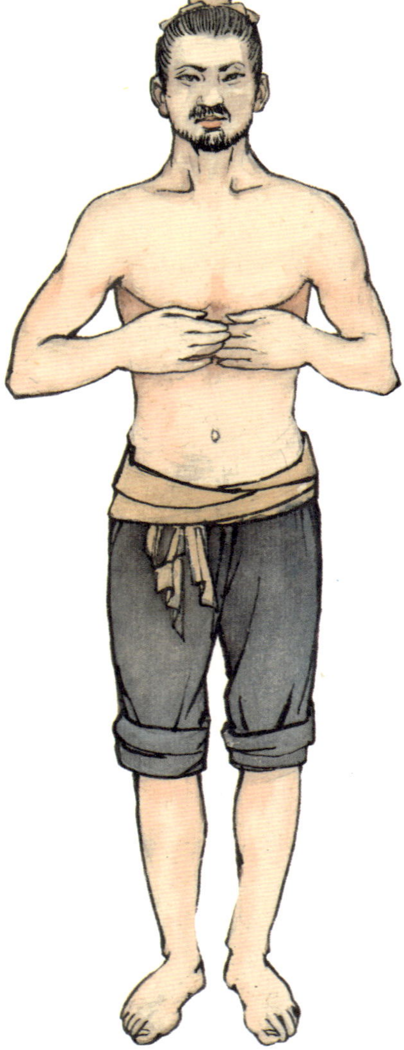

Form 3

Massiere beide Seiten des Bauches in knetenden Bewegungen aufwärts bis unter das Brustbein, wo sich dann die Hände vereinen.

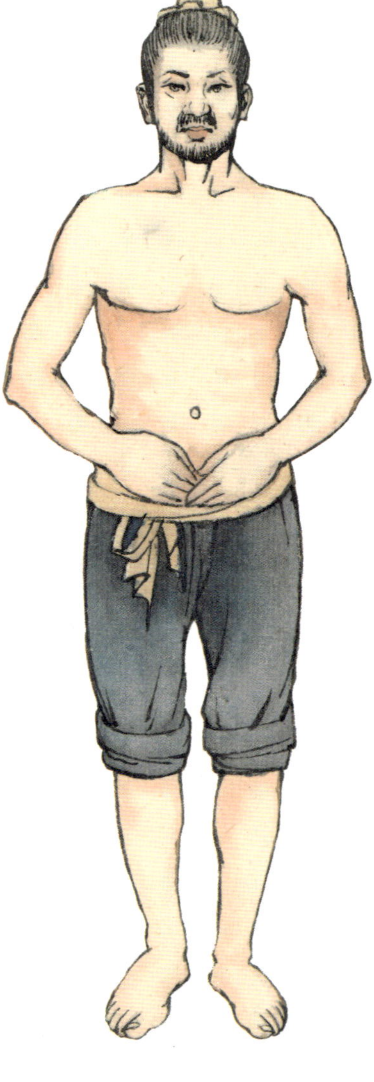

Form 4

Massiere 21mal abwärts bis zum Unterleib.

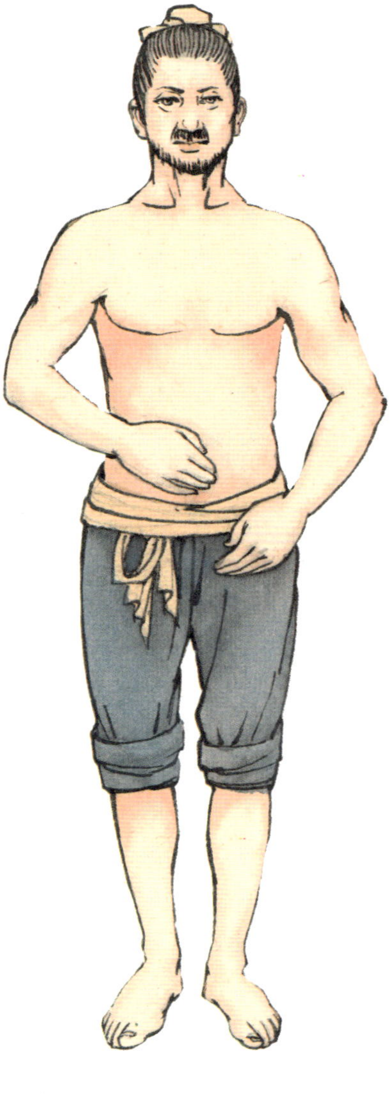

Form 5

Massiere den Bauch mit der rechten Hand 21mal entgegen dem Uhrzeigersinn.

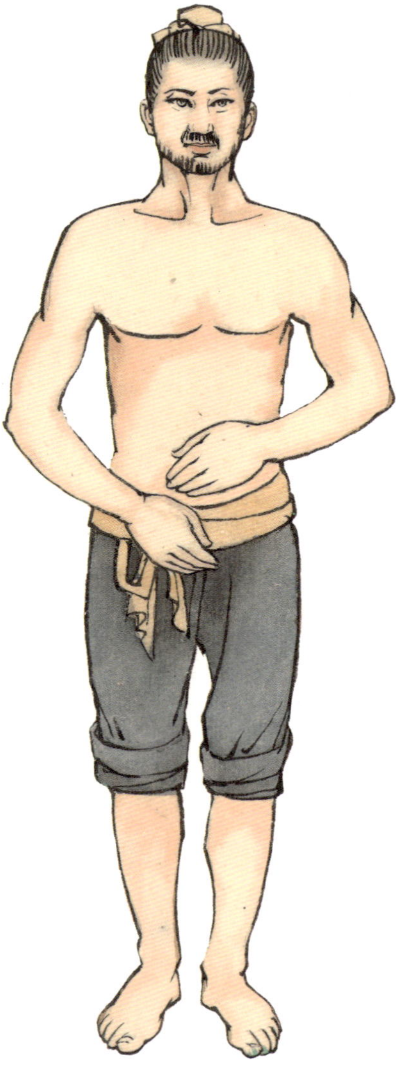

Form 6

Massiere den Bauch 21mal mit der linken Hand im Uhrzeigersinn.

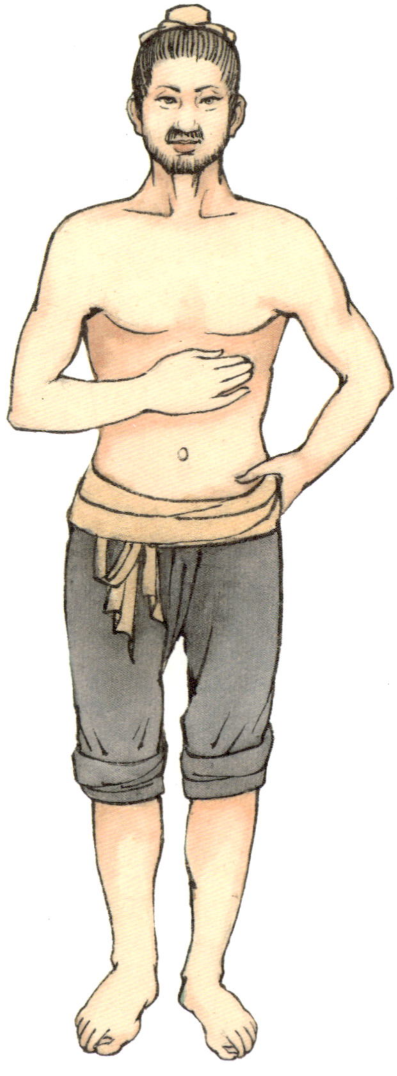

Form 7

Stütze mit der linken Handfläche leicht die linke Hüfte, den Daumen nach vorn gerichtet, und massiere mit der rechten Hand von der linken Brusthälfte abwärts 21mal bis zur Leistengegend.

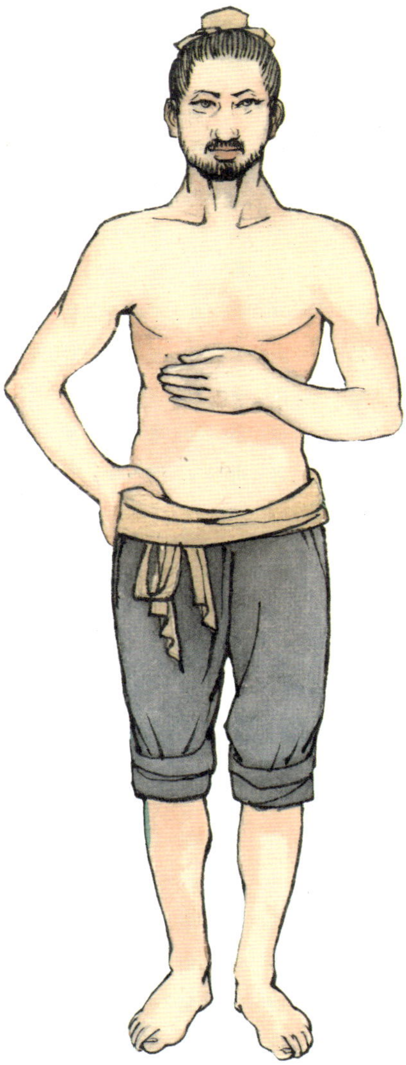

Form 8

Mache dasselbe mit der rechten Hand und fange dabei an der rechten Brusthälfte an.

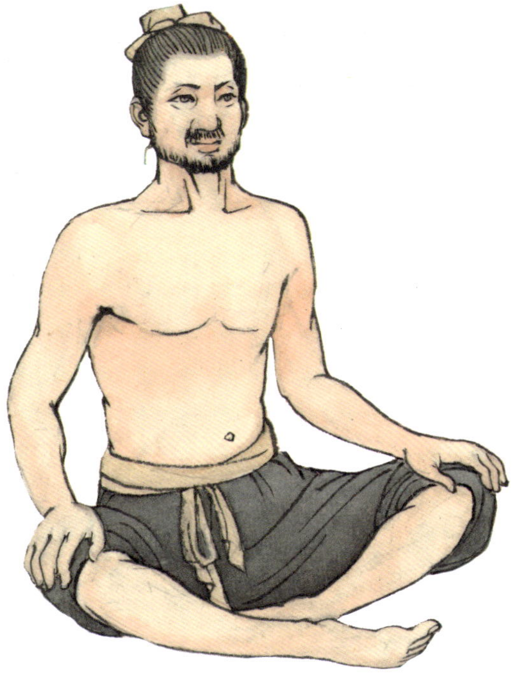

Form 9

Schlußübung nach drei, fünf oder sieben Wiederholungen der vorangegangenen Formen: Sitze mit vorn gekreuzten Beinen und leicht gewölbten Zehen, wobei beide Hände auf den Knien liegen, die Daumen dicht am Zeigefinger oder von ihm entfernt. Schwenke den Rumpf 21mal langsam und kreisförmig im Uhrzeigersinn, aber so, daß die Brust über die Knie hinausreicht.

(15) Die Sieben-Sterne-Standübungen

Der Ausdruck „Sieben Sterne" bezieht sich auf den Großen Bären und wird oft bei solchen *Qigong*- und *Wushu*-Übungen verwendet, die sich aus sieben Bestandteilen zusammensetzen. Diese Folge erschien zuerst im *Can Tong Qi*, dem frühesten chinesischen Buch taoistischer Alchimie, das von Wei Boyang in der Zeit der Östlichen Han (25–220) geschrieben wurde. Die Übungen fördern die Zirkulation des *qi* und des Blutes und die Balance zwischen *yin* und *yang*, als Voraussetzung für eine gute Gesundheit. Die Bewegungen sollten, besonders für Anfänger, sanft sein und im geeigneten Tempo gemacht werden.

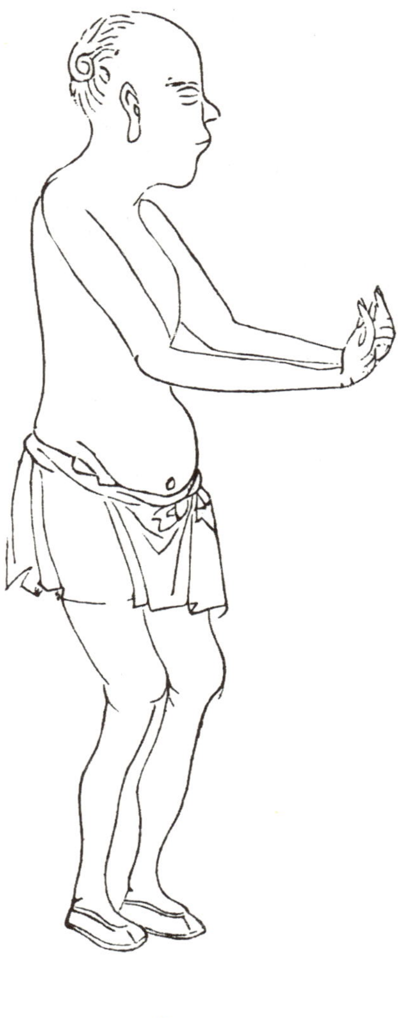

Figur 1

Stehe, die Füße etwa 33 cm, die Hände etwa 20 cm auseinander und mit nach vorn gebeugten Armen, wobei Daumen und Zeigefinger nach oben gerichtet, die anderen Finger gebeugt sind. Die Brust ist locker, die Schultern hängen herab, der Körper ist ein wenig vorgeneigt, Mund und Augen sind geschlossen. Sei heiteren Gemüts, schaue mit dem geistigen Auge nach innen. Nach einer Weile fühlst du dich weich wie Baumwolle oder wie etwas, das leicht auf der Wasseroberfläche davontreibt. Ruhe dich einen Moment aus, ehe du zur nächsten Übung übergehst.

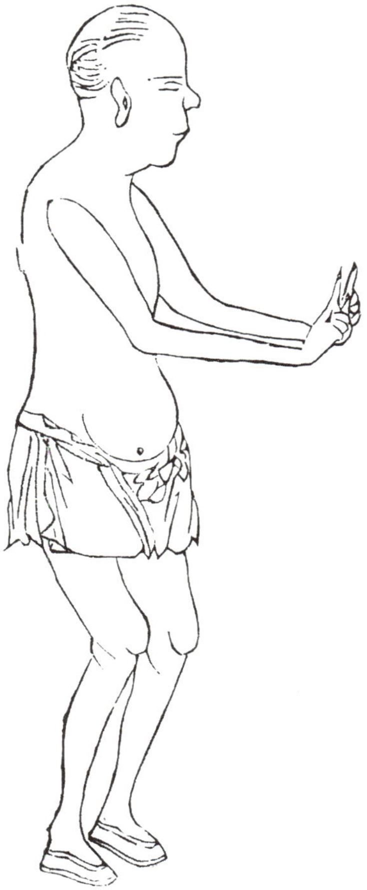

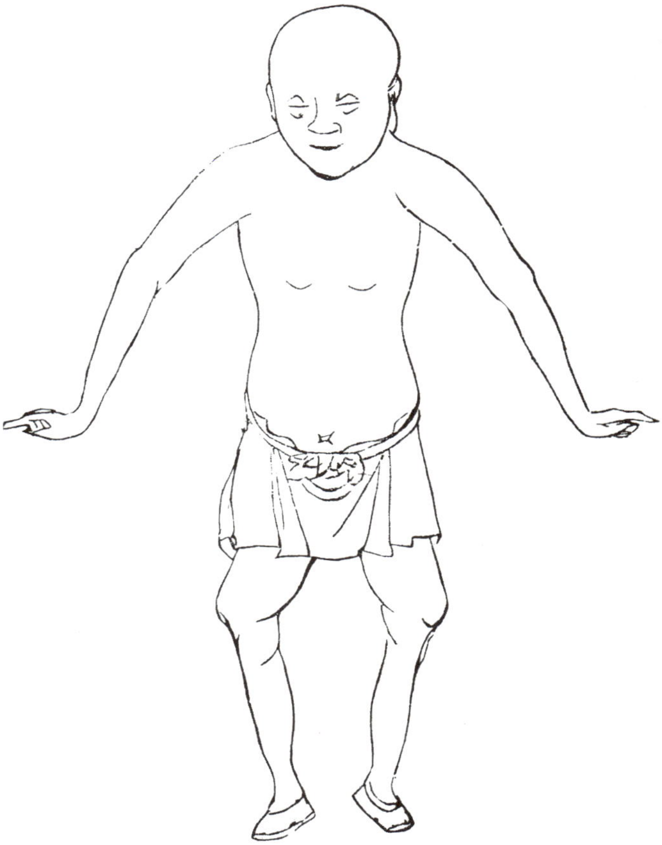

Figur 2

Drehe die Handflächen nach vorn, halte dabei die Fingerspitzen in Höhe der Brustwarzen. Alles übrige wie bei Figur 1.

Figur 3

Bewege die Hände seitwärts etwa hüftenbreit von den Taillen entfernt, wobei die Handflächen nach unten, Daumen und Zeigefinger nach außen gerichtet sind. Stehe so lange, wie es der Gesundheitszustand erlaubt, wobei ein Kribbeln in den Händen durchaus wünschenswert ist.

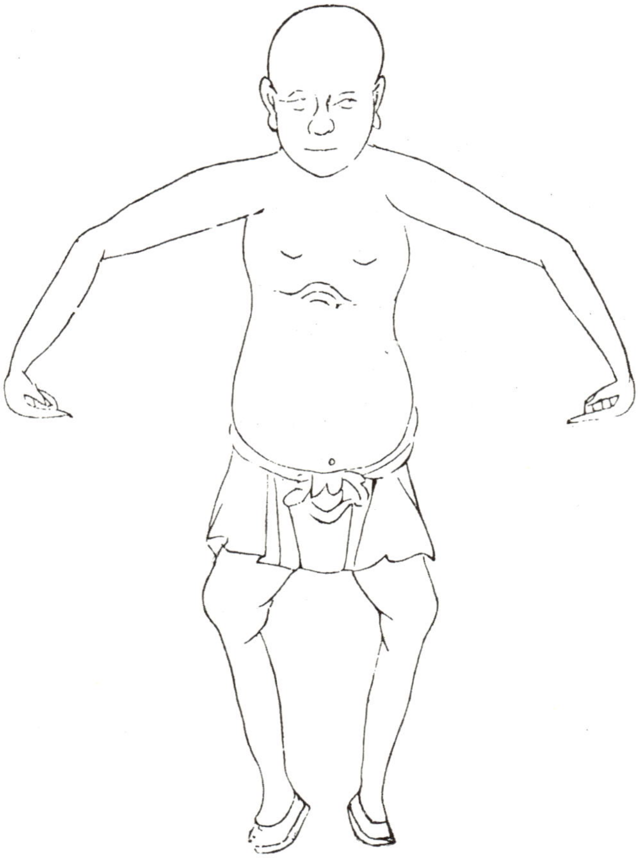

Figur 4

Wie bei Figur 3, aber Daumen und Zeigefinger zeigen nach innen auf die Leisten.

Figur 5

Beuge den Körper vor, bis der Kopf schließlich auf Taillenhöhe gelangt, die Handflächen zeigen nach oben, die Zeigefinger sind aufeinander gerichtet. Verharre in dieser Haltung so lange, wie es der Gesundheitszustand erlaubt. Wenn dir schwindlig wird, richte dich auf.

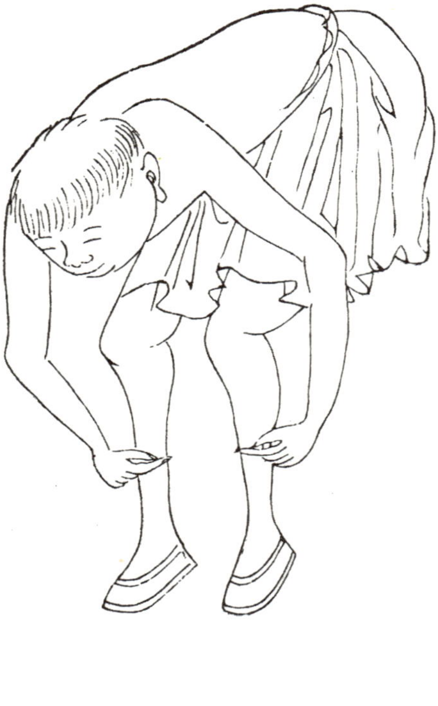

Figur 6

In Fortsetzung der letzten Übung senke die Hände neben die Waden, richte die Handflächen nach hinten, lasse die Arme wie ein Seil im Brunnen baumeln. Dann recke und beuge den Rumpf dreimal, wobei die Zeigefinger wie Speere nach unten zeigen.

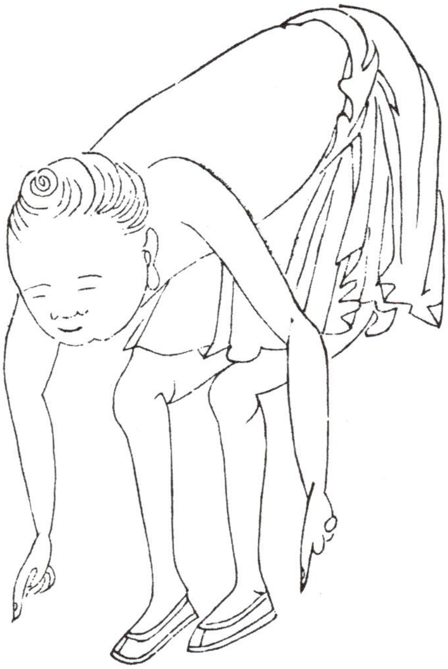

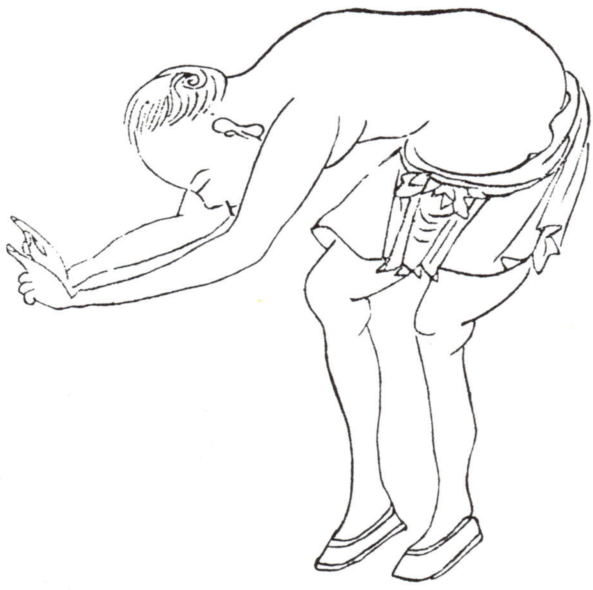

Figur 7

Ebenso wie in Übung 6, wobei aber das Gesäß ein wenig nach hinten geschoben wird, die Hände werden gleichzeitig nach vorn gehoben; sie weisen nach vorn, die Zeigefinger sind nach oben gerichtet, die Beine sind, wenn möglich, vollkommen gestreckt.

(16) Übungen in acht Schritten

Sie haben denselben Ursprung wie die „Sieben-Sterne-Standübungen“. Die Bewegungen sind gleich, werden nur in vier Wiederholungen die Hände abwechselnd eingesetzt.

Für die Figuren 1 und 2 kann man, was den Arm betrifft, beliebig anfangen; er wird gebeugt, und mit dem entsprechenden Fuß erfolgt ein halber Schritt nach vorn. Beim Wechseln der Arme macht man entweder mit dem entsprechenden Fuß einen Schritt vorwärts oder wendet den Körper. Für die Figuren 3 bis 7 bleiben die Füßspitzen auf derselben Linie, nur die Arme werden gewechselt.

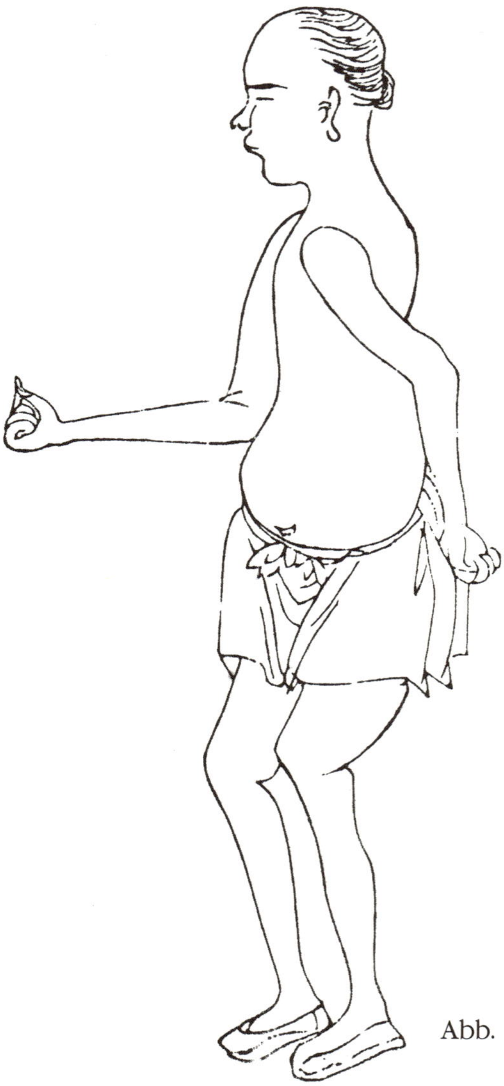

Abb. 1

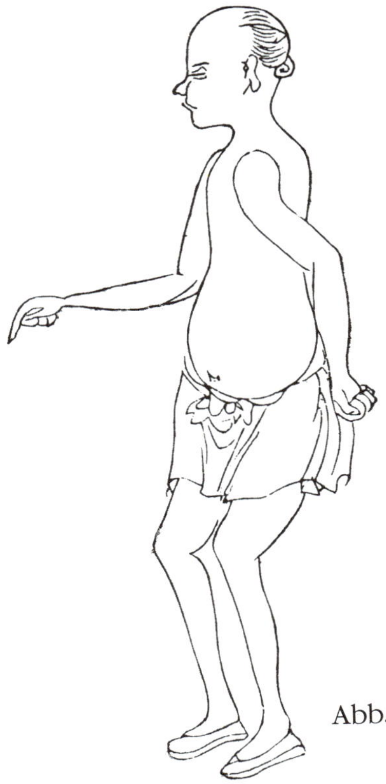

Abb. 2

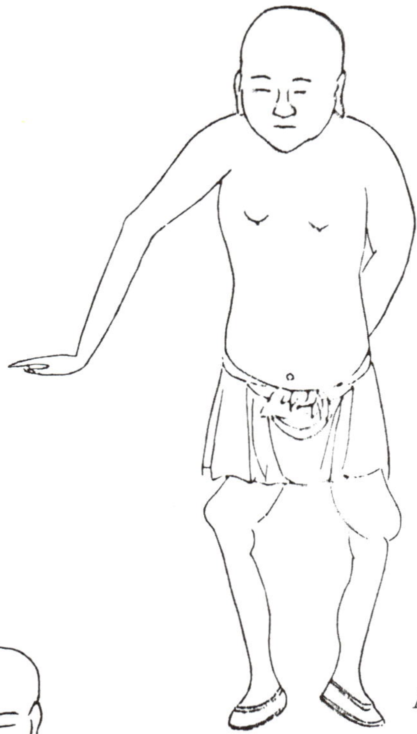

Abb. 3

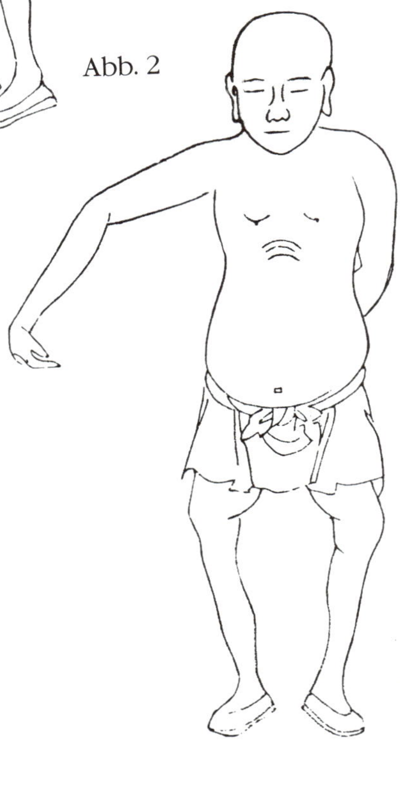

Abb.4

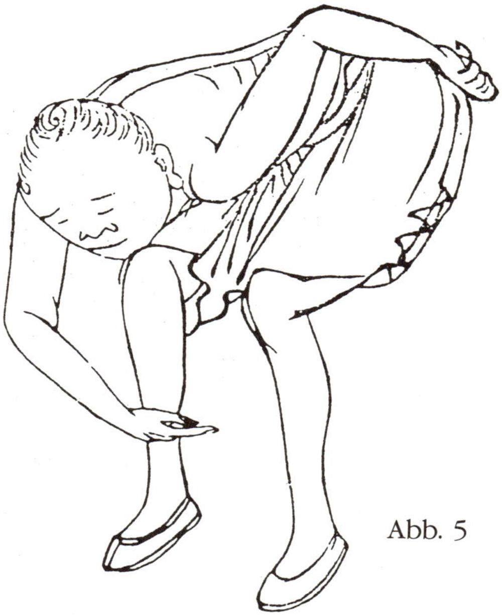

Abb. 5

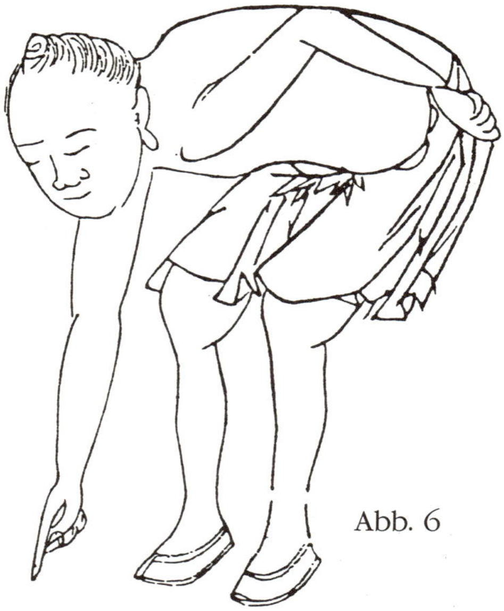

Abb. 6

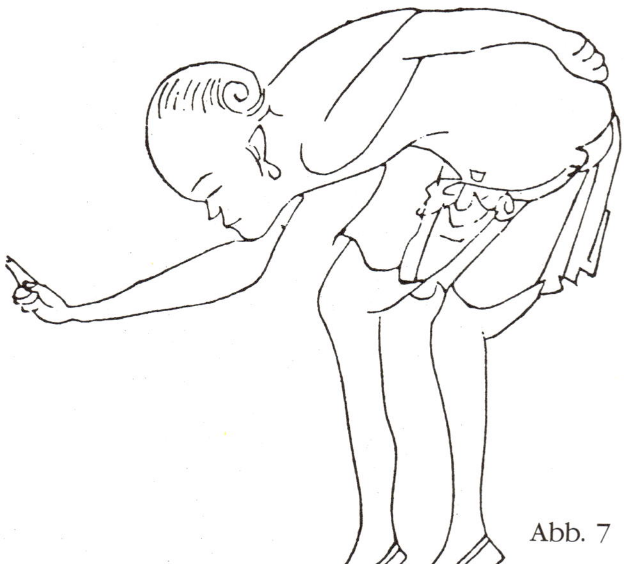

Abb. 7

(17) Die „Brokat"-Übungen in acht Figuren

Das sind die normalen *Baduanjin*-Übungen, die seit jeher große Popularität genießen. „Ba" bedeutet acht, „duan" Abschnitt und „jin" Brokat — ein Symbol für Schönheit. Im frühen 12. Jahrhundert gab es Menschen, die „um Mitternacht, die Bewegungen von Bären und Vögeln nachahmend, mittels Selbstmassage und durch reguliertes Atmen *baduanjin* praktizierten". Diese Übungen haben sich in vielen Varianten entwickelt, die nicht nur in der Zahl der Figuren, sondern auch in den Bewegungsabläufen verschieden sind. Aber für alle Altersgruppen, Männer oder Frauen, sind sie leicht erlernbar. Heute werden *Baduanjin*-Übungen in China weit und breit zu therapeutischen Zwecken genutzt.

Es folgen hier vier *Baduanjin*-Übungen: 1. acht in sitzender Haltung; 2. acht in stehender Haltung; 3. in vier Figuren und 4 in zwölf Figuren. Die erste Übung, die auf die Ming-Zeit (1368–1644) zurückgeht oder sogar noch früher entstand, wurde in die *Acht Schriften über die Gesunderhaltung* und die *Zeichnungen von Himmel, Erde und Mensch* aufgenommen.

Figur 1 Zähneklappern in tiefer Versenkung

Sitze ruhig in tiefer Versenkung, die Beine gekreuzt, die Hände geschlossen. Schlage die obere und die untere Zahnreihe 36mal aneinander. Verschließe neun Atemzüge lang die Finger hinter dem Kopf und beachte keinerlei Geräusch. Bewege die Hände, um die Ohren zuzuhalten, und klopte mit dem unter den Mittelfinger gedrückten Zeigefinger 24mal an den Hinterkopf.

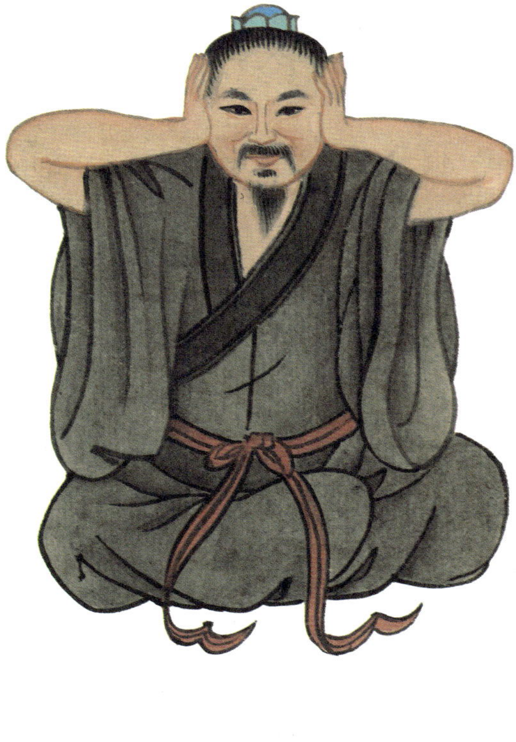

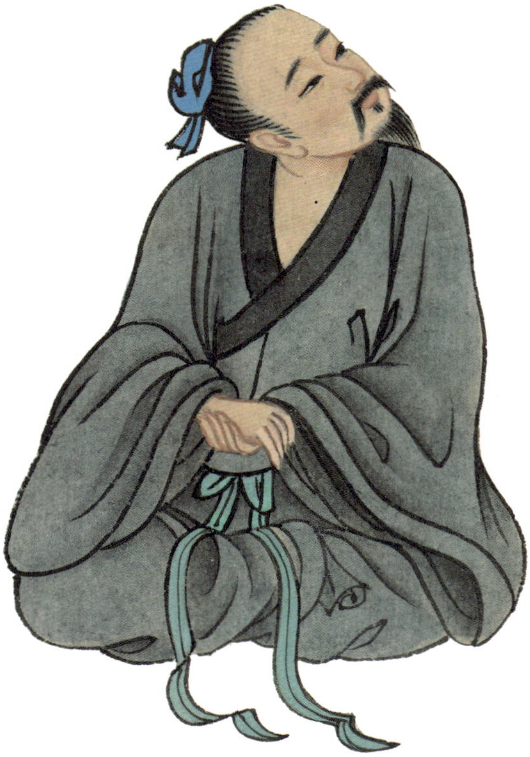

Figur 2 Die Himmelssäule schaukeln

Lege die Hände vor dem Bauch ineinander, schaukle Kopf und Schultern 24mal nach links und rechts, wobei die Augen in die jeweilige Richtung sehen.

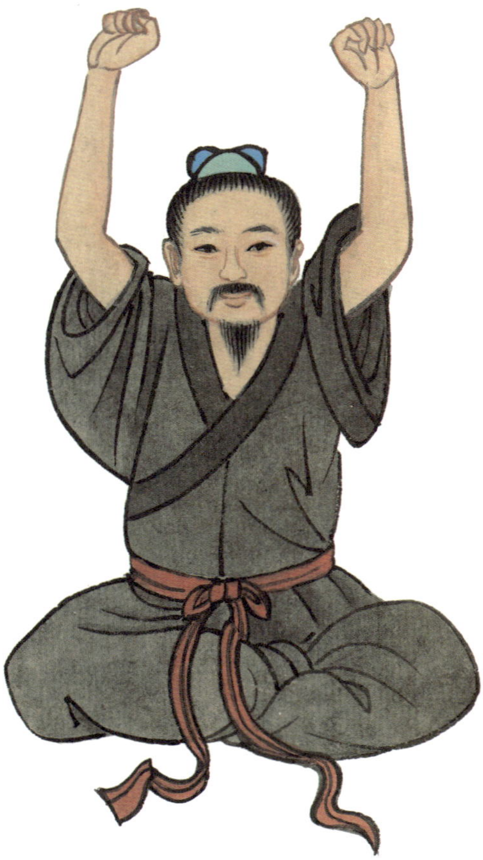

Figur 3 Mit dem Speichel gurgeln

Sitze aufrecht mit gekreuzten Beinen, hebe die Arme über den Kopf. Bewege die Zunge 36mal zwischen dem harten und dem weichen Gaumen, um genügend Speichel zu erzeugen. Der wird in drei Zügen mit gurgelnder Stimme geschluckt, als ob etwas Hartes im Hals hinuntergeschluckt wird.

Figur 4 Die Lendenmassage

Halte den Atem an und reibe die Hände warm; massiere die Lenden 36mal und führe die Hände wieder nach vorn, wobei sie lose geballt werden. Denke dabei, daß sich ein Feuer vom Herzen zum unteren Elixierbereich ausbreitet.

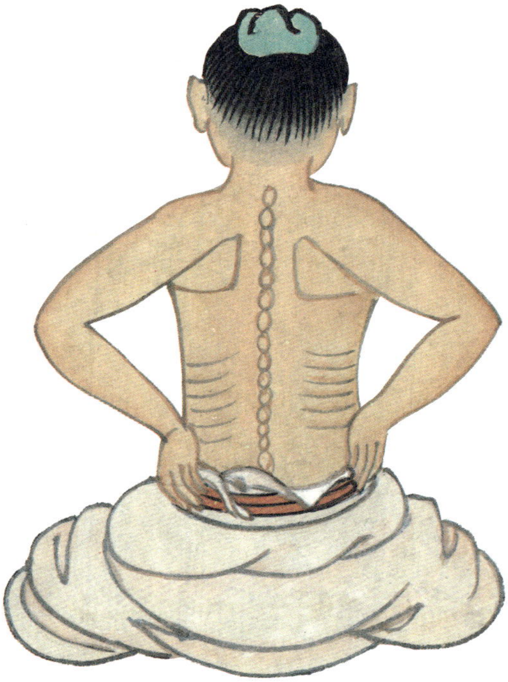

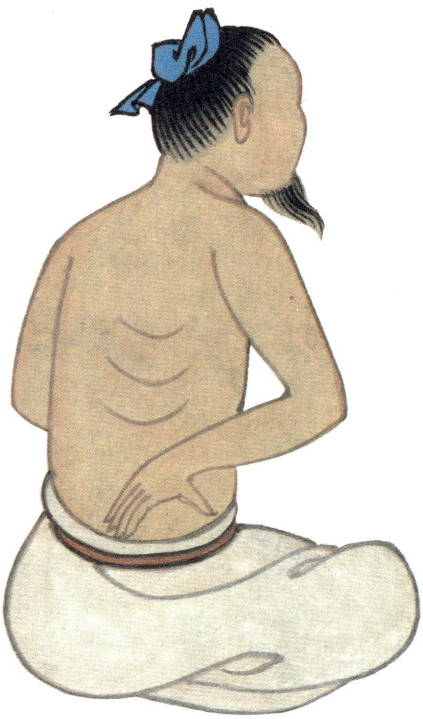

Figur 5 Schultern kreisen, die Hand an der Taille

Lasse die linke Schulter 36mal kreisen, wobei die rechte Hand auf der Taille ruht. Dann das gleiche seitenverkehrt.

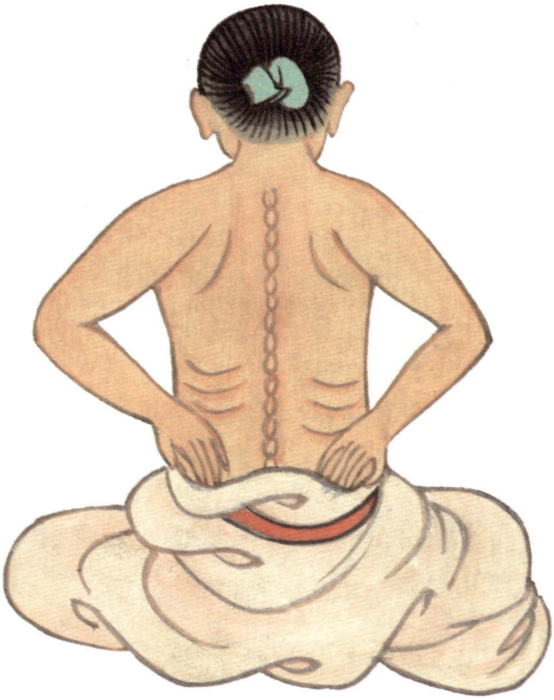

Figur 6 Beide Hände kreisen auf den Taillen

Rolle gleichzeitig mit den Schultern 36mal, lege dabei die Händflächen auf die Lenden und denke, ein Feuer breite sich zum Hinterkopf hinaus. Strecke die Beine aus beim Gefühl, genügend frische Luft durch die Nase eingeatmet zu haben.

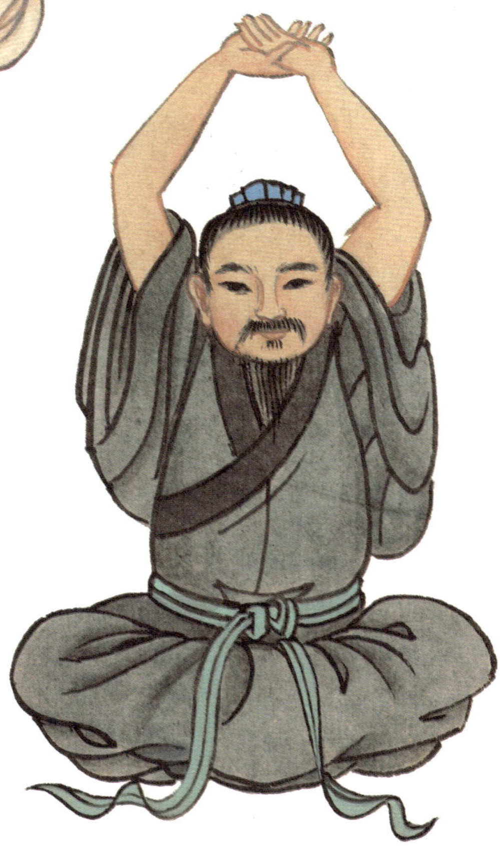

Figur 7 Mit den Händen den Himmel stützen

Reibe die Hände und atme fünfmal durch den geöffneten Mund aus. Hebe die Hände drei- oder neunmal hoch, wobei die Finger ineinander greifen.

Figur 8 Füße fassen

Mit jeder Hand greife den Mittelteil der entsprechenden Fußsohle und ziehe die Füße 12mal. Gurgle mit Speichel wie bei Figur 3. Sitze ruhig mit gekreuzten Beinen und schlukke den Speichel in drei Zügen hinunter wie in Figur 3. Drehe Kopf und Schultern 24mal hin und her wie in Figur 2 und rolle mit den Schultern 24mal wie in Figur 6. Halte den Atem an und stelle dir vor, ein Feuer breite sich vom unteren Elixierbereich auf den ganzen Körper aus.

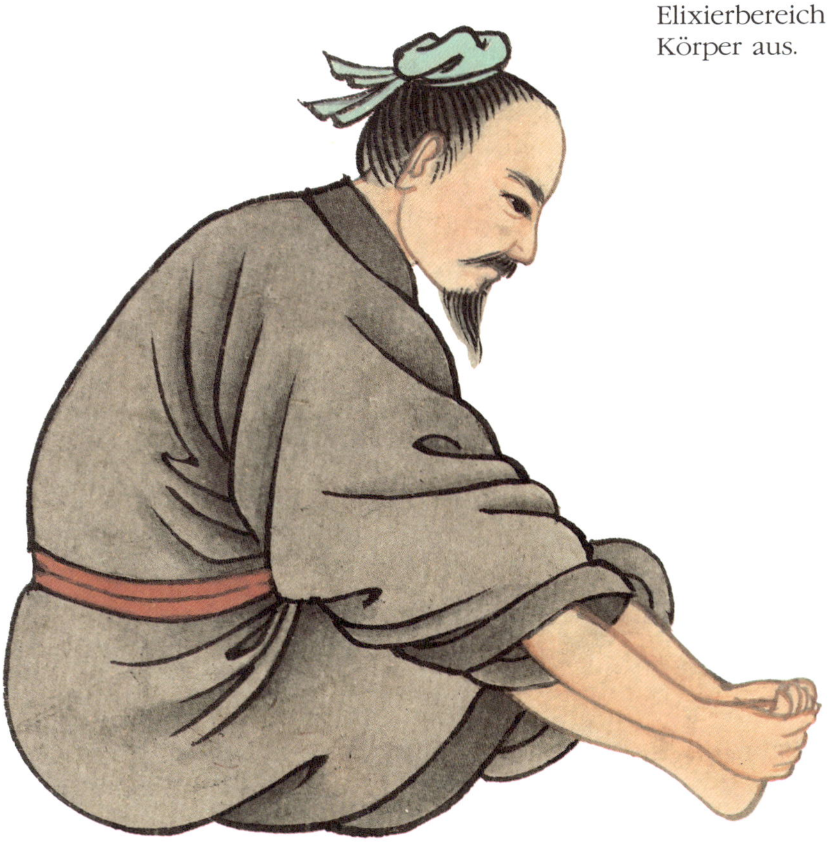

(18) „Brokat“-Übungen in acht Figuren im Stehen

Dem *Dao Shu* entnommen, das in der Südlichen Song-Zeit (1127–1279) zusammengestellt wurde.

Figur 1 Den Himmel stützen, um die „Drei Erwärmer“ (s. Seite 25) zu aktivieren

Ausgangshaltung: Stehe, die Fersen zusammen, die Taille locker, Kinn und Brust eingezogen, Kopf und Rücken aufrecht, die Achseln hohl, die Schultern gesenkt, die Arme hängen locker herab, die Finger sind leicht gekrümmt. Schaue gleichmütig geradeaus und achte auf keine Geräusche rundum. Atme in gleichmäßigen, feinen und tiefen Zügen.

Bewegungen: Bewege die Hände vor die Brust, die Handflächen nach oben gerichtet, die fünf Finger zusammengehalten, wobei jeder einzelnde auf seinen Gegenpart zeigt. Drehe die Arme nach innen, hebe die Hände über den Kopf, wo sie für eine oder zwei Sekunden bleiben, die Handflächen nach oben gerichtet, als ob sie den Himmel stützen. Bewege die Hände seitwärts nach unten zur Ausgangsposition. Wiederhole siebenmal.

Atmung: Während des Armhebens atme durch die Nase ein, wobei der Mund halb geschlossen bleibt und die Zungenspitze gegen den Gaumen gedrückt wird. Atme durch den Mund aus, während die Arme gesenkt werden. Atme tief, lange, fein und sanft.

Die Augen folgen den Händen, wenn diese über den Kopf gehoben werden; Männer blikken auf die linke Hand, Frauen auf die rechte Hand, wenn die Hände abwärts gleiten.

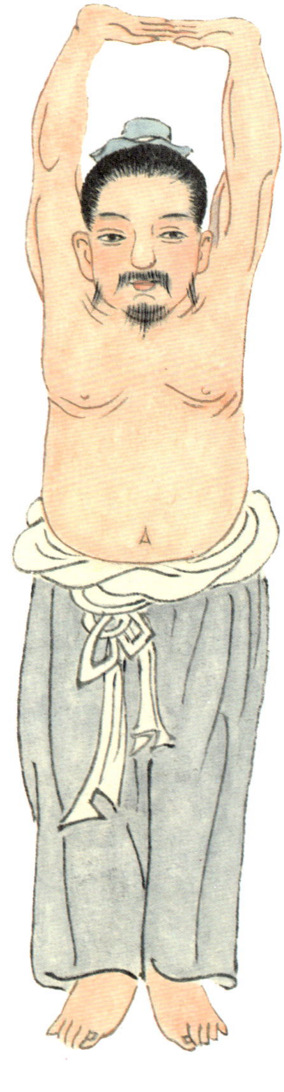

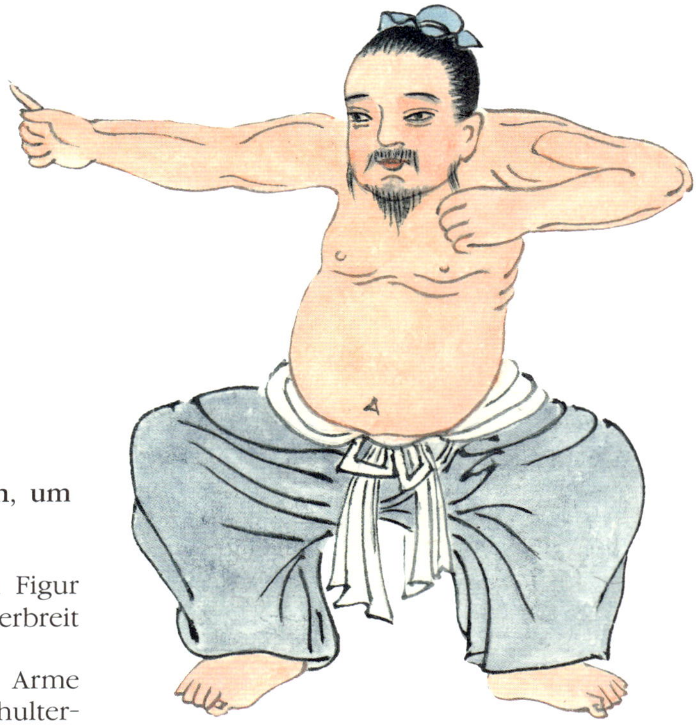

Figur 2 Den Bogen spannen, um einen Geier zu schießen

Ausgangshaltung: Wie bei Figur 1, aber die Füße stehen schulterbreit auseinander.

Bewegungen: Hebe beide Arme langsam nach rechts bis in Schulterhöhe, schließe die Hände leicht, die Daumenseiten nach oben. Der Zeigefinger der rechten Hand weist nach oben, der linke Arm wird gebeugt — der Ellbogen wird nach außen geschoben, die linke Hand verharrt vor der linken Schulter, als ob ein Bogen gespannt würde. Gehe gleichzeitig in die Kniebeuge. Nach einer Pause von ein oder zwei Sekunden strecke die Beine und kehre zur Ausgangshaltung zurück. Wiederhole die Übung jeweils seitenverkehrt siebenmal.

Atmung: Atme ein, bevor die Übung einsetzt, halte den Atem an während der Pausen, atme aus bei der Abwärtsbewegung der Arme.

Die Augen verfolgen den gehobenen Zeigefinger.

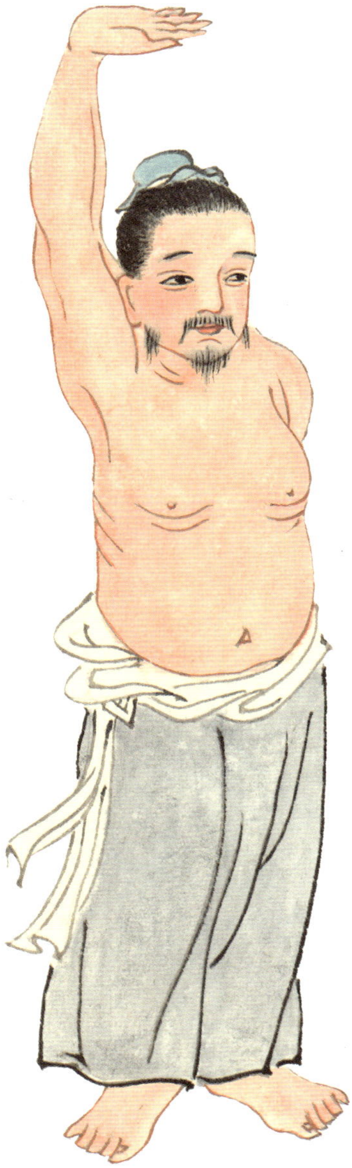

Figur 3 Hebe zur Regulierung der Funktionen von Milz und Magen einen Arm

Ausgangshaltung: Wie bei Figur 1.

Bewegungen: Führe beide Hände vor den Unterleib, wobei die Handflächen nach oben gerichtet werden und die Finger jeweils aufeinander weisen. Hebe die Hände in die Höhe des Herzens. Drehe die linke Handfläche und bewege sie nach unten und nach hinten, während die rechte Hand mit einer inneren Kreisbewegung des Arms über den Kopf gehoben wird, die Handfläche nach oben gerichtet — beide Arme sind ausgestreckt. Bewege nach einer kleinen Pause die Hände wieder auf die Höhe des Herzens, die Handflächen nach oben gerichtet. Mache diese Bewegungen, die Hände abwechselnd. Wiederhole siebenmal. Führe die gewendeten Handflächen zurück zum Unterleib und nimm wieder die Ausgangsstellung ein.

Atmung: Atme ein, wenn die Bewegungen beginnen, während der Pause halte den Atem an, und atme während der Abwärtsbewegung der Arme aus.

Die Augen verfolgen den Arm, der gehoben wird.

Figur 4 Wende den Kopf zum Blick nach hinten, um die fünf Anstrengungen* und die sieben Beeinträchtigungen zu beseitigen**

Ausgangshaltung: Wie bei Figur 1.

Bewegungen: Lasse die Hände an beiden Seiten herunterhängen, die Handflächen von den Oberschenkeln entfernt. Drehe Kopf und Rumpf langsam nach rechts so weit es geht. Pausiere ein oder zwei Sekunden und drehe dich nach links. Wiederhole siebenmal.

Atmung: Atme ein, während Kopf und Körper seitwärts gedreht werden, atme aus während der Drehung nach vorn.

Die Augen sehen in die Richtung, in die man sich wendet.

* Anstrengungen, die durch langen Gebrauch der Augen, langes Liegen, Sitzen, Stehen und Gehen verursacht sind.

** Gemeint sind die sieben Faktoren der Beeinträchtigung: Übermäßiges Essen beeinträchtigt die Milz; Wut führt zur Gegenströmung von *qi* und schwächt die Leber; Überbelastung oder langes Sitzen an einem nassen Platz schädigt die Nieren; kaltes Wetter oder kaltes Getränk schädigt die Lunge; Sorge und Kummer schädigt das Herz; Wind und Regen, Kälte und Sommerhitze untergraben die Konstitution; großer Schock und Unmäßigkeit beeinträchtigen das Gemüt.

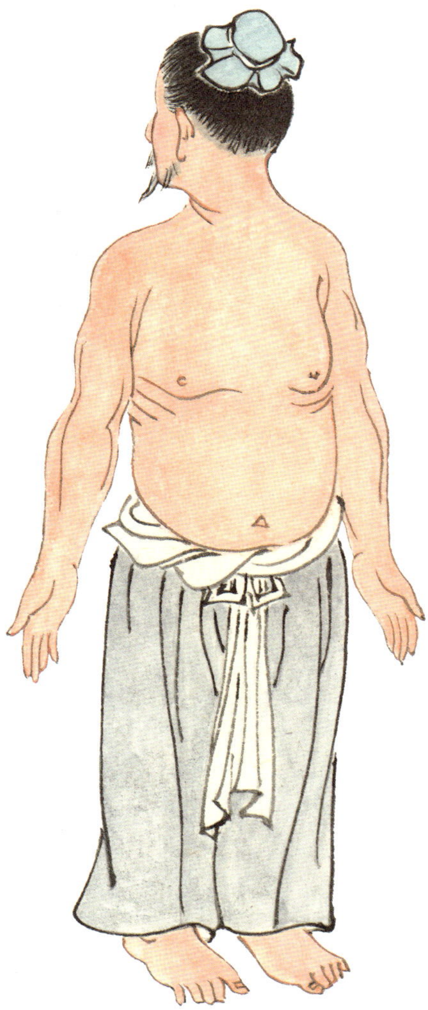

Figur 5 Den Kopf schütteln und das Gesäß schaukeln, um das Feuer im Herzen zu löschen

Ausgangshaltung: Wie bei Figur 2.

Bewegungen: Neige dich vor, und beuge die Beine zur Hälfte, die Handflächen auf den Knien. Drehe Kopf und Rumpf nach links und rechts, das Gesäß in entgegengesetzter Richtung.

Atmung: Normal.

Die Augen blicken nach unten, wenn der Körper nach vorn geneigt wird, und nach oben, während man sich dreht.

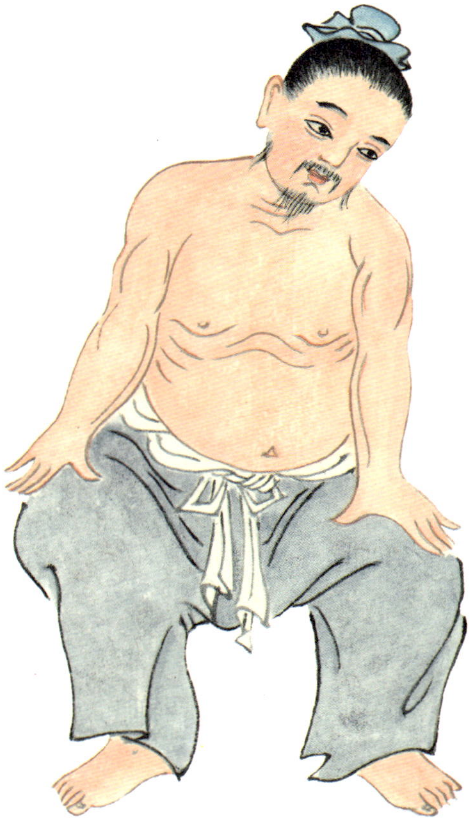

Figur 6 Die Zehen berühren, um die Nieren zu stärken

Ausgangshaltung: Wie in Figur 1, aber die Fersen sind etwa 20 cm auseinander.

Bewegungen: Hebe die Arme nach vorn und beuge dich nieder, um die Zehen zu berühren oder, wenn möglich, die Fersen zu halten. Verharre ein oder zwei Sekunden, recke dann den Körper, wobei die Arme nach vorn ausgestreckt bleiben. Wiederhole siebenmal.

Atmung: Beim Heben der Arme atme durch die Nase ein, atme aus durch den Mund beim Vorwärtsbeugen. Während der Pausen halte den Atem an und atme ein, wenn der Körper gestreckt wird.

Die Augen verfolgen die Bewegung der Hände und blicken beim Heben des Kopfes nach vorn, wenn die Hände die Zehen berühren oder die Fersen halten.

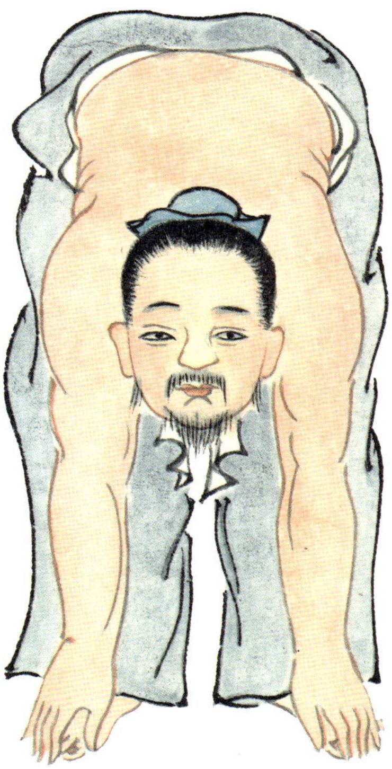

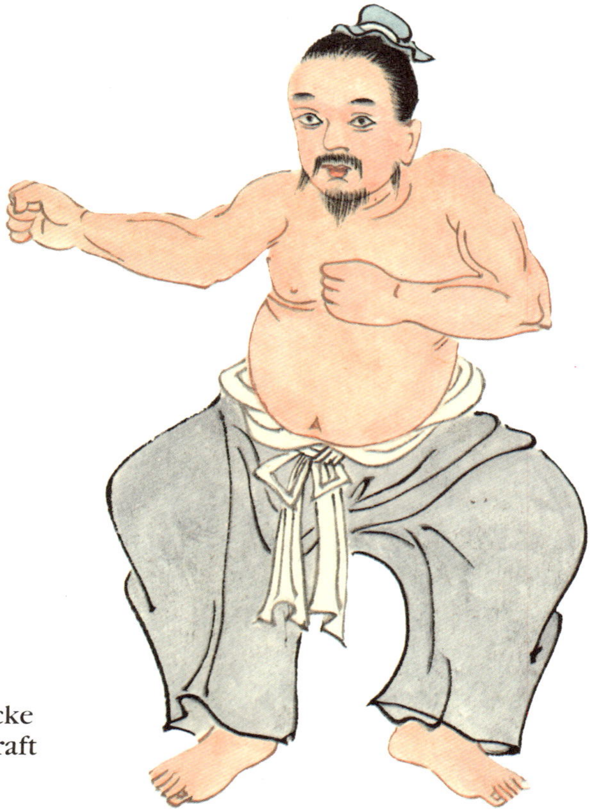

Figur 7 Balle die Fäuste und blicke wütend drein, um die Körperkraft zu steigern

Ausgangshaltung: Wie in Figur 1, aber die Fersen sind etwa fußbreit auseinander, und die Zehen zeigen nach außen.

Bewegungen: Halb hockend balle die Hände in Brusthöhe zur Faust und fest entschlossen, mit den Daumenseiten nach oben. Schlage erst mit der linken Faust seitwärts, dann mit der rechten. Wiederhole siebenmal.

Atmung: Atme aus beim Schlagen mit der Faust, atme ein, wenn sie zurückgezogen wird.

Die weit geöffneten Augen verfolgen die Bewegungen der Faust.

Figur 8 Rüttle den Körper, um alle Krankheiten fernzuhalten

Ausgangshaltung: Wie in Figur 1.

Bewegungen: Lasse die Arme locker an beiden Seiten hängen und entspanne den ganzen Körper. Ziehe die Schultern hoch, hebe die Fersen und setze sie wieder auf, um den Körper zu rütteln. Wiederhole 24mal.

Atmung: Normal.

Die Augen blicken geradeaus.

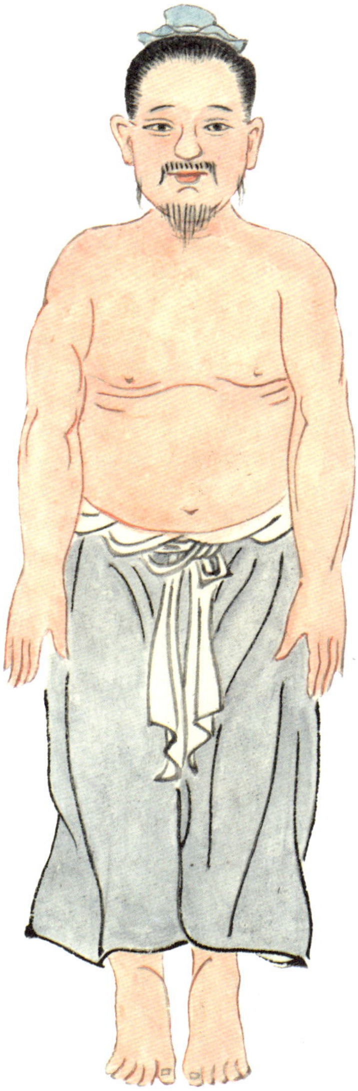

(19) „Brokat"-Übungen in vier Figuren

Diese Übungen aus dem *Dao Zang* (s. Einführung auf Seite 4) wurden möglicherweise in der Ming-Zeit (1368 bis 1644) zusammengestellt.

Figur 1 Die Arme ausbreiten

Ausgangshaltung: Stehe aufrecht, die Füße schulterbreit parallel auseinander, die Hände lasse locker natürlich herunterhängen, das Kinn wird eingezogen, die Augen blicken nach vorn. (*Bild links*).

Bewegungen: Hebe den linken Arm nach vorn und den rechten nach hinten bis in Schulterhöhe, die Handflächen weisen nach unten (*Bild rechts*). Pausiere ein oder zwei Sekunden, bevor die Arme langsam zur Ausgangsposition zurückkehren. Mache, die Arme abwechselnd, die gleiche Bewegung. Wiederhole siebenmal.

Atmung: Atme durch die Nase ein während des Hebens der Arme, atme aus durch den Mund, wenn die Arme sinken.

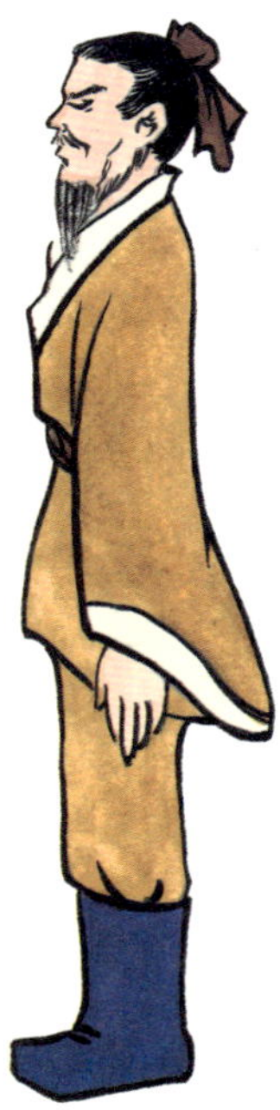

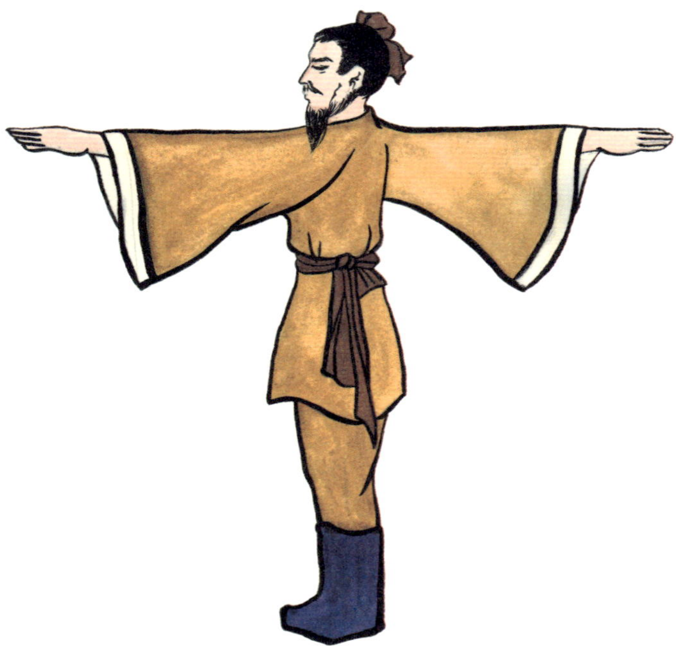

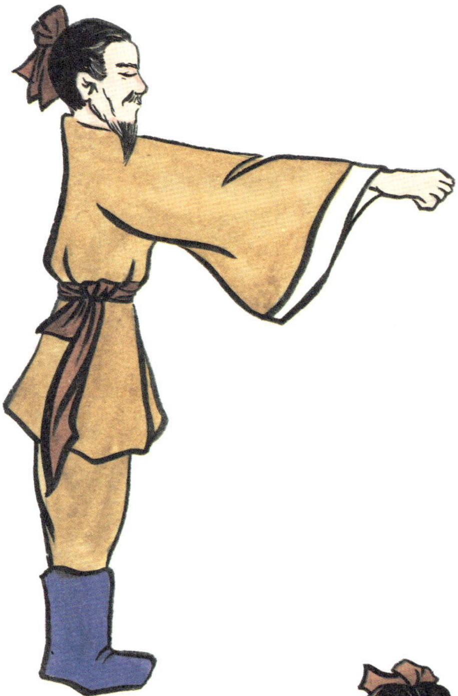

Figur 2 Die Brust dehnen

Ausgangshaltung: Wie in Figur 1.

Bewegungen: Hebe beide Arme parallel in Schulterhöhe nach vorn, schließe die Hände lose zur Faust, die Innenseiten der Fäuste nach unten gerichtet (*Bild oben*). Bewege die Arme seitwärts, die Daumenseiten nach oben (*Bild unten*). Senke die Arme zur Ausgangsstellung. Wiederhole siebenmal.

Atmung: Atme während der Vorwärts- und Seitwärtsbewegung der Arme durch die Nase ein, atme durch den Mund aus bei den Abwärtsbewegungen der Arme.

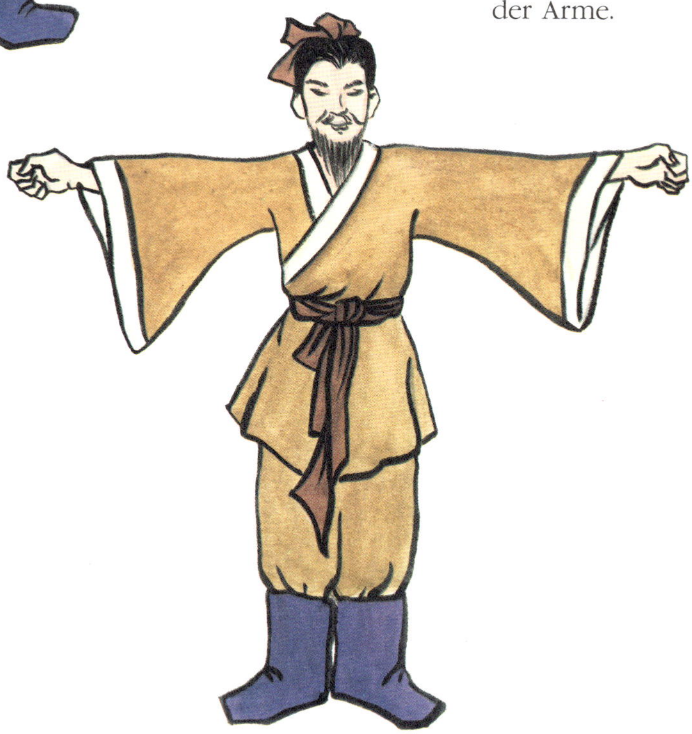

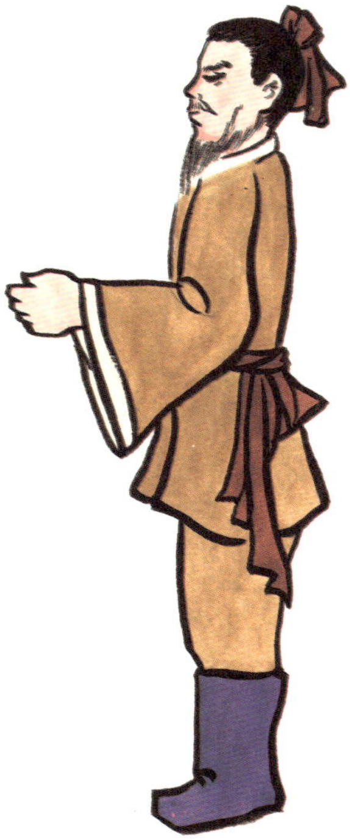

Figur 3 Die Schultern rollen

Ausgangshaltung: Wie in Figur 1.

Bewegungen: Beuge die Arme, schließe locker die Hände. Ziehe die Brust ein und rolle siebenmal mit den Schultern, weitere siebenmal in entgegengesetzter Richtung.

Atmung: Atme ein, während die Schultern nach oben gehen, atme aus, während sie nach unten gleiten.

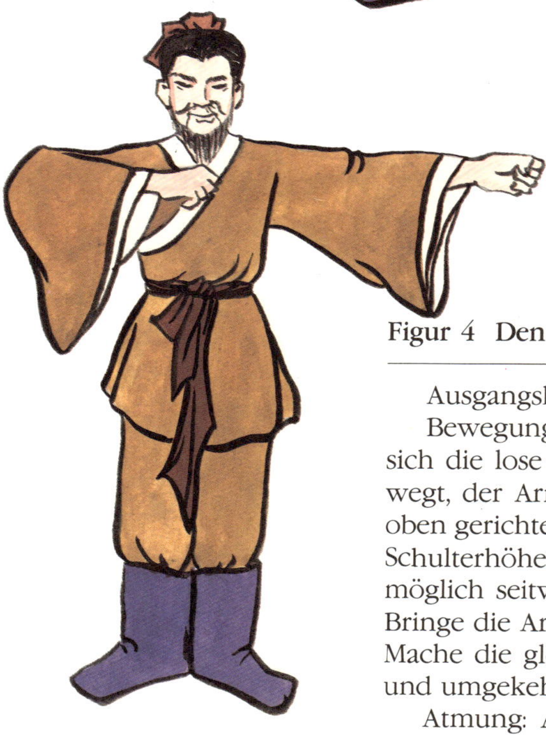

Figur 4 Den Bogen spannen

Ausgangshaltung: Wie in Figur 1.

Bewegungen: Drehe den Kopf nach links, während sich die lose geschlossene linke Hand nach links bewegt, der Arm wird gestreckt, die Daumenseite nach oben gerichtet; gleichzeitig winkle den rechten Arm in Schulterhöhe an, dann stoße den Ellbogen so weit wie möglich seitwärts, als ob ein Bogen gespannt würde. Bringe die Arme langsam wieder in Ausgangsposition. Mache die gleiche Übung mit dem Kopf nach rechts und umgekehrter Armstellung. Wiederhole siebenmal.

Atmung: Atme beim Heben der Arme durch die Nase ein, beim Senken durch den Mund aus.

(20) „Brokat"-Übungen in zwölf Figuren

Diese Übungsfolge in Sitzhaltung ist dem *Can Tong Qi*, dem frühesten Buch taoistischer Alchimie, entnommen.

Figur 1 Mit geschlossenen Augen meditieren

Sitze mit gekreuzten Beinen, die Hände geschlossen an den Schenkelbeugen, die Augen halb zu, der ganze Körper entspannt, der Geist im Zustand völliger Ruhe. Ein weiches Kissen kann gegen den Steiß gelegt werden. Diese Übung ist für Menschen mit schwacher Konstitution besonders geeignet.

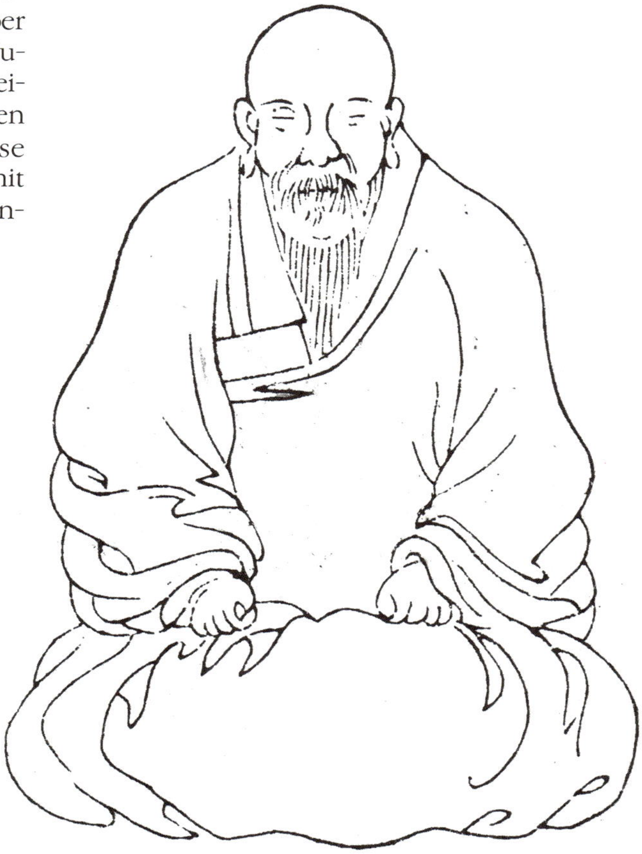

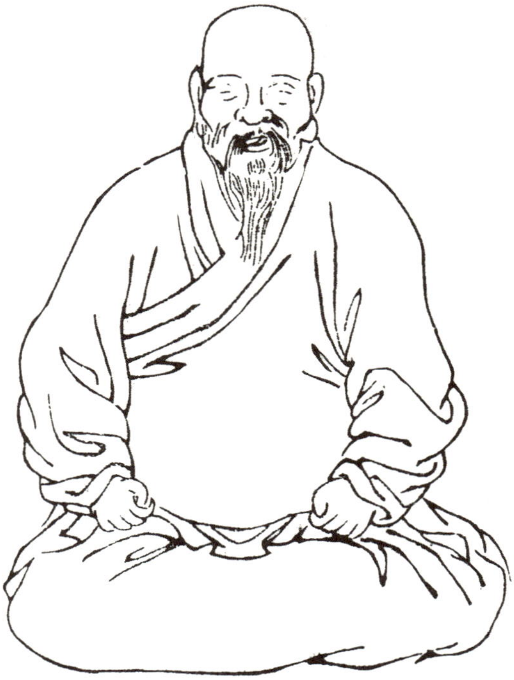

Figur 2 Zahnklopfen in tiefer Meditation

Sitze wie in Figur 1. Bewege den Kiefer so, daß die unteren Zähne klappernd an die oberen 36mal stoßen. Die Übung fördert die Durchblutung und den Strom von *qi* in den *jingluo*-Kanälen.

Figur 3 Mit den Fingern auf den Kopf trommeln

Beuge den Rumpf nach vorn, senke den Kopf, mit gekreuzten Beinen sitzend. Halte mit den Händen den Hinterkopf für die Dauer von neun Atemzügen, die so sanft sein sollten, daß man sie selber nicht hört. Bedecke die Ohren mit den Händen und trommle mit dem unter den Zeigefinger gepreßten Mittelfinger 24mal auf den Hinterkopf. Sitze eine Weile gerade, die Hände locker geschlossen, wobei sich die Atmung auf die nächste Übung einstellt.

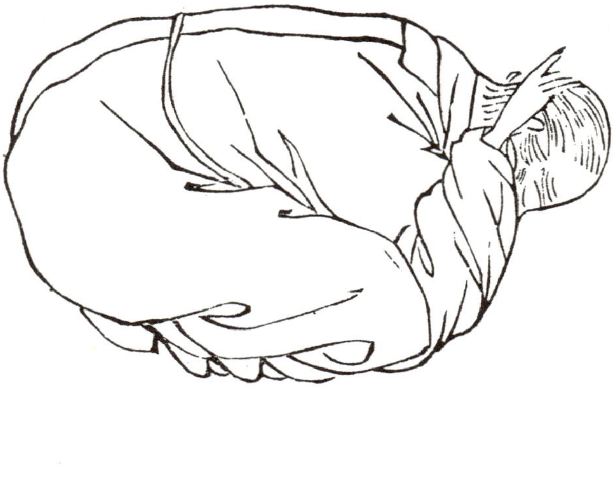

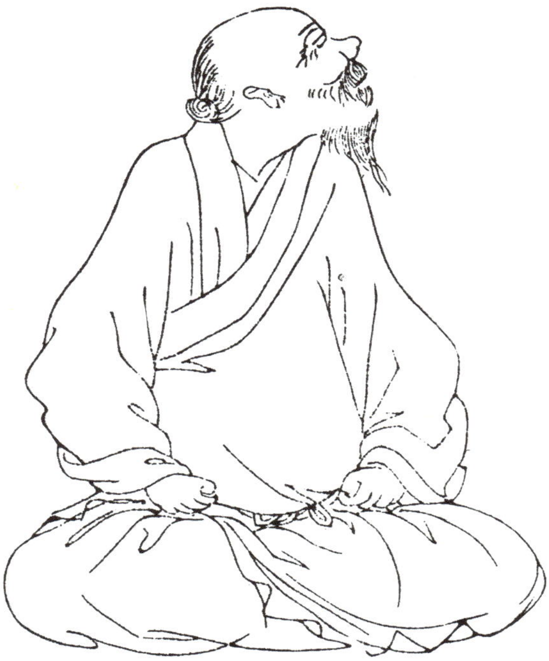

Figur 4 Die Himmelssäule erschüttern

Die Beine bleiben wie zuvor gekreuzt, der Kopf wird für einen Blick zurück langsam aufwärts nach links gedreht, wobei Schultern und Arme mit bewegt werden. Drehe den Kopf nach einer kurzen Pause nach rechts. Wiederhole 24mal. Reguliere die Atmung und bereite dich so auf die nächste Übung vor.

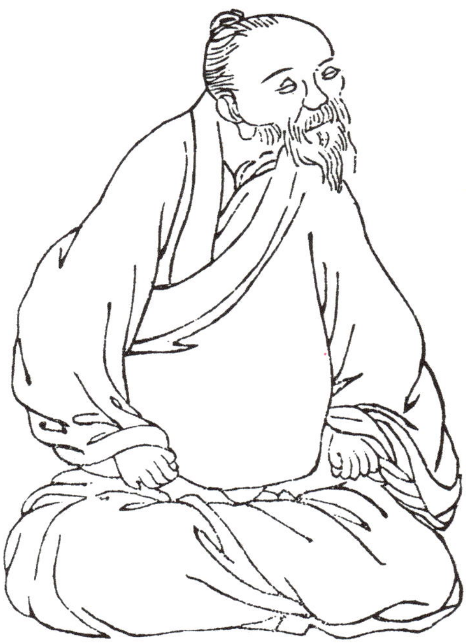

Figur 5 Mit Speichel gurgeln

Sitze wie bei Figur 1. Kreise mit der Zunge 36mal und gurgele ebensooft mit Speichel; den schlucke in drei Zügen mit gurgelndem Geräusch, so, als schlucke man etwas Hartes durch den Schlund.

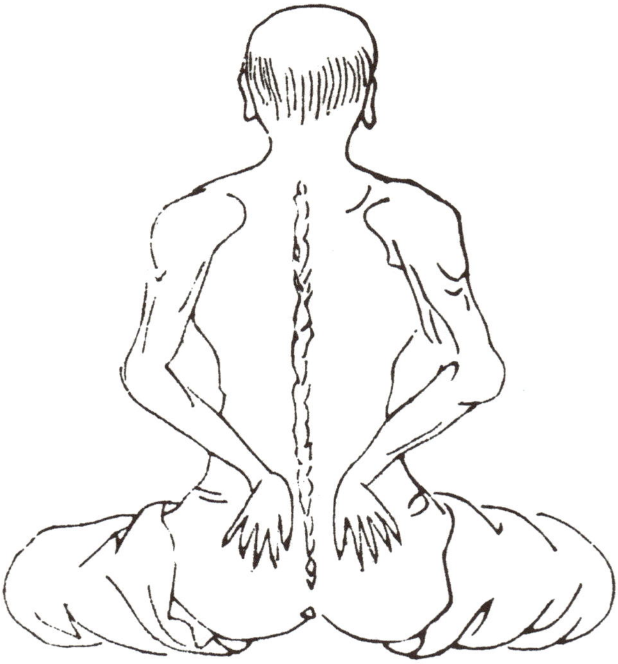

Figur 6 Massiere den unteren Rücken

Sitze mit gekreuzten Beinen und reibe die Hände warm. Massiere mit den Handrücken den unteren Rücken 36mal auf und ab, oder auch 72-, 108-, oder 144mal, wenn es der Gesundheitszustand erlaubt.

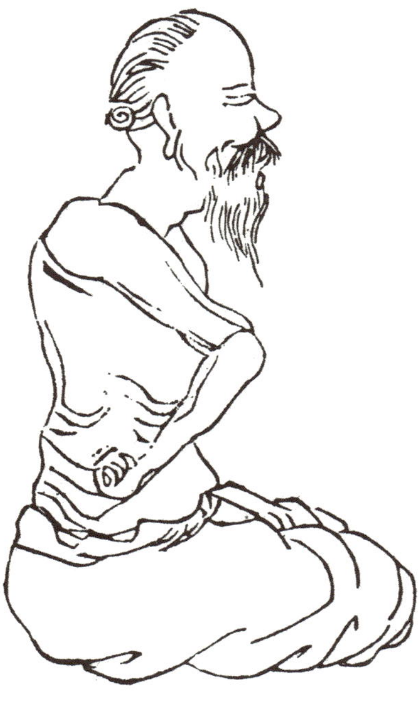

Figur 7 Kreise mit einer Hand auf der Taille

Sitze mit gekreuzten Beinen und massiere mit dem Handrücken die Taille in 36, 72, 108 oder 144 Kreisbewegungen, während der Körper sanft von Seite zu Seite schwingt. Mache eine Pause, bevor die andere Hand die Bewegungen wiederholt. Reguliere die Atmung, um dich auf die nächste Übung vorzubereiten.

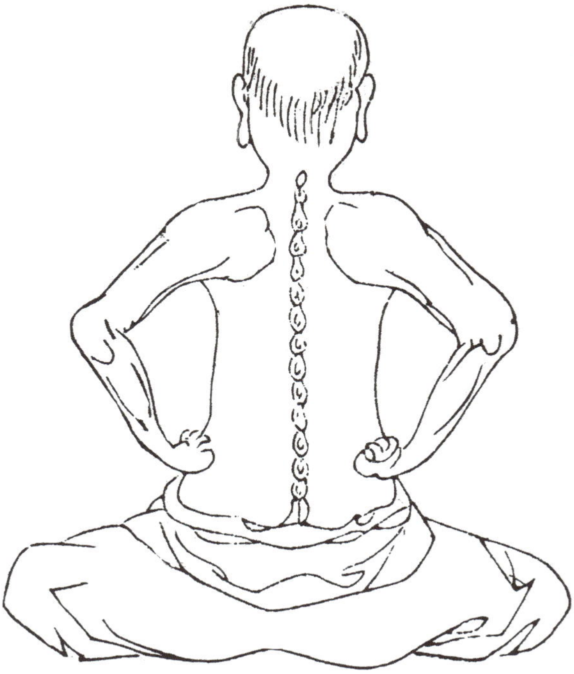

Figur 8 Beide Hände auf den Taillen kreisen lassen

Das gleiche wie bei Figur 7 machen, aber bewege beide Hände gleichzeitig.

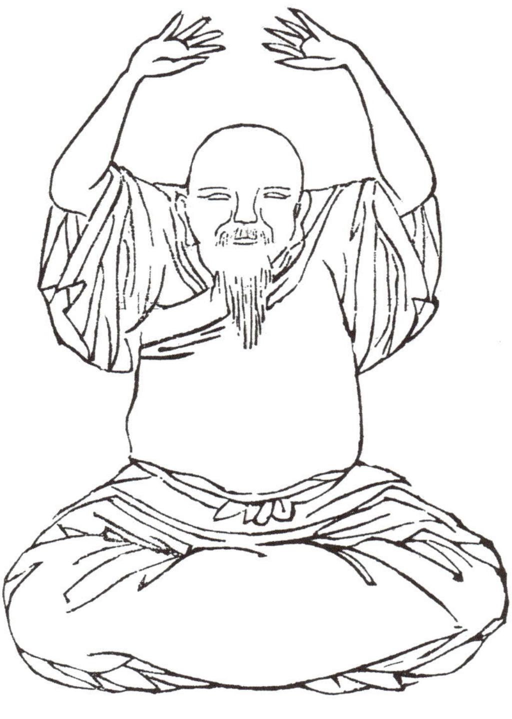

Figur 9 Mit den Händen den Himmel stützen

Sitze mit gekreuzten Beinen, hebe für die Dauer von drei Atemzügen oder zweimal bzw. dreimal mehr die Hände über den Kopf, die Handflächen nach oben gerichtet. Dabei wird die Luft durch den geöffneten Mund geräuschlos in feinen, langen Zügen ausgeatmet.

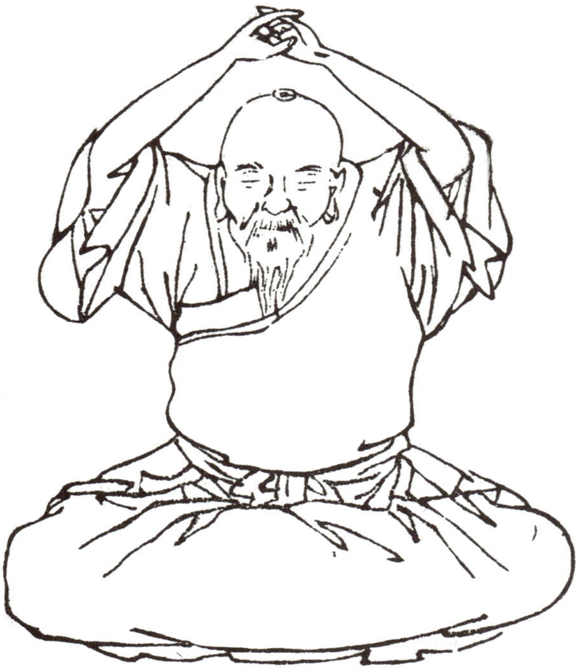

Figur 10 Falte die Hände über dem Kopf

Sitze mit gekreuzten Beinen, hebe die Hände über den Kopf und falte sie. Drücke mit den Händen drei-, sechs- oder neunmal den Scheitel. Reguliere die Atmung, um zur nächsten Übung überzugehen.

Figur 11 Mit den Händen die Zehen halten

Sitze mit nach vorn gestreckten Beinen, die nur ein wenig auseinander sind. Beuge den Rumpf nach vorn, jede Hand ergreift entsprechend die Zehen, die zwölfmal gezogen werden. Das gleiche mache, indem du die Mitte der Fußsohle ergreifst. Dann ziehe Füße und Hände zurück und sitze ganz still, während die kreisende Zunge Speichel erzeugt, der nach dem Gurgeln geschluckt wird. Schwenke den Körper zwölfmal von Seite zu Seite, wobei die Handrücken wie bei Figur 8 auf beiden Seiten 36mal kreisen. Stelle dir vor, im unteren Elixierbereich brennt ein Feuer, das sich über den ganzen Körper ausbreitet.

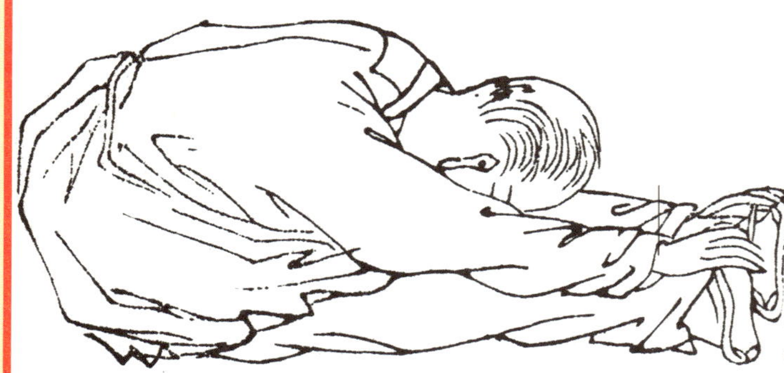

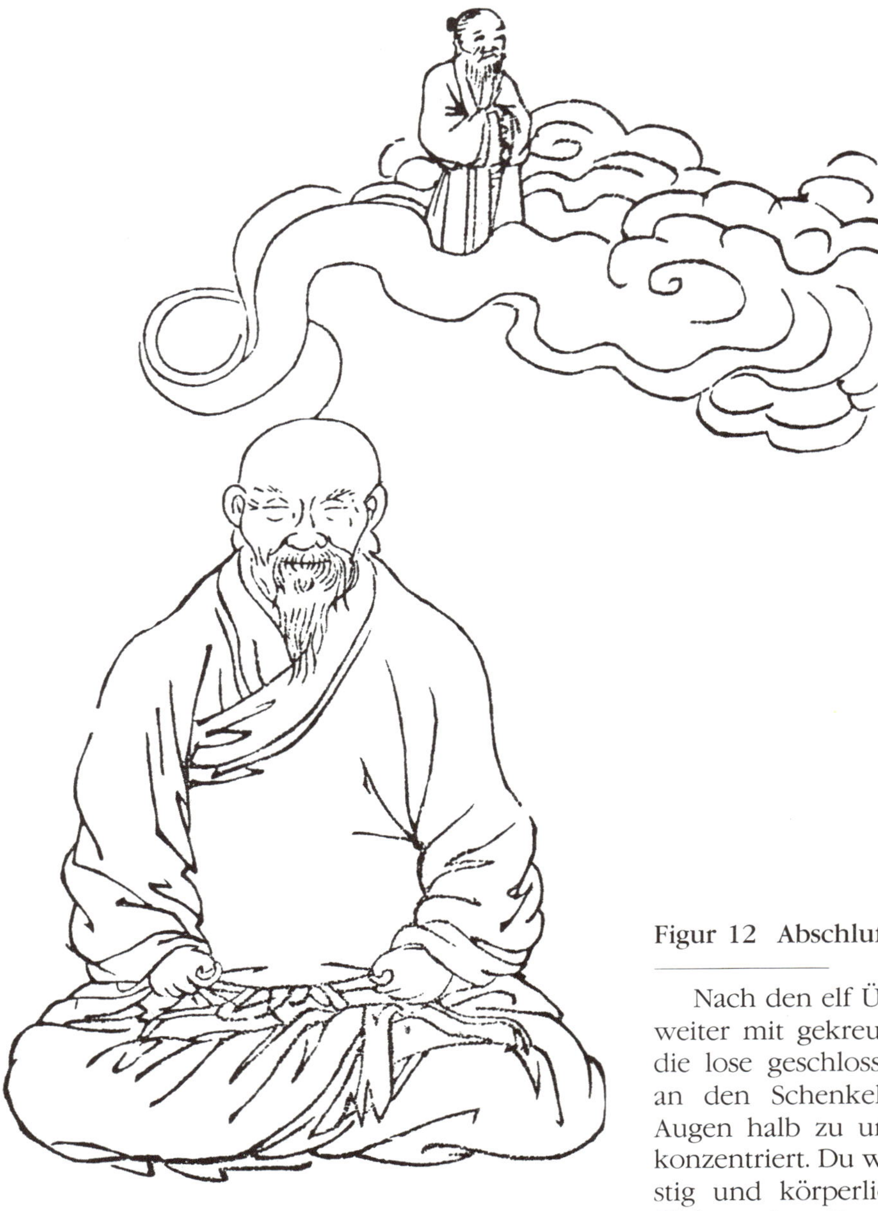

Figur 12 Abschluß

Nach den elf Übungen sitze weiter mit gekreuzten Beinen, die lose geschlossenen Hände an den Schenkelbeugen, die Augen halb zu und der Geist konzentriert. Du wirst dich geistig und körperlich glücklich fühlen, eine Freude, die nur Unsterbliche kennen.

(21) Elf Sitzhaltungen

Sie sind ebenfalls dem *Can Tong Qi* entnommen. Die elf Haltungen, bei unterschiedlicher Lage der Beine, werden nach jedermanns eigenem Ermessen ausgeführt. Bei der Förderung der Lebensenergie und der geistigen Fähigkeiten und zur Verbesserung der Zirkulation von Blut und *qi* bei der Hebung des allgemeinen Gesundheitszustandes wird jede ihren eigenen Wert erweisen, wenn der Ausübende seiner Konstitution, seiner Leistungsfähigkeit beim Training und, falls vorhanden, seinem Krankheitszustand volle Beachtung schenkt.

Figur 1 Bequem sitzen

Sitze locker mit gekreuzten Beinen, ein Fuß hinter dem anderen, die lose geschlossenen Hände an den Schenkelbeugen, die Daumen unter den Fingern. Der ganze Körper ist entspannt, Augen und Mund sind geschlossen, während du durch die Nase atmest. Mit der Zeit lernt man, wie man die Atmung reguliert. Sei taub gegenüber allen Geräuschen, halte alle abschweifenden Gedanken und Alltagssorgen fern — ein Zustand, als trätest du in vollkommene Ruhe und Harmonie mit der Natur ein. Die bei längerem Sitzen eintretende Wärme, leichter Schmerz oder Kribbeln am Gesäß halte aus, solange es der Gesundheitszustand erlaubt.

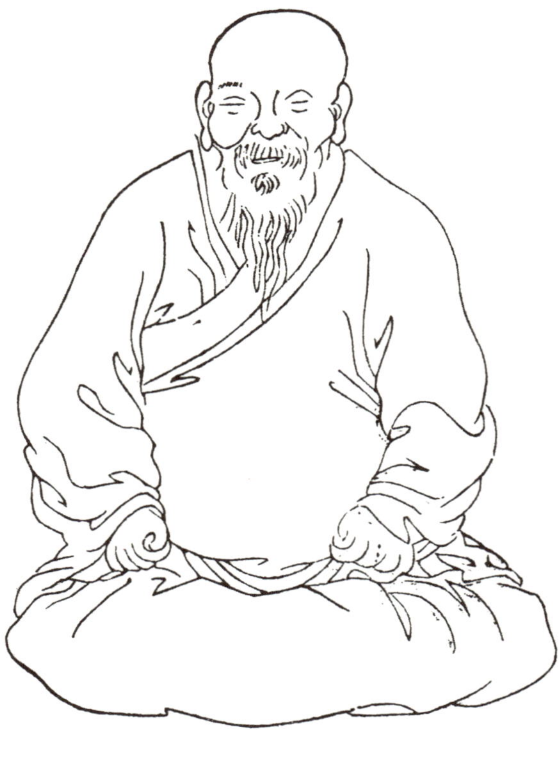

Figur 2 Flach sitzen

Wie in Figur 1, nur werden Kopf und Körper etwas nach vorn geneigt. Wer eine schwache Konstitution hat, sollte ein weiches Kissen gegen den Steiß legen.

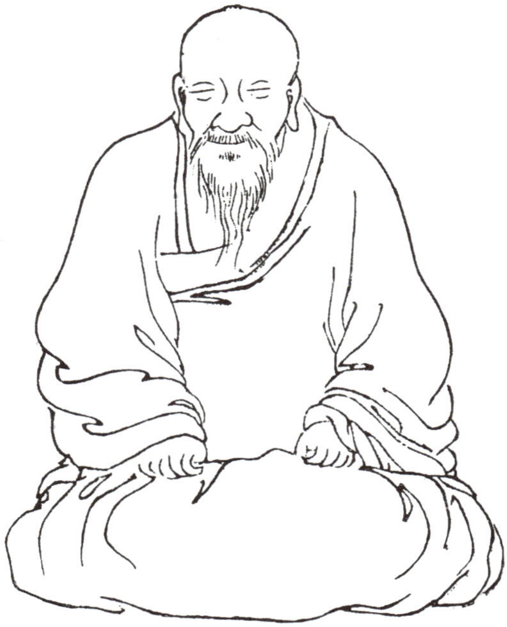

Figur 3 Ruhig sitzen

Sitze und presse die Ferse des linken Fußes gegen die rechte Niere, das linke Knie gegen den rechten Fuß. In den Fersen wird sich starkes Kribbeln einstellen, wenn man sie bewegt. Tausche die Position der Beine.

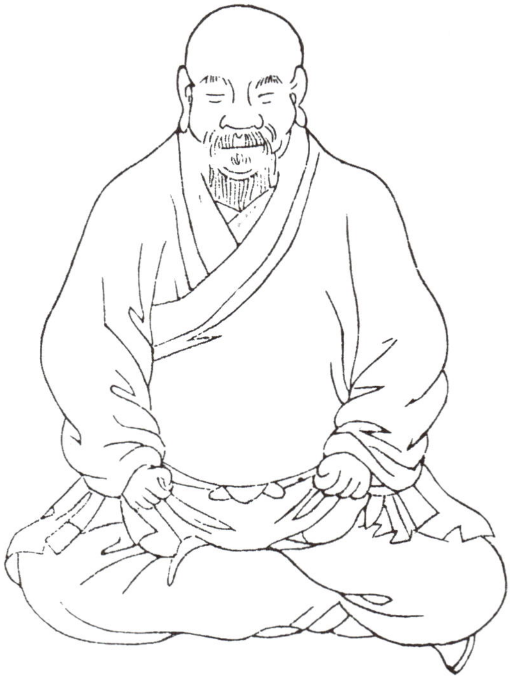

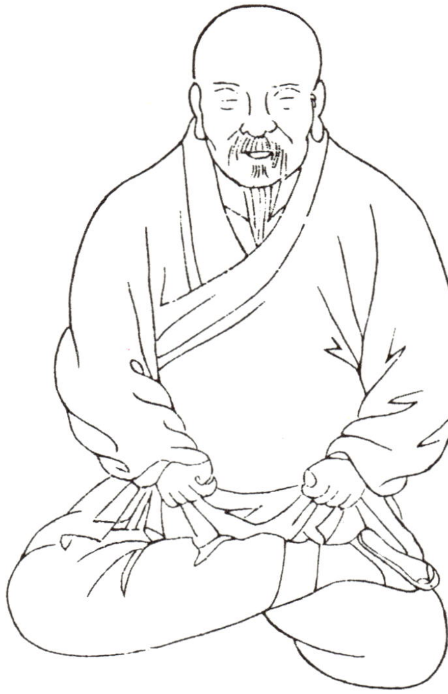

Figur 4 Mit gekreuzten Beinen sitzen

Sitze und presse die Ferse des linken Fußes gegen die rechte Niere und den rechten Fuß gegen das linke Knie. Nach längerem Sitzen fühlt man unerträgliche Schmerzen und Erstarrung in den Beinen. Dann wechsle die Beine. Reibe jedes Mal nach dem Sitzen mit den Händen den Mittelteil der Sohlen, um die Blutzirkulation anzuregen.

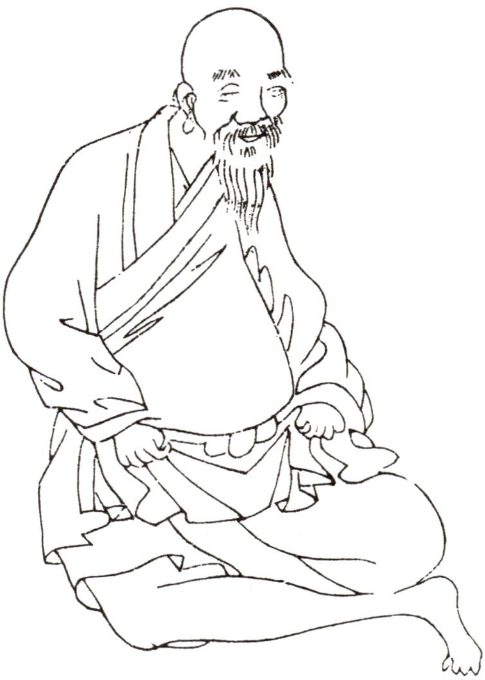

Figur 5 Wie ein Fisch sitzen

Sitze mit einem Fuß unter dem Steiß, das andere Bein nach vorn gestreckt. Wechsle zur anderen Seite, wenn der Fuß schmerzt. Zugunsten der Blutzirkulation ertrage es ein wenig. Sorge dich nicht wegen leichter Schmerzen, die möglicherweise in Ferse, Fußrücken und Wade auftreten — sie zeigen die Wirksamkeit der Übung an.

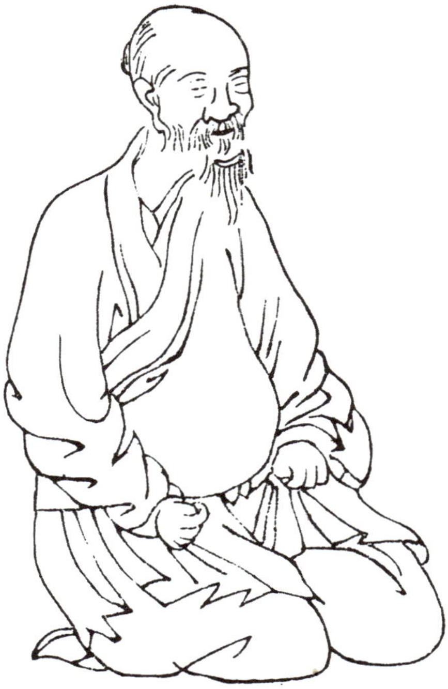

Figur 6 Wie „Quellwasser" sitzen

Sitze auf den Waden, die Fußsohlen aufwärts gerichtet. Zunächst ist bemerkbar, daß die Füße einschlafen, dann aber entsteht ein Gefühl, als ob fließendes Wasser aus dem Mittelteil der Sohlen herausspringt, ein Ergebnis beschleunigter Blutzirkulation.

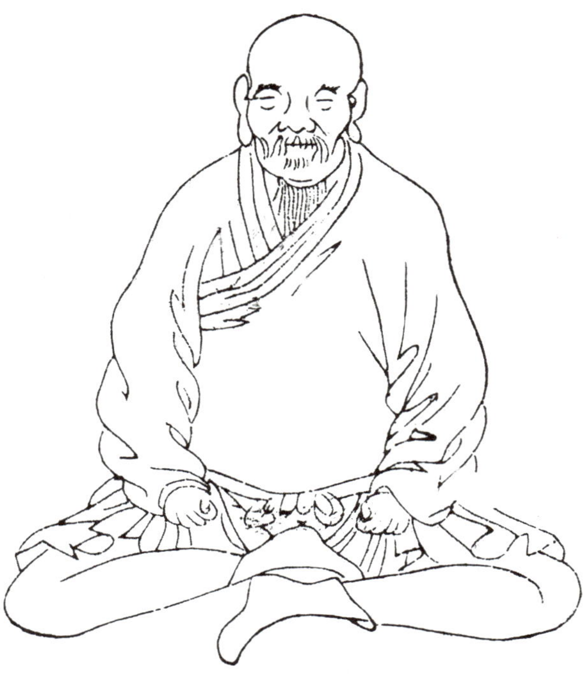

Figur 7 Mit geöffneten Beinen sitzen

Sitze, ein Fuß vor dem anderen, die locker geschlossenen Hände an den Hüften. Diese Haltung hilft, den *ren*-Kanal (auch Vorderer Mittellinienkanal genannt; in ihm fließt das *qi* von der Beckenhöhle aufwärts bis zu den Augen) und alle *jingluo*-Kanäle in den Gesäßen zu erweitern. Leichte Schmerzen in den Hüften sind normal.

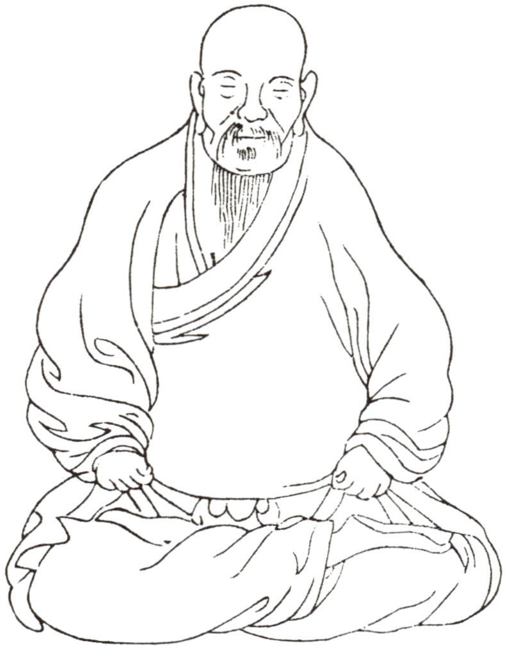

Figur 8 Mit verschränkten Füßen sitzen

Sitze mit gekreuzten Beinen, wobei der linke Fuß auf den rechten Schenkel und der rechte auf den linken Schenkel gelegt wird. Die locker geschlossenen Hände lege an die Hüften, und harre so lange wie möglich aus, um die Zirkulation des Blutes und des *qi* durch die unteren Gliedmaßen und den ganzen Körper zu fördern. (Diese Übung ist für Anfänger recht schwierig. Gehe schrittweise vor.)

Figur 9 Mit schwebend verschränkten Füßen sitzen

Sitze mit verschränkten Füßen, wobei die Beine halb an der Sitzkante des Stuhles schweben. Dies ist eine Weiterentwicklung der vorausgegangenen Figur und wird bei längerer Praxis bemerkenswerte Wirkung zeitigen.

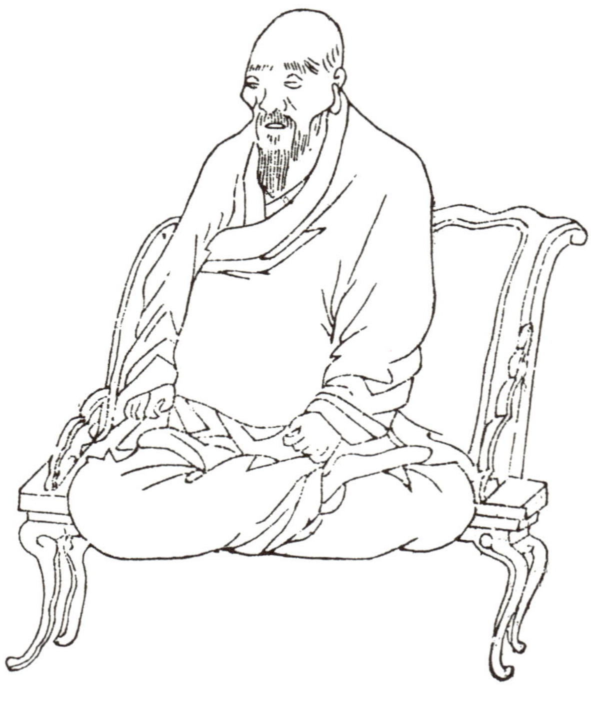

Figur 10 „Hin und her" sitzen

Sitze mit gekreuzten, teils an der Sitzkante hängenden Beinen, wobei ein Fuß unter das Gesäß gelegt wird. Diese Haltung ermöglicht eine gute Zirkulation des Blutes hin und her in den Gefäßen und des *qi* in den *jingluo*-Kanälen.

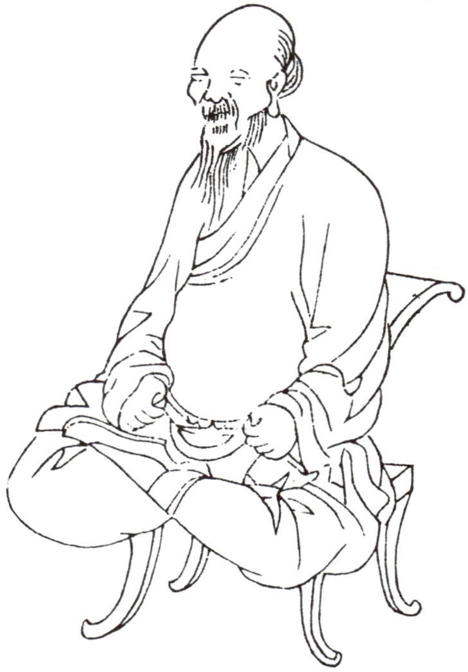

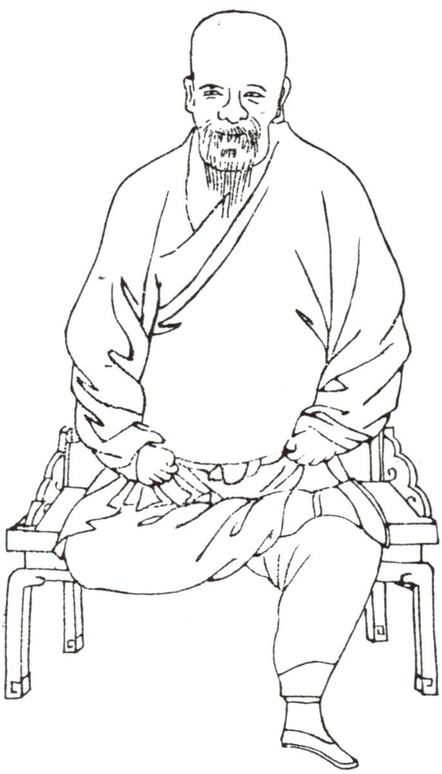

Figur 11 Entspannt sitzen

Sitze mit dem linken Fuß auf dem Boden, den rechten auf den linken Schenkel gelegt, die locker geschlossenen Hände an den Hüften. Tausche die Position der Beine, wenn das Eingeschlafensein unerträglich wird. Ständiges Üben fördert die Zirkulation des *qi* sowie des Blutes, insbesondere bei Genesenden.

(22) Übungen zur Stärkung der inneren Organe

Aus den *Acht Schriften über die Gesunderhaltung*, zusammengestellt von Gao Lian aus der Ming-Zeit (1368 bis 1644).

Figur 1 Sitzübung zur Stärkung des Herzens

Sitze aufrecht auf einem Hocker, die Füße auf dem Boden schulterbreit auseinander. Klopfe mit jeder Faust 30mal auf Arme und Körper. Hebe eine Hand über den Kopf, die Handfläche nach oben, die Finger nach hinten, während die andere Handfläche nach unten gedrückt wird und die Finger nach vorn zeigen. Wechsle die Hände. Wiederhole achtmal, jeweils mit sanftem Atemzug: atme durch die Nase ein, durch den Mund aus. Halte in den gefalteten Händen den rechten Fuß und versuche, das rechte Bein sechsmal auszustrecken. Mache die gleiche Bewegung mit dem linken Fuß. Klopfe 30mal mit den unteren Zähnen an die oberen, und gurgle mit dem Speichel, bevor er heruntergeschluckt wird. Meditiere lange mit geschlossenen Augen.

Zur Anwendung bei Herzklopfen, Erstickungsgefühl im Brustkasten und Kurzatmigkeit, verursacht durch krankheitserregende Winde (s. Seite 8).

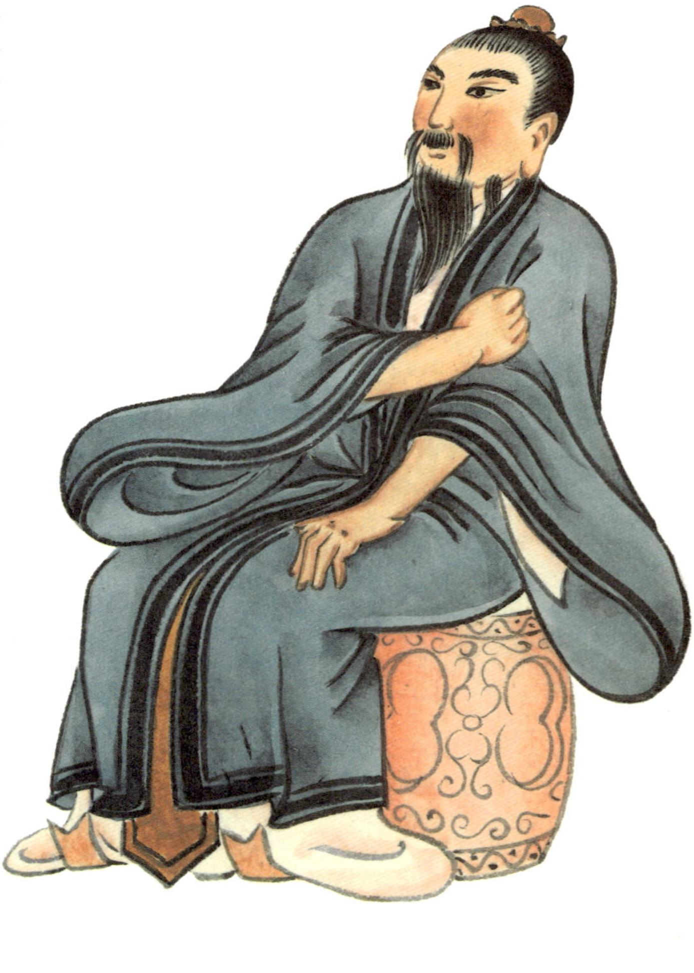

Figur 2 Sitzübung zur Stärkung der Lungen

Sitze aufrecht mit vorn gekreuzten Beinen auf einer Matte. Neige den Körper nach vorn, bis die Hände den Boden berühren. Recke den Körper, und hebe die Arme, die Handflächen nach oben, die Finger nach hinten gerichtet. Wiederhole dreimal. Klopfe jeweils 32mal mit dem Faustrücken auf den oberen und unteren Rücken. Mit den unteren Zähnen schlage an die oberen, und schlucke den Speichel herunter. Meditiere lange mit geschlossenen Augen.

Zur Behandlung von Störungen in den Lungen, die durch krankheitserregende Winde verursacht wurden.

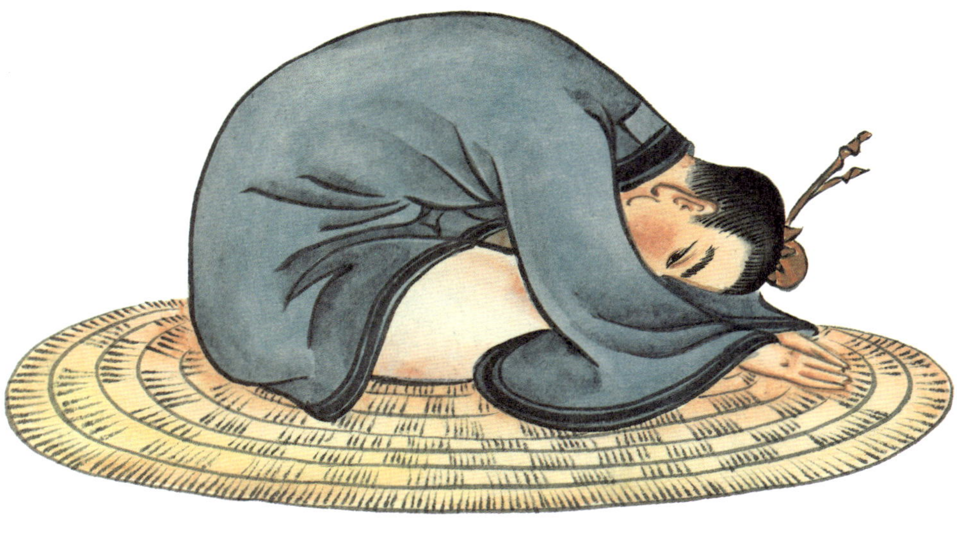

Figur 3 Sitzübung zur Stärkung der Leber

Sitze aufrecht mit gekreuzten Beinen, die aufeinanderliegenden Hände auf den Unterleib gelegt. Drehe den Körper 15mal kräftig nach links und rechts. Falte die Hände, und schiebe die Handflächen sieben- oder achtmal nach vorn.

Bei Störungen in der Leber, die durch krankheitserregende Winde verursacht worden sind.

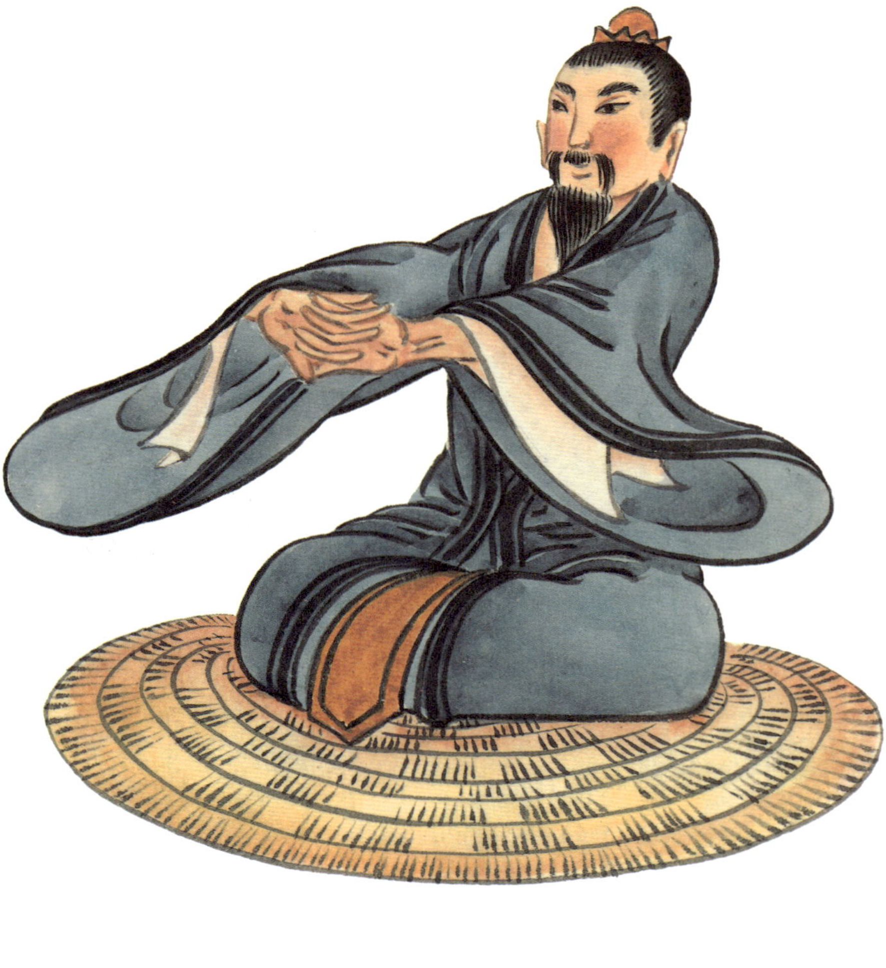

Figur 4 Sitzübung zur Stärkung der Nieren

Sitze aufrecht mit gekreuzten Beinen. Lege die Hände auf die Ohren, hebe die Ellbogen, und neige den Körper drei- bis fünfmal nach rechts und links. Stoße die Arme abwechselnd 15mal nach oben.

Bei Störungen in den Nieren und der Blase.

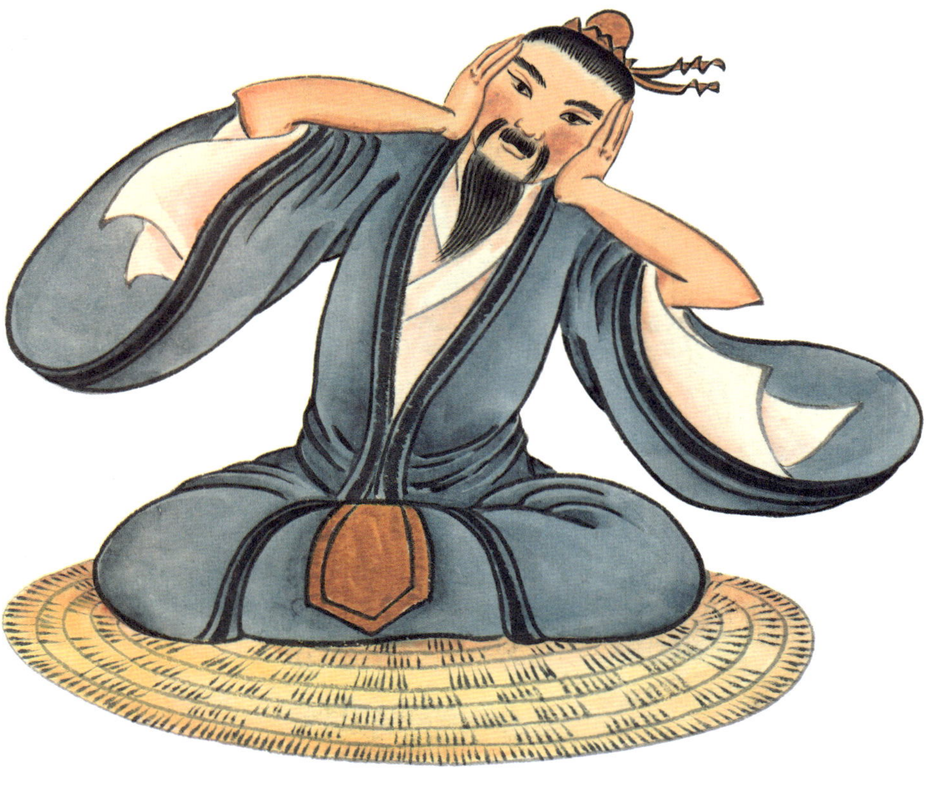

Figur 5 Sitzübung zur Stärkung der Gallenblase

Sitze aufrecht auf einem Hocker. Halte mit beiden Händen den linken Fuß und schwenke ihn 15mal von einer Seite zur anderen. Mache die gleiche Bewegung mit dem rechten Fuß. Mit den Händen hinter dem Körper auf den Hocker gestützt, hebe Brust und Bauch, um die Wirbelsäule zu dehnen. Verbleibe eine Weile in dieser Haltung, bevor der Körper wieder gestreckt wird. Wiederhole 15mal.

Bei Störungen in der Gallenblase und den Nieren, die durch krankheitserregende Winde verursacht worden sind.

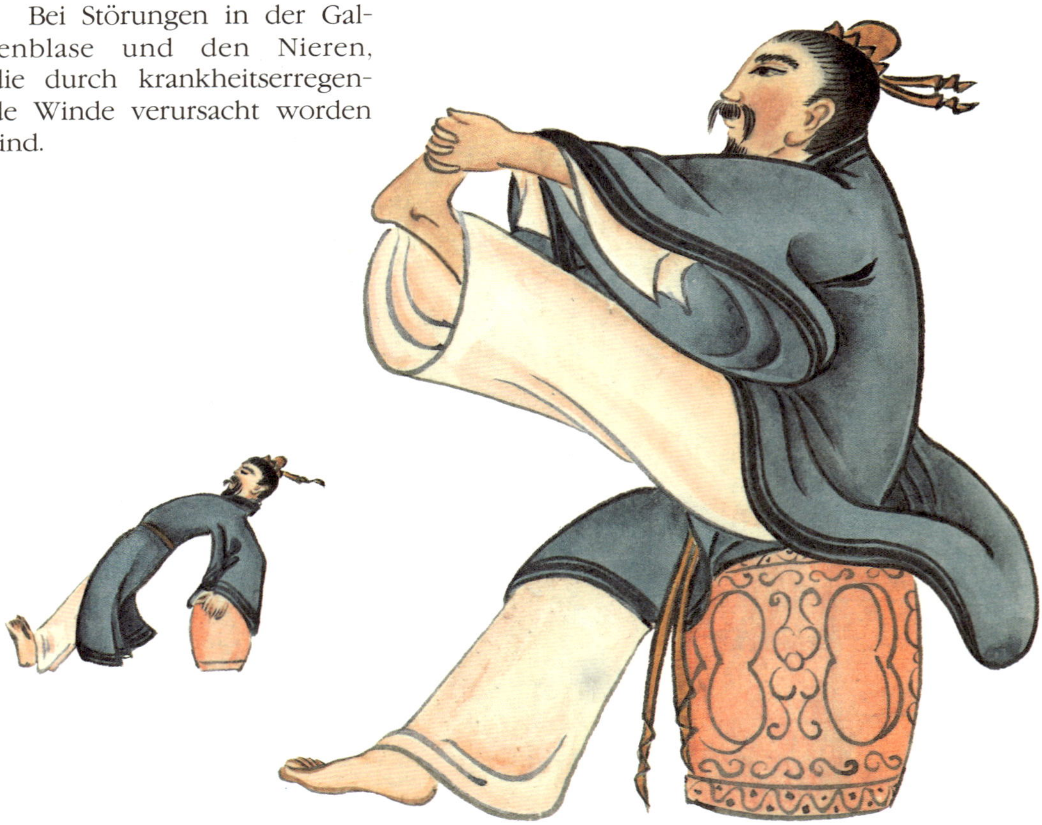

Figur 6 Sitzübung zur Stärkung der Milz

Sitze aufrecht auf einem Hocker, die Beine ausgestreckt, die Handflächen auf den Knien ruhend. Hebe die Arme, und neige den Körper nach hinten. Verharre eine Weile in dieser Haltung, bevor die Ausgangsposition wieder eingenommen wird. Wiederhole drei- bis fünfmal. Dann knie vor dem Hocker, die Hände beiderseits auf den Boden gestützt. Drehe den Kopf drei- bis fünfmal nach rechts und links, um nach hinten über die Schultern zu sehen.

Bei Störungen in Milz und Magen, verursacht durch krankheitserregende Winde, und bei Appetitlosigkeit.

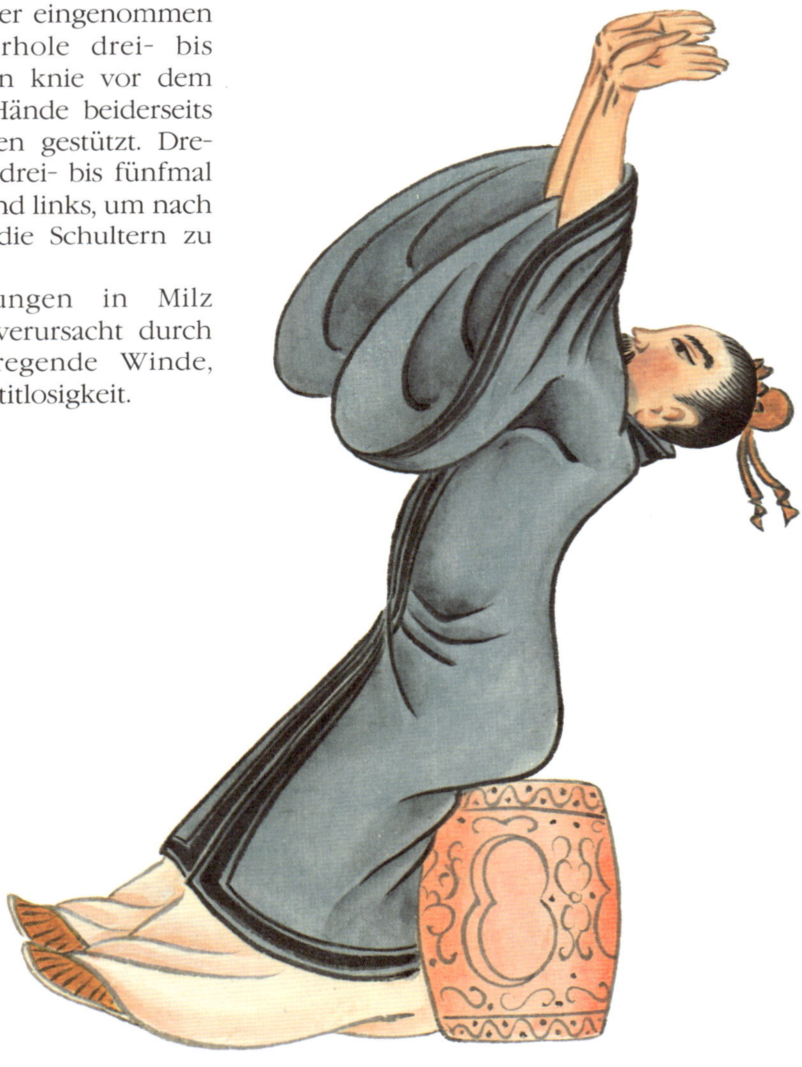

(23) Sechsklang-Übung für Gesundheit und Langlebigkeit

Diese Folge von Übungen, die jeweils von einem unterschiedlichen Klang mit verhaltener Stimme begleitet werden, sind dem *Yi Men Guang Du* entnommen, einem Werk, das von Zhou Lüjing, einem Taoisten der Ming-Zeit (1368 bis 1644), zusammengestellt wurde. Sie wurde von Sun Simiao (581 bis 682), einem bekannten Arzt und Taoisten der Tang-Zeit, erdacht. Die Übungen können in liegender oder stehender Haltung gemacht werden.

Figur 1 „Ah“ für das Herz

Sitze aufrecht, die Hände auf dem unteren Elixierbereich, die Zungenwurzel leicht gesenkt. Atme aus mit sanftem, lang dauerndem Hauch durch den halb geöffneten Mund, lasse dabei mit verhaltener Stimme ein „Ah“ vernehmen. Atme durch die Nase ein. Atme so oft, wie es angenehm ist.

Besonders für die Behandlung von Herzkrankheiten, Reizbarkeit, Mundschwamm, Halsschmerzen, die durch krankheitserregende Hitze verursacht wurden.

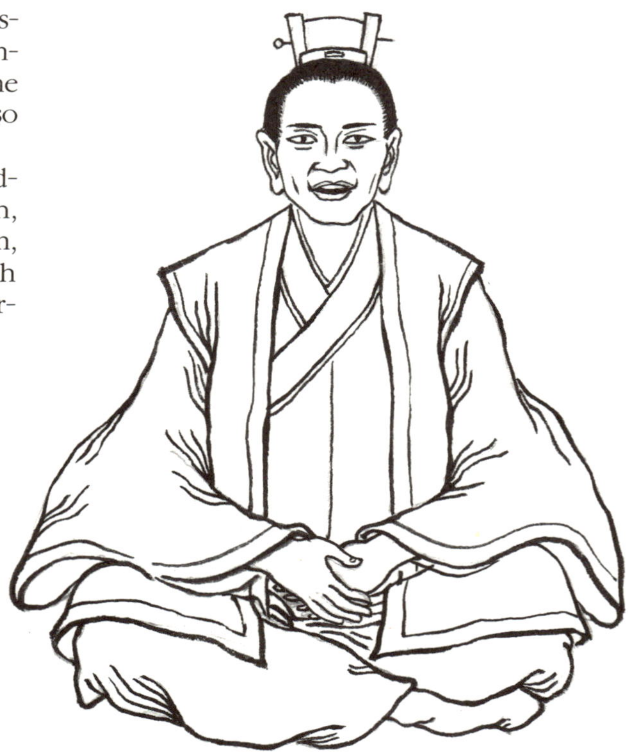

Figur 2 „Chui“ für die Nieren

Halte mit beiden Händen die angezogenen Knie, während mit verhaltener Stimme „Chui“ gerufen wird. Sonstige Einzelheiten wie bei Figur 1.

Bei Problemen mit den Nieren und gegen Ohrensausen.

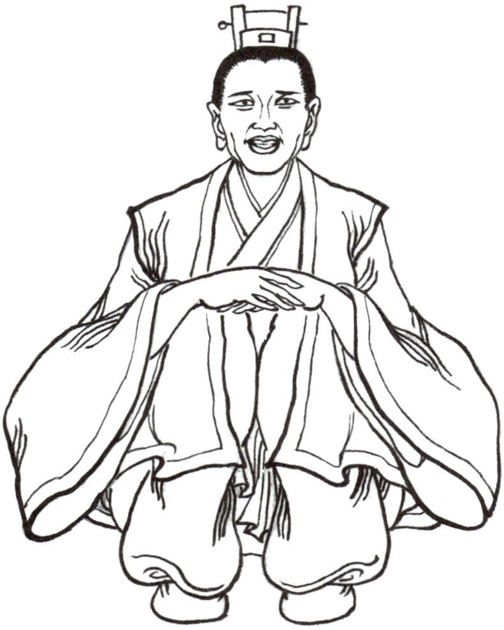

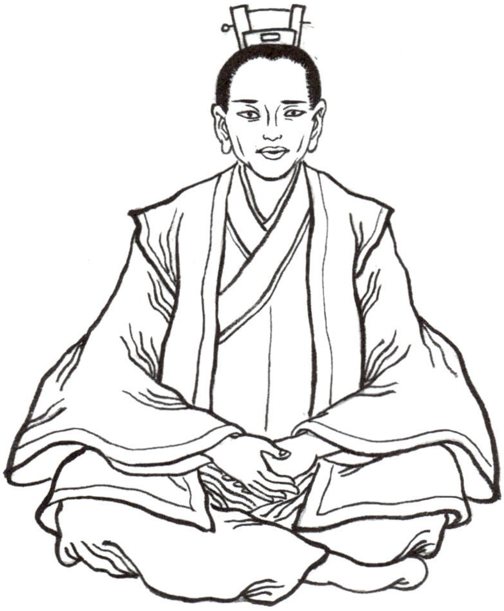

Figur 3 „Hsu“ für die Leber

Mit verhaltener Stimme ein „Hsu“ ausrufen, wobei die weit geöffneten Augen gleichmütig nach vorn schauen. Sonstige Einzelheiten wie bei Figur 1.

Bei Leberschmerzen und gelbsuchtkranken Augen.

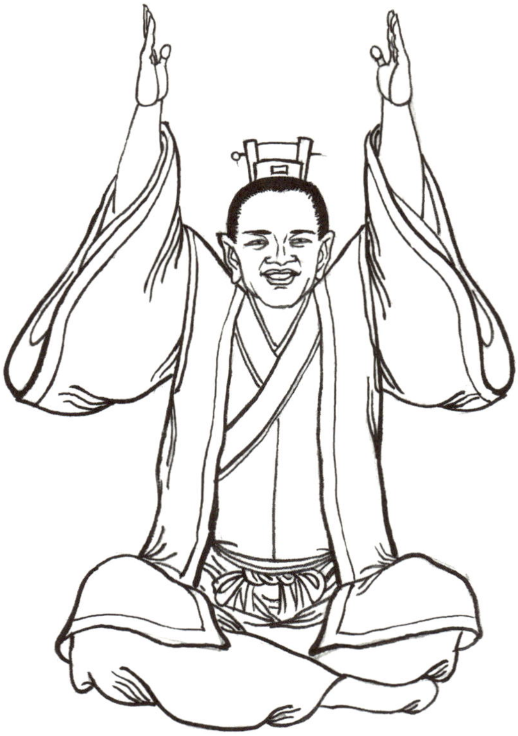

Figur 4 „Si" für die Lungen

Beim Heben der Arme lasse ein verhaltenes „Si" verlaufen. Sonstige Einzelheiten wie bei Figur 1.

Bei Störungen in den Lungen, Erstickungsgefühl im Brustkasten, bei Husten und trockener Kehle und Zunge.

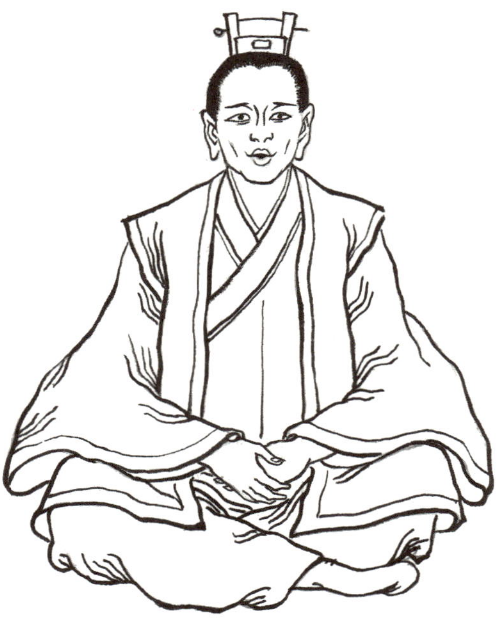

Figur 5 „Hu" für die Milz

Mit gerundeten Lippen und verhaltener Stimme lasse ein „Hu" ertönen. Sonstige Einzelheiten wie bei Figur 1.

Bei mangelhafter Koordinierung zwischen Milz und Magen, die sich in Verdauungsstörungen äußern.

Figur 6 „Hsi" für die drei Erwärmer

Mit gehobener Zunge und zusammengezogenen Mundwinkeln lasse ein verhaltenes „Hsi" vernehmen. Sonstige Einzelheiten wie bei Figur 1.

Bei Störungen in den Drei Erwärmern (s. Seite 25)

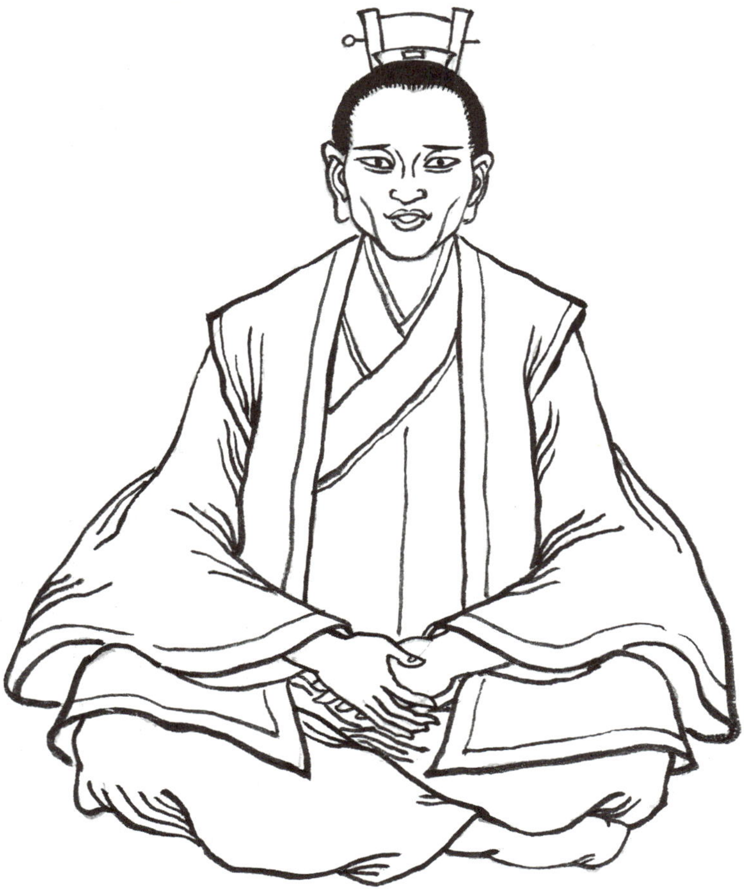

(24) Die Mondessenz einsaugen

Diese Übung, dem *Yun Ji Qi Qian* entnommen, entstand möglicherweise schon vor dem 11. Jahrhundert.

In Mondnächten — bei Aufgang, Scheitelpunkt und Untergang — soll diese Übung dreimal vorgenommen werden, und zwar stehend, die Füße schulterbreit auseinander, den Blick auf den Mond gerichtet, die Arme gerundet, als wollten sie den Mond umarmen. Entspanne den ganzen Körper für ein Weilchen, nimm durch die Nase acht tiefe Atemzüge, um die Essenz der Mondstrahlung gierig einzusaugen und dadurch das im Körper befindliche *yin* zu stärken; besonders günstig für Frauen.

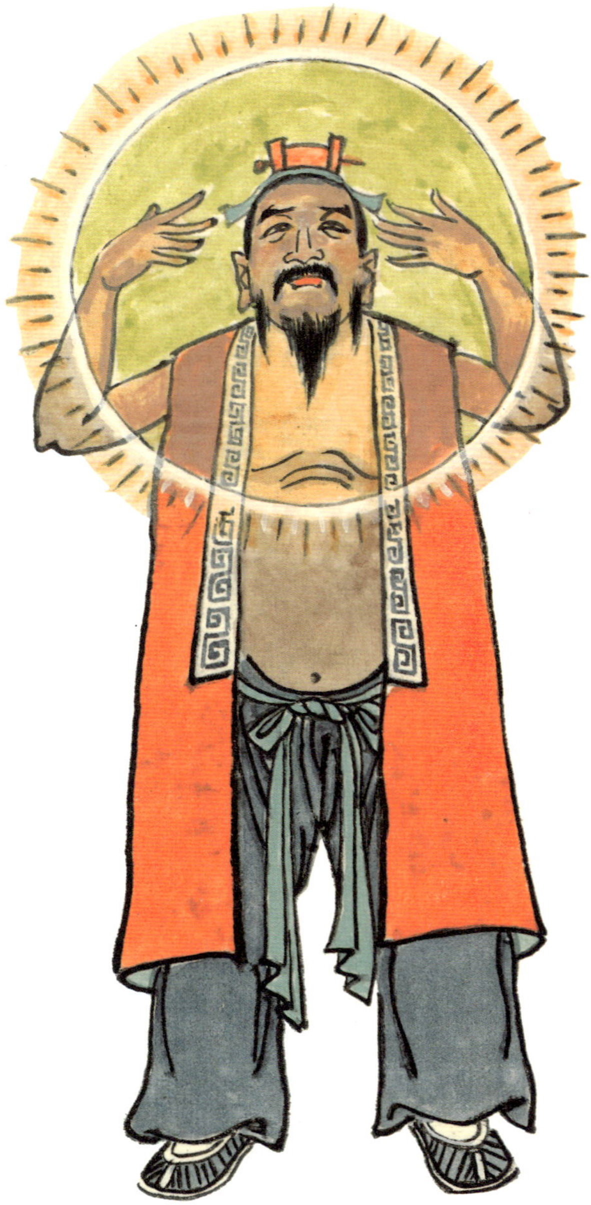

(25) Die Schildkröten-Übungen

Ebenfalls dem *Yun Ji Qi Qian* entnommen.

Bei diesen Übungen wird sanft, tief und langsam durch die Nase ein- und ausgeatmet, wie es die Schildkröte macht, die in China ein Symbol der Langlebigkeit ist. Die Dauer der Übung kann von Mensch zu Mensch verschieden sein.

Figur 1

Liege auf dem Rücken, die Handflächen auf dem unteren Elixierbereich, und mache neun sanfte Atemzüge durch die Nase.

Günstig bei Nasenverstopfung.

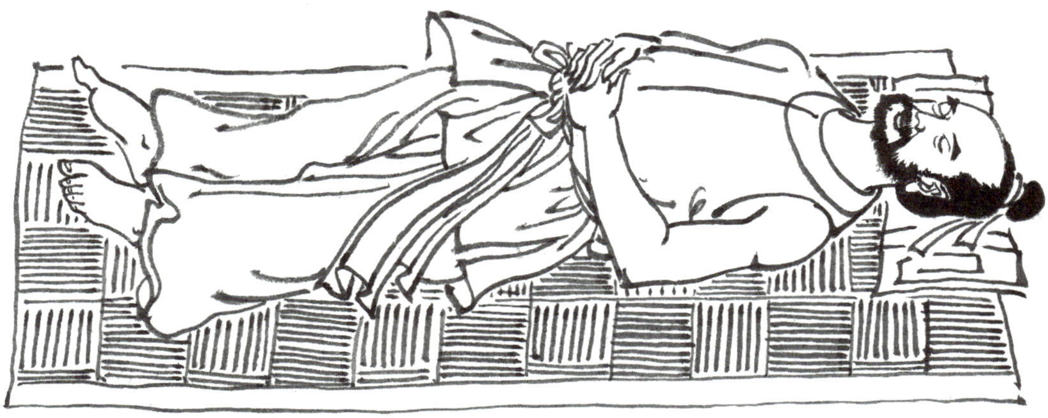

Figur 2

Liege auf dem Rücken mit nach hinten gestrecktem Kopf, die Beine angezogen, die Füße schulterbreit auseinander. Lege die Hände auf die angehobenen Knie. Atme durch die Nase, um das *qi* in den unteren Elixierbereich zu leiten.

Für die Behandlung der Schmerzen im unteren Rücken und den Nieren.

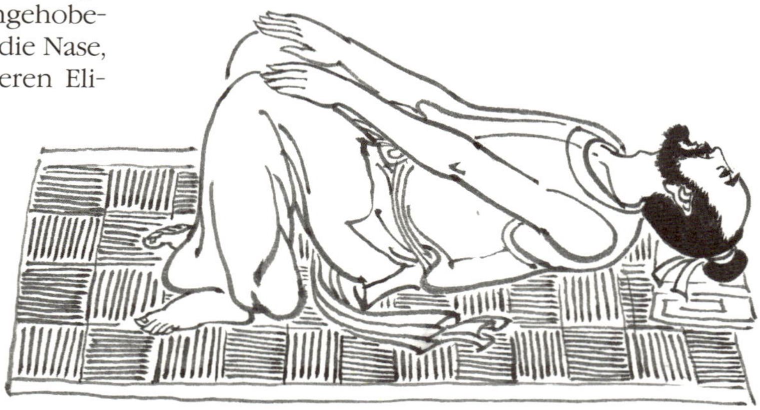

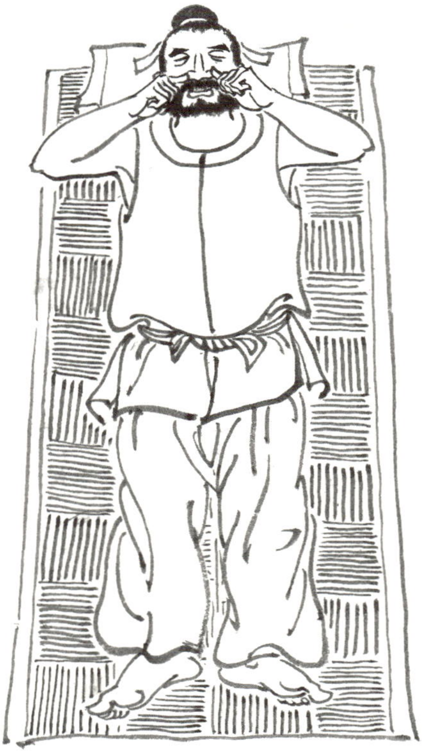

Figur 3

Liege auf dem Rücken, die Beine gestreckt, die Füße schulterbreit auseinander. Knete den Nasenrücken mit den Daumen, um das *qi* in den oberen Elixierbereich im Kopf zu leiten.

Bei Erschöpfung und bei Störung des Gleichgewichts zwischen *yin* und *yang*.

Figur 4

Liege auf dem Rücken, greife mit der linken Hand ins Haar, mit der rechten packe den Nacken während sanfter Atemzüge durch die Nase.

Diese Übung hält *yin* und *yang* im ·Gleichgewicht und fördert die Zirkulation des *qi* und des Blutes.

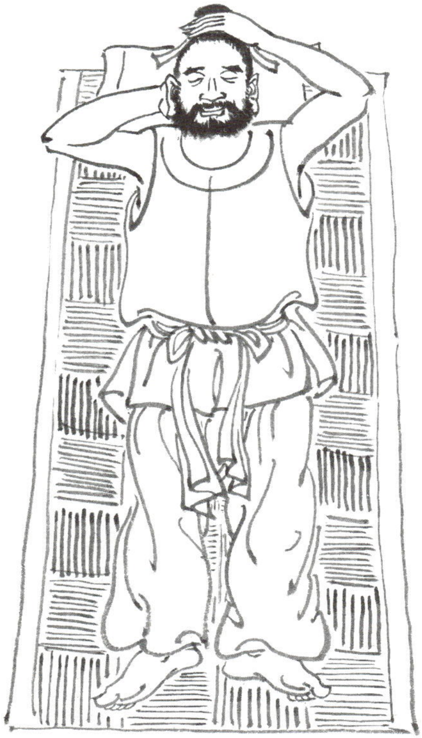

Figur 5

Sitze mit vorn gekreuzten Beinen und hinten an den Gelenken gekreuzten Händen bei sanften Atemzügen durch die Nase.

Bei Störungen verschiedener Art im Unterleib.

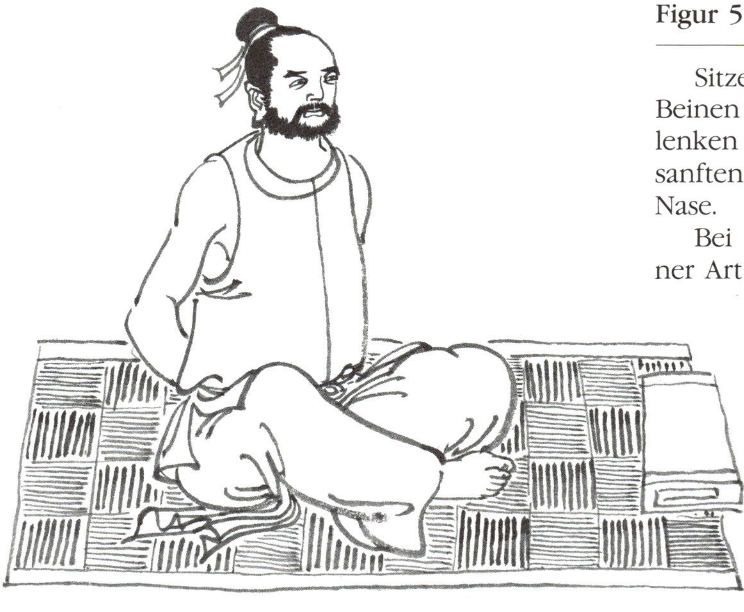

Figur 6

Lasse dich aus dem Sitz nach hinten fallen, die Hände in die Seiten gestützt, die Füße so hoch wie möglich, bei sanften Atemzügen durch die Nase.

Bei Konzentrationsschwäche und Brechreiz.

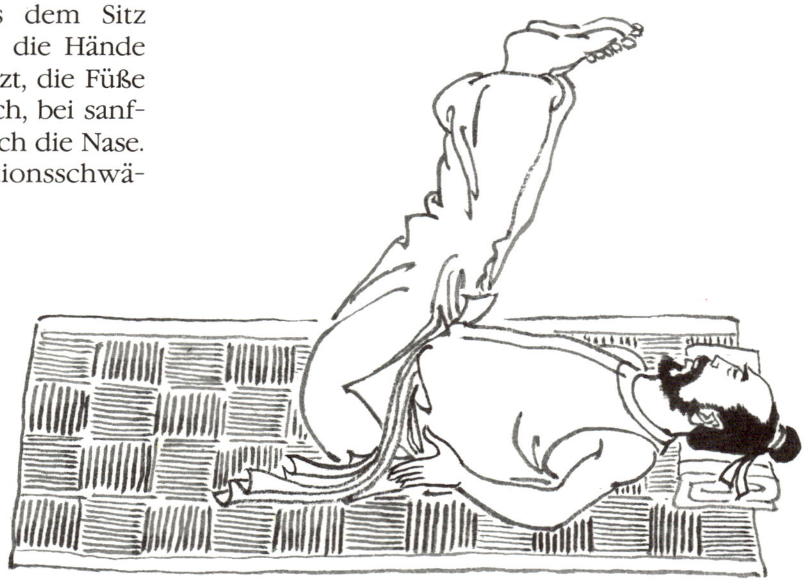

Figur 7

Liege mit gehobenen Beinen auf dem Rücken. Massiere mit den Handflächen die Hüftenseiten und atme sanft durch die Nase.

Bei Schwindelgefühl und Gemütskrankheit.

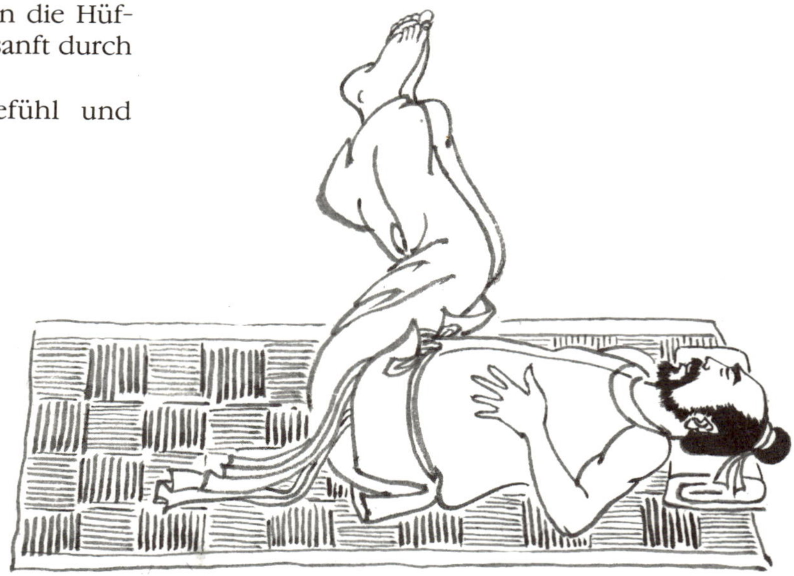

Figur 8

Liege auf dem Rücken, fasse mit der einen Hand beide Füße und hebe die andere so, als halte sie ein Seil.

Zur Behandlung von hartnäckigen Hämorrhoiden.

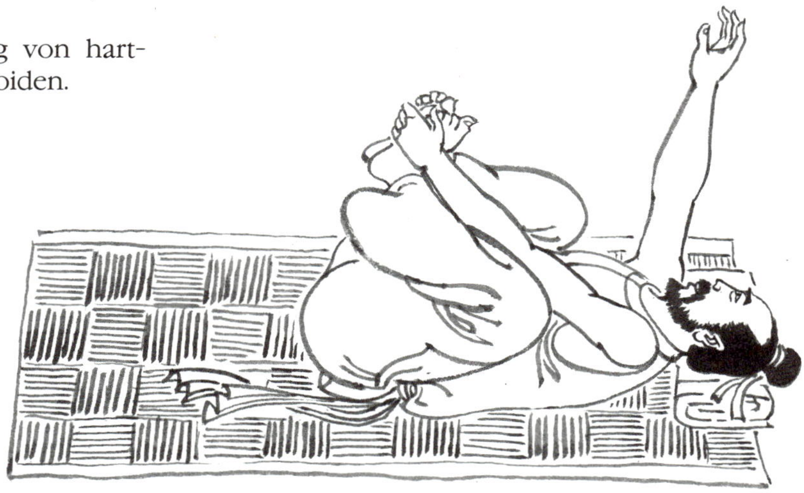

Figur 9

Sitze mit nach vorn gestreckten Beinen. Ziehe mit den Händen die Füße.

Diese Übung fördert die Darmfunktionen und stoppt den Brechreiz.

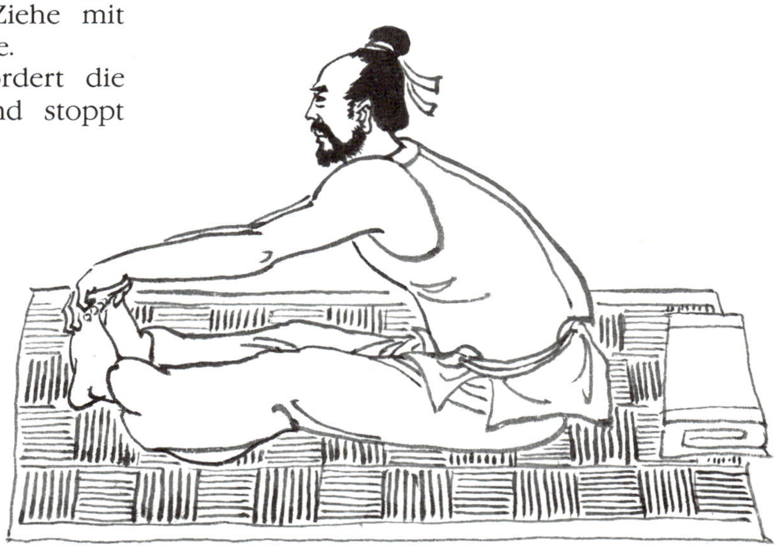

Figur 10

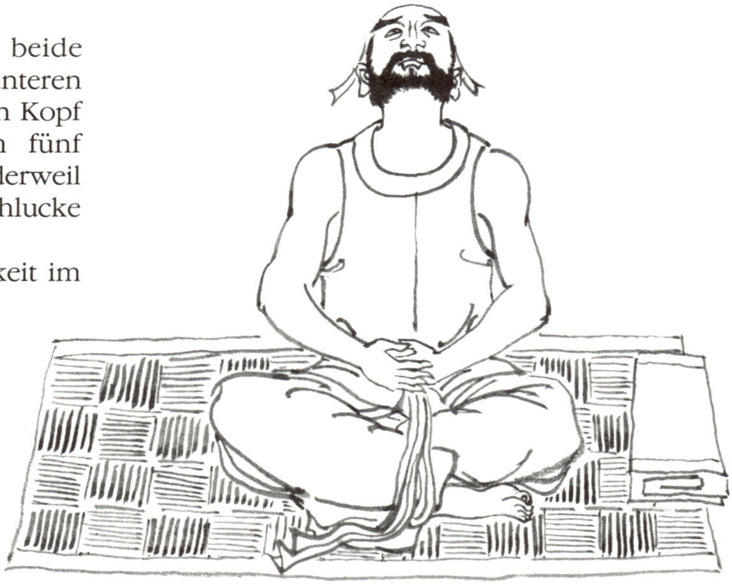

Sitze gen Osten, beide Handflächen auf den unteren Elixierbereich gelegt, den Kopf zurückgeworfen. Nimm fünf tiefe Atemzüge, gurgle derweil mit dem Speichel und schlucke ihn hinunter.

Bei Durst und Bitterkeit im Mund.

Figur 11

Sitze mit gekreuzten Beinen oder eines vor das andere gesetzt, die Arme gekreuzt, den Kopf gesenkt. Beuge den Rumpf 12mal nach vorn. Halte den Atem an, solange der Rumpf gebeut ist, atme durch die Nase bei aufrechtem Rumpf.

Gegen Verdauungsstörungen.

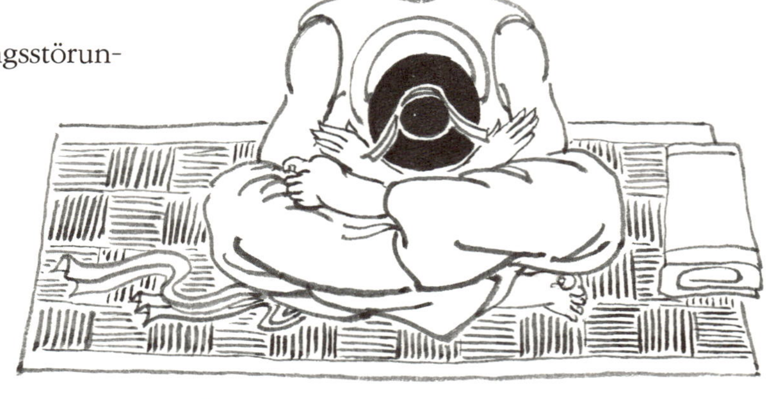

Figur 12

Sitze mit gekreuzten Beinen, die Handflächen auf den unteren Elixierbereich gelegt. Senke den Kopf 12mal, halte den Atem an, bevor er gehoben wird.

Gegen Grind und Hautgeschwüre.

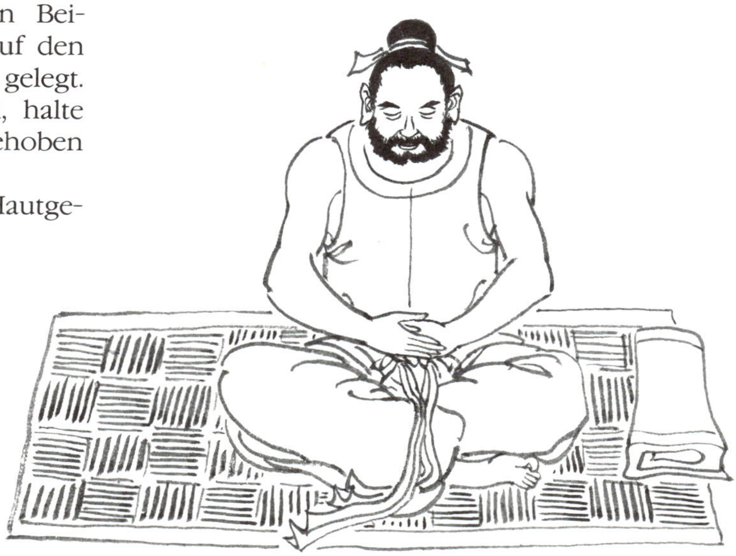

Figur 13

Sitze mit gekreuzten Beinen, die Hände hinter dem Genick verschränkt, und atme durch die Nase.

Bei verschiedenen krankhaften Störungen.

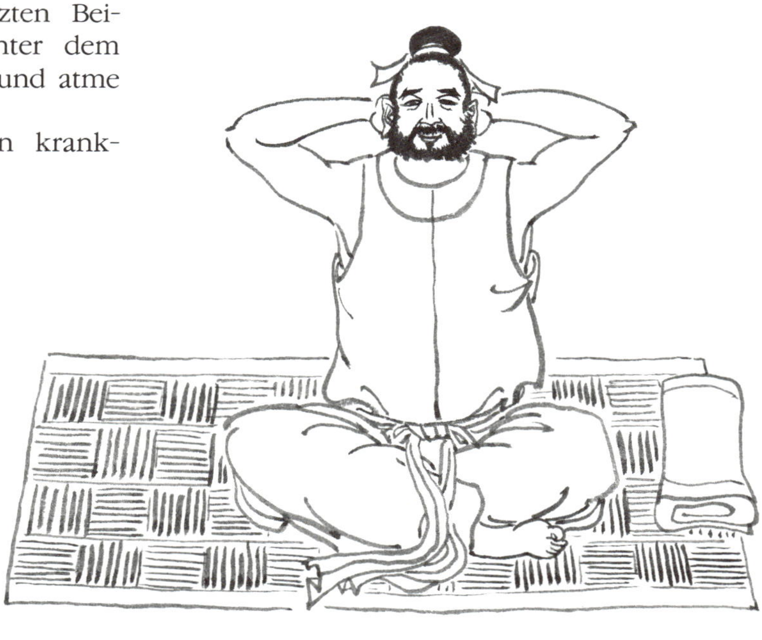

(26) Die Frosch-Übungen

Ebenfalls dem *Yun Ji Qi Qian* entnommen.

Figur 1

Sitze mit gekreuzten Beinen und gebeugten Armen. Schwenke 12mal einen Arm vorwärts, den anderen rückwärts, dann beide von Seite zu Seite weitere 12 Male.

Gegen Überanstrengung und Ödeme.

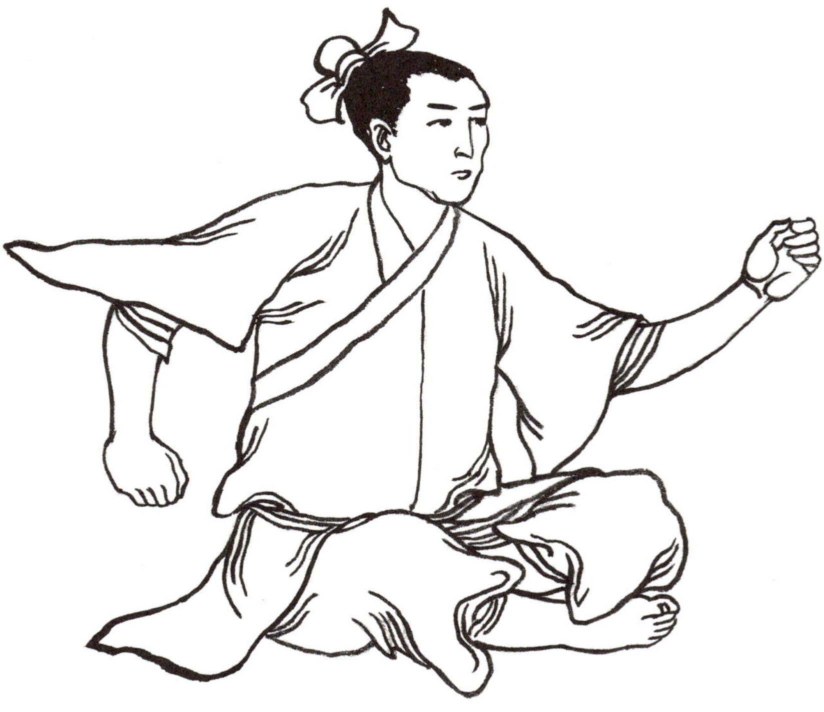

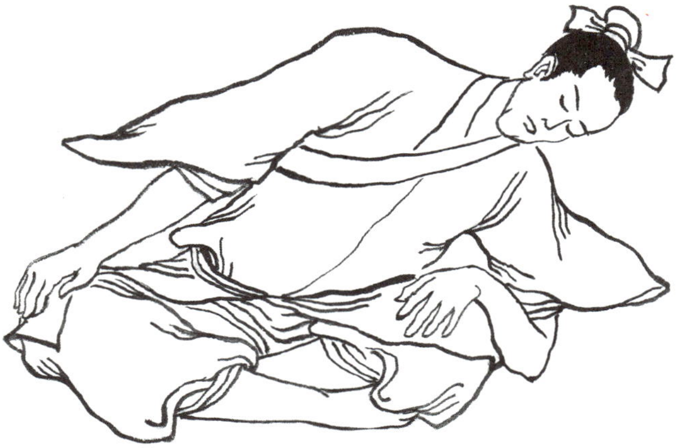

Figur 2

Sitze aufrecht mit gekreuzten Beinen, die Handflächen auf den Knien. Neige den Körper nach links und atme durch die Nase aus. Nach kurzer Pause nimm erneut die aufrechte Haltung ein, atme dabei ein. Dann neige den Körper nach rechts. Wiederhole 12mal.

Zur Reinigung des Speichels.

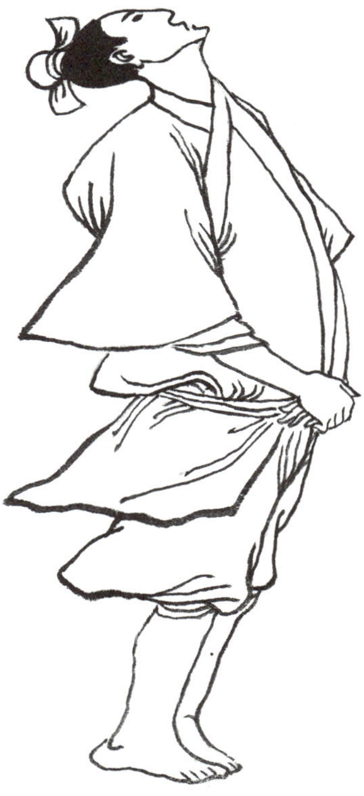

Figur 3

Dreimal am Tag — bei Sonnenaufgang, mittags und bei Sonnenuntergang — mache neun Atemzüge, stehe, dabei gegen die Sonne gerichtet, die Füße dabei schulterbreit auseinander, und sauge die Essenz der Sonnenstrahlung ein.

Zur Stärkung des *yang* im Körper.

Figur 4

Stehe, den Körper nach vorn geneigt, Beine halb gebeugt, die Handflächen zwischen den Oberschenkeln, die Zehen haltsuchend in der Erde. Atme dabei durch die Nase.

Zur Stärkung von Taille und Nieren.

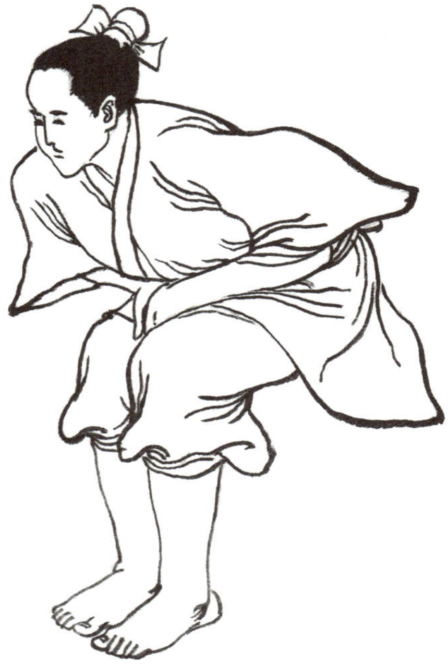

Figur 5

Sitze, die Füße mit den gefalteten Händen haltend, ziehe die Füße mit den Händen mehrfach gegen den Widerstand der Füße.

Gegen Samenerguß im Traum.

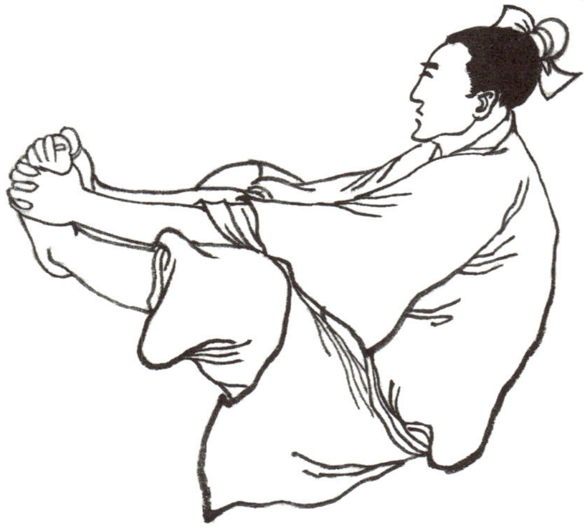

Figur 6

Sitze mit gebeugten Beinen und nach vorn ausgestreckten Armen. Ziehe erst den Daumen der linken Hand nach unten, dann den der rechten.

Gegen Gelenkschmerzen.

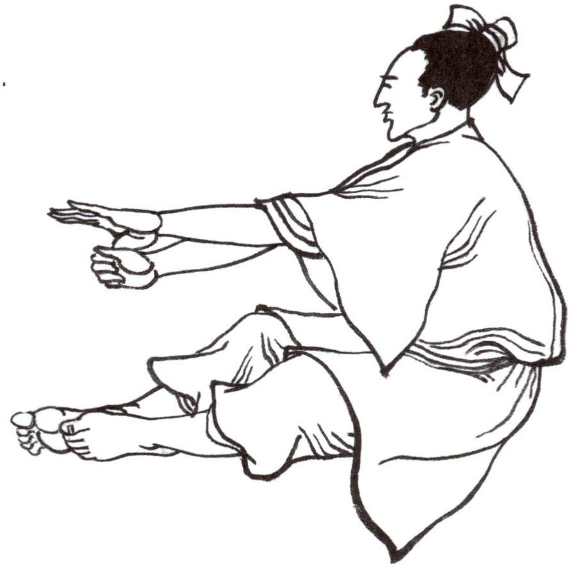

Figur 7

Sitze ruhig mit gebeugten Beinen, wobei die Hände die Zehen drücken.

Gegen Schmerzen im unteren Rücken, die das Drehen und Neigen des Rumpfes unmöglich machen.

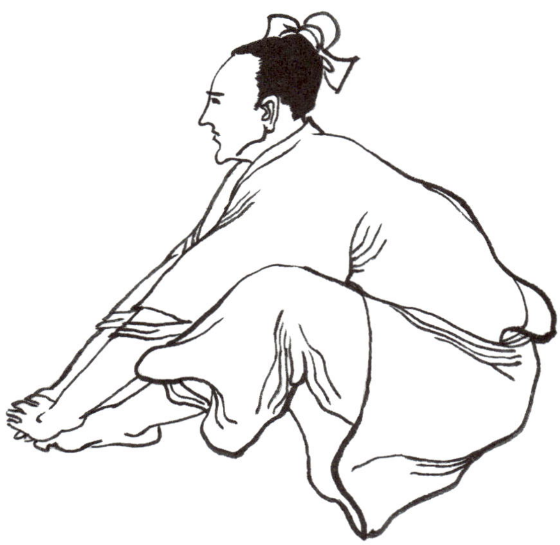

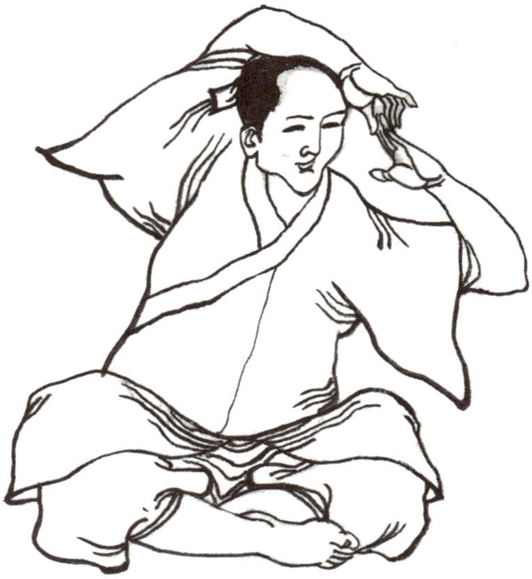

Figur 8

Sitze mit gekreuzten Beinen. Der rechte Arm wird über dem Kopf gebeugt, um die Finger der linken Hand zu halten, die nach unten ziehen. Dann seitenverkehrt. Wiederhole die Übung so oft, wie sie dem Gesundheitszustand entspricht.

Nützlich bei steifem Nacken.

Figur 9

Sitze mit gekreuzten Beinen, den linken Arm um den Brustkasten geschlungen, die rechte Hand an der linken Schulter. Neige den Körper nach links und nach kurzer Pause nach rechts, wobei durch die Nase geatmet wird.

Gegen Schmerzen in Taille und Knien sowie Harnbeschwerden.

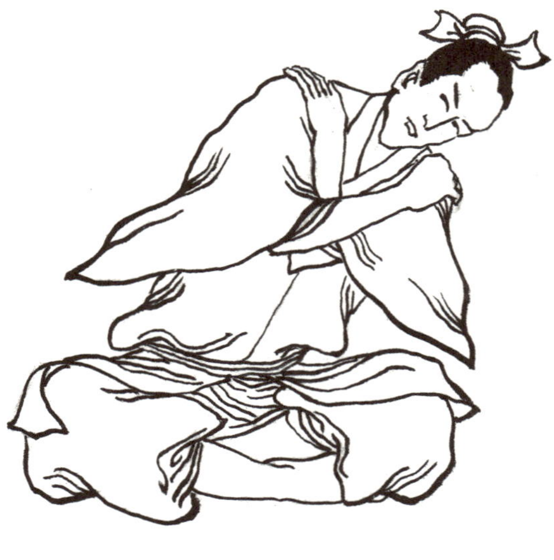

(27) *Yijinjing*: Geschmeidigkeitsübungen für Sehnen und Muskeln

Seit Jahrhunderten sind die *Yijinjing*-Übungen im Volk verbreitet. Sie werden noch heute in Sanatorien und Krankenhäusern therapeutisch angewendet. Zwei alte Folgen wurden in dieses Buch aufgenommen, eine aus dem Werk von Chen Yi *Annalensammlung*, das aus der Ming-Zeit (1368 bis 1644) stammt, wobei die Benennung der zwölf Figuren erst später erfolgte, und eine andere (S. 169) aus dem Buch *Innere Übungen mit Illustrationen*, das 1882 erschienen ist.

Über die Herkunft des *yijinjing* gibt es unterschiedliche Auffassungen. Einige Leute schrieben sie, wenn auch ohne stichhaltigen Beweis, Bodhidharma (?–528 oder 536) zu, einem indischen Mönch, der den Buddhismus in China verbreitet und die Chan-Sekte gegründet hat.

Figur 1 Mit dem Mörser arbeiten

Stehe eine Weile still, lasse die Hände zu beiden Seiten locker hängen, blicke nach vorn, und konzentriere dich auf den unteren Elixierbereich. Lege die Hände vor den Unterleib und bewege sie nach oben bis auf Schulterhöhe, als ob sie etwas Schweres hielten. Schwinge die Hände nach kurzer Pause nach unten zu den Hüften. Wiederhole 21mal. Stelle dir vor, du schrotest mit einem Stößel Körner in einem Mörser.

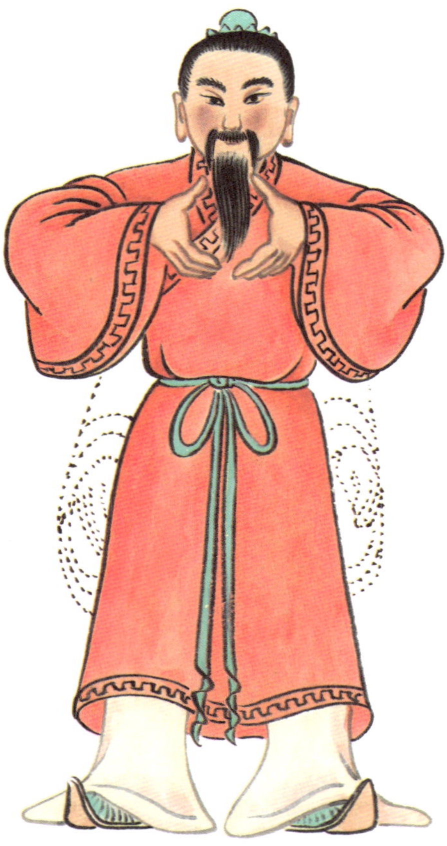

Figur 2 Korn mit einer Tragstange tragen

Stehe wie bei Figur 1. Hebe die Arme beiderseits auf Schulterhöhe, die Finger zusammen und aufwärts gerichtet; nach kurzer Pause senke sie langsam nach unten zu den Hüften. Hebe dann den linken Arm nach vorn, den rechten nach hinten bis auf Schulterhöhe; nach kurzer Pause führe die Arme langsam wieder zur Hüfte. Nun das gleiche umgekehrt. Wiederhole siebenmal. Stelle dir vor, du trügest eine Tragstange mit zwei Körben Korn.

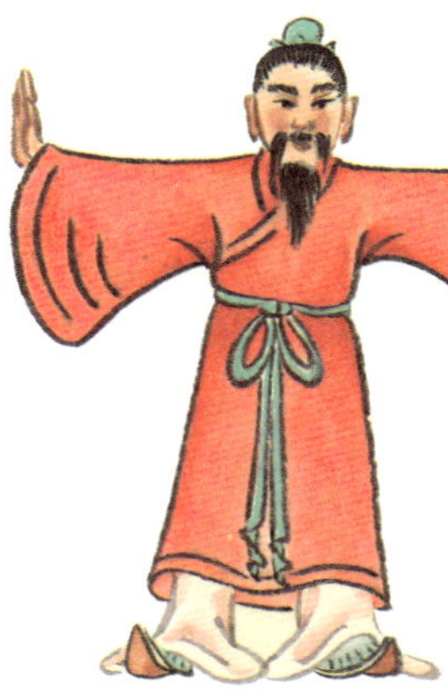

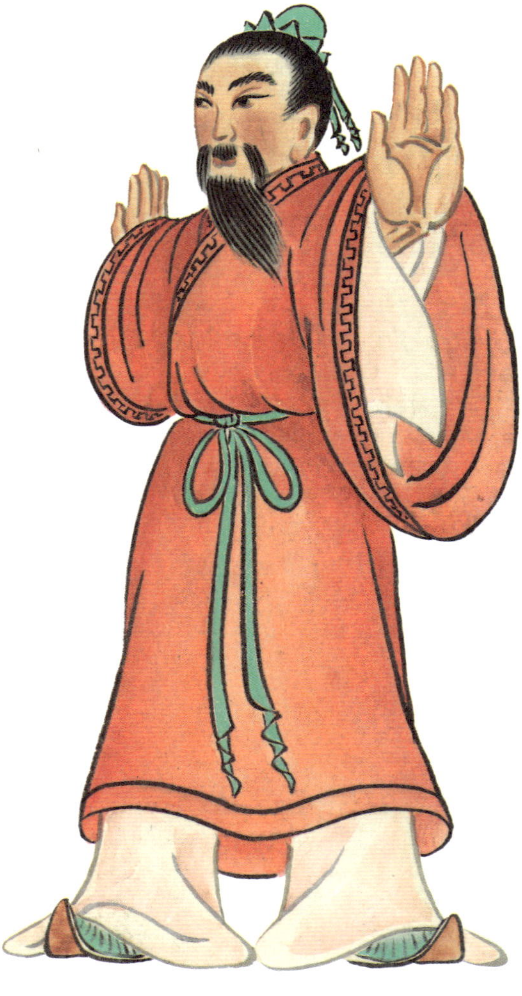

Figur 3 Korn sieben

Stehe wie bei Figur 1. Beuge den Rumpf nach vorn, die Handflächen bilden eine Höhlung, wobei die entsprechenden Finger aufeinander weisen, als hielten die Hände etwas Schweres. Hebe die Hände mit einer Kreisbewegung der Arme nach innen über den Kopf. Die Handflächen sind nach oben gerichtet, die entsprechenden Finger zeigen aufeinander. Nach kurzer Pause nimm die Hände herunter. Wiederhole siebenmal. Stelle dir vor, du hebst ein Sieb über den Kopf, um die Spreu vom Wind verwehen zu lassen.

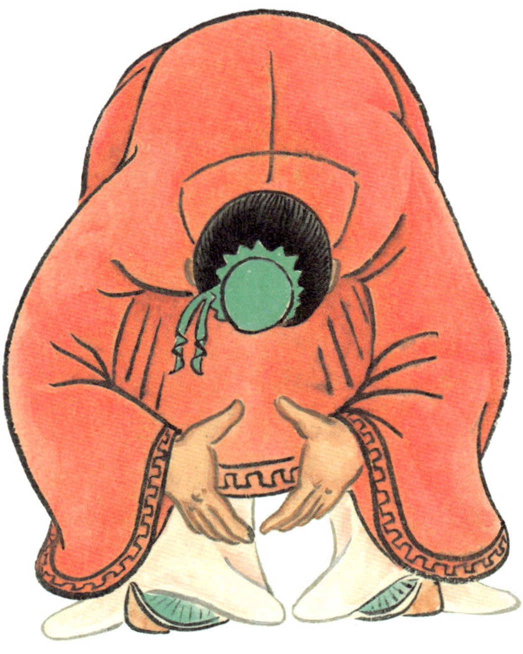

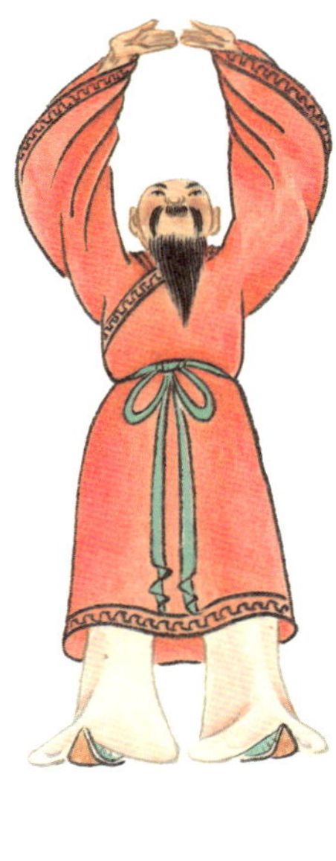

Figur 4 Einen Sack Korn auf den Schultern tragen

Stehe wie bei Figur 1. Hebe die leicht geballte rechte Faust und bewege sie über die rechte Schulter nach hinten. Gleichzeitig führe die linke Faust unter der linken Achselhöhle entlang nach hinten zur rechten Schulter, jeweils die Finger nach innen gerichtet. Mache die gleiche Bewegung der Hände umgekehrt. Wiederhole siebenmal. Stelle dir vor, du wechselst einen Sack Korn von Schulter zu Schulter, die eine Hand stützt, die andere hält fest.

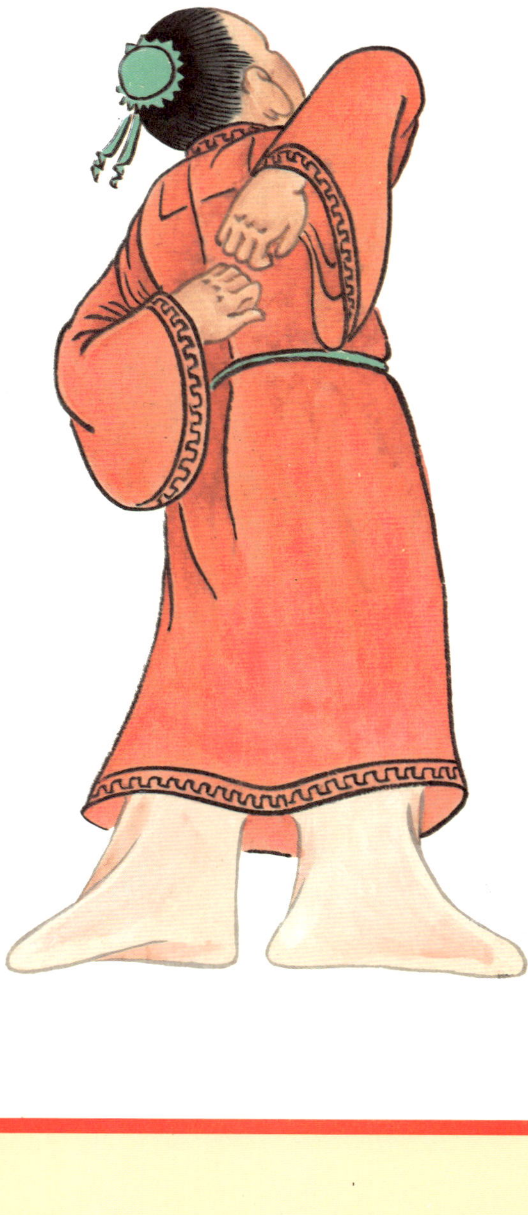

Figur 5 Getreidesäcke stapeln

Hocke, die Füße schulterbreit auseinander, die Handrücken auf die Knie gelegt, die entsprechenden Finger weisen aufeinander. Stehe auf, strecke die Arme vor der Brust, die Handflächen nach vorn, die Finger nach oben gerichtet. Bewege dann die Arme seitwärts während des Niederhockens zur neuerlichen Armhaltung. Wiederhole siebenmal. Man stelle sich vor, daß man Getreidesäcke stapelt.

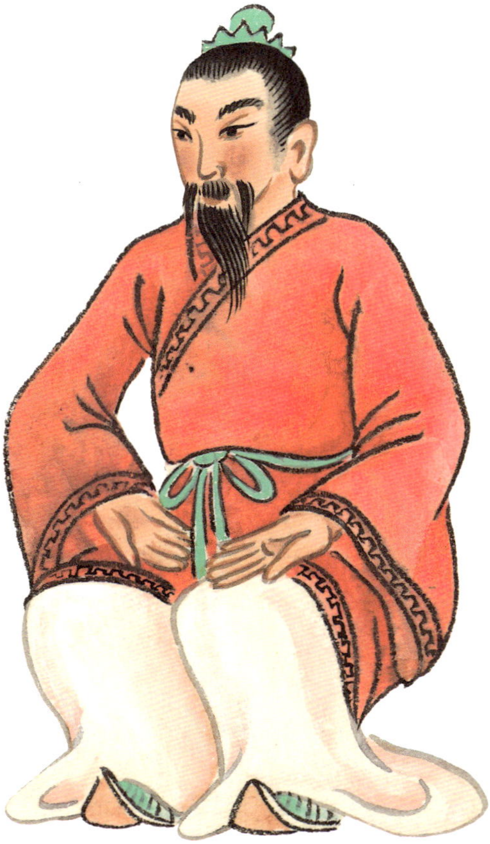

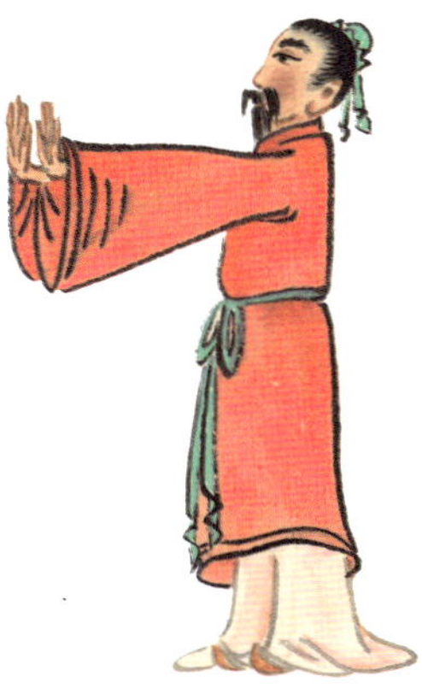

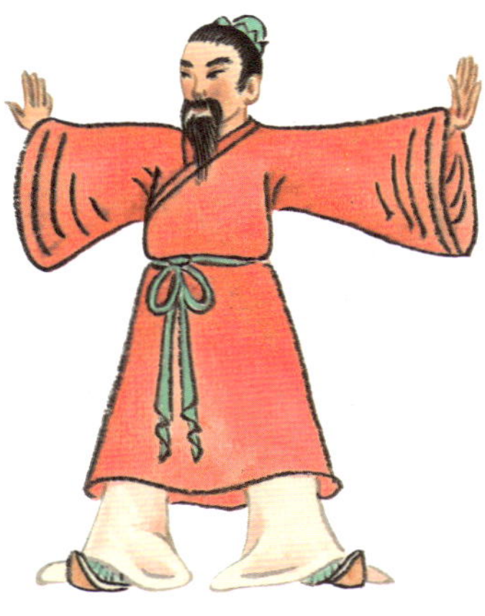

Figur 6 Einen Karren ziehen

Drehe den Körper nach rechts, setze den rechten Fuß in derselben Richtung in einem rechten Bogenschritt voran, wobei das vordere Bein gebeugt, das hintere gestreckt ist. Hebe gleichzeitig die rechte Faust vor das Gesicht, die Ellbogen zeigen nach vorn, während sich die linke Faust nach links unten bewegt, wobei der Ellbogen auf Schulterhöhe ist und der Unterarm vertikal zum Boden zeigt. Nach kurzer Pause mache die gleiche Bewegung umgekehrt mit einem linken Bogenschritt. Wiederhole siebenmal. Stelle dir vor, du ziehst einen Karren mit einem Seil auf der Schulter.

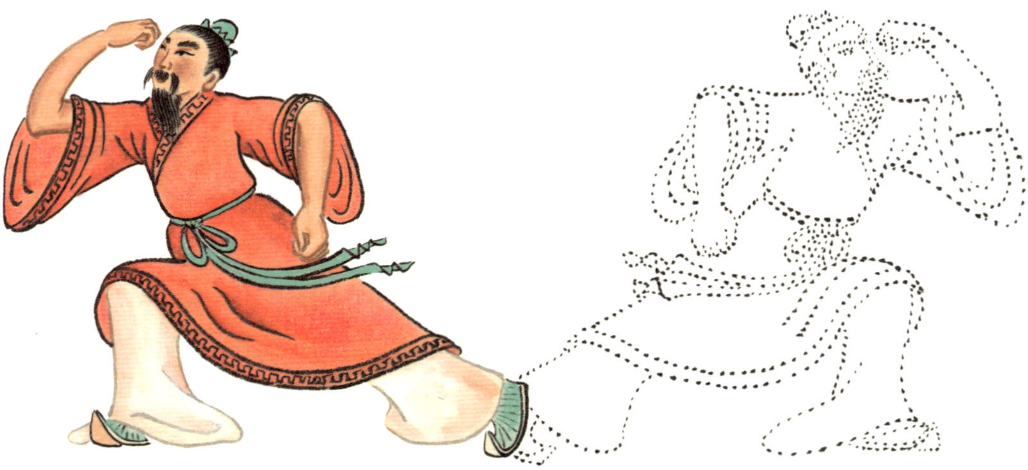

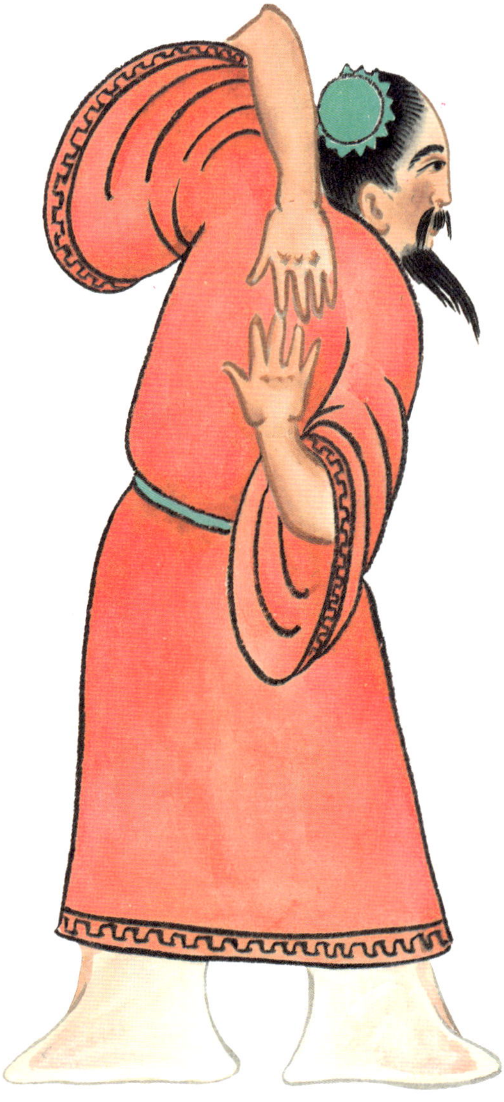

Figur 7 Ein Boot ziehen

Stehe, die Füße schulterbreit auseinander. Mit nach rechts gewendetem Kopf berühre mit beiden Händen die Wirbelsäule. Dabei bewege, mit einer inneren Drehung beider Arme, die linke Hand über die linke Schulter, die rechte von der rechten Achselhöhle her. Nun zeigt die linke Handfläche nach innen, die rechte nach außen. Mache nach kurzer Pause diese Bewegungen seitenverkehrt. Wiederhole siebenmal. Stelle dir vor, du ziehst ein Boot mit einem Seil über dem Rücken.

Figur 8 Korn laden und abladen

Stehe, die Füße schulterbreit auseinander. Hocke nieder in Reithaltung. Beuge die Arme im rechten Winkel, die Ellbogen an die Hüften gelegt, die Handflächen weisen nach vorn. Wende die Hände, als ob sie etwas vor dem Nabel hielten. Nach kurzer Pause lege die Handflächen nach vorn, stehe dabei auf und lasse die Arme an beiden Seiten hängen. Wiederhole siebenmal. Stelle dir vor, etwas Schweres sei zu laden und abzuladen.

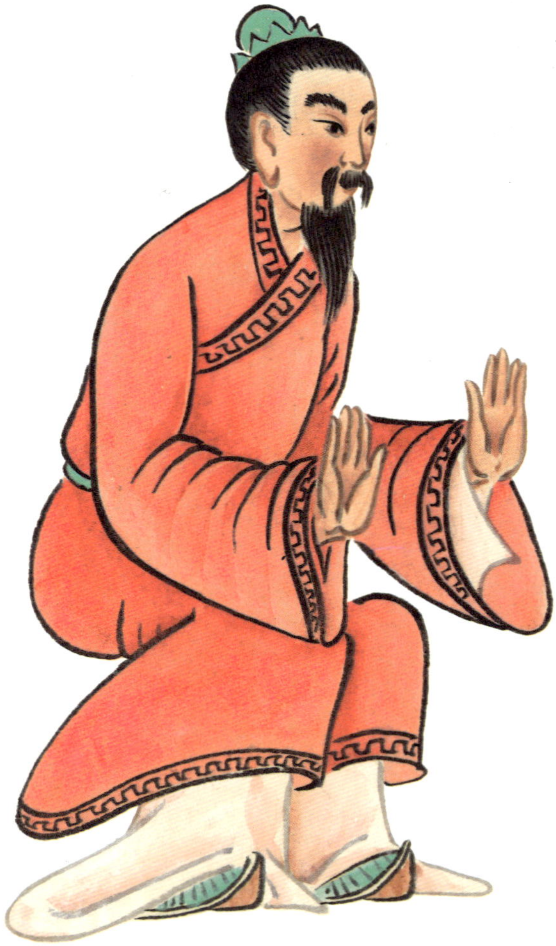

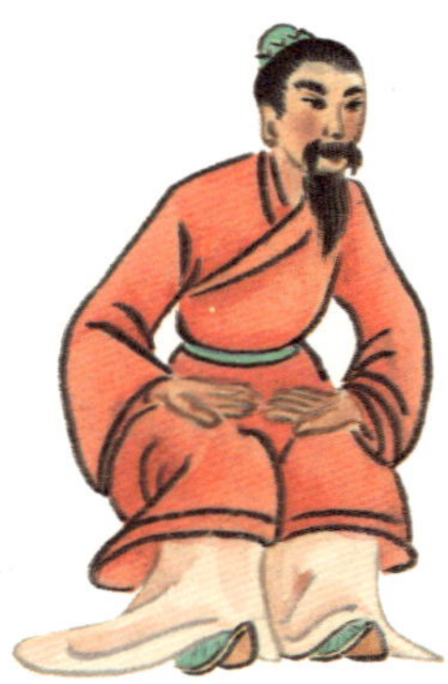

Figur 9 Korn aufschobern

Stehe aufrecht, die Füße schulterbreit auseinander. Lege die linke Faust links auf den Bauch, die Fingerknöchel nach unten. Neige dich so weit vorwärts nach links, wie die nach vorn ausgestreckte rechte Hand reicht; die Finger sind eingebogen. Stehe wieder gerade. Lasse die Arme an den Seiten hängen und mache die gleichen Bewegungen seitenverkehrt. Wiederhole siebenmal. Stelle dir vor, du bindest mit einer langen Strohmatte ein Art Schober, um Korn einzulagern.

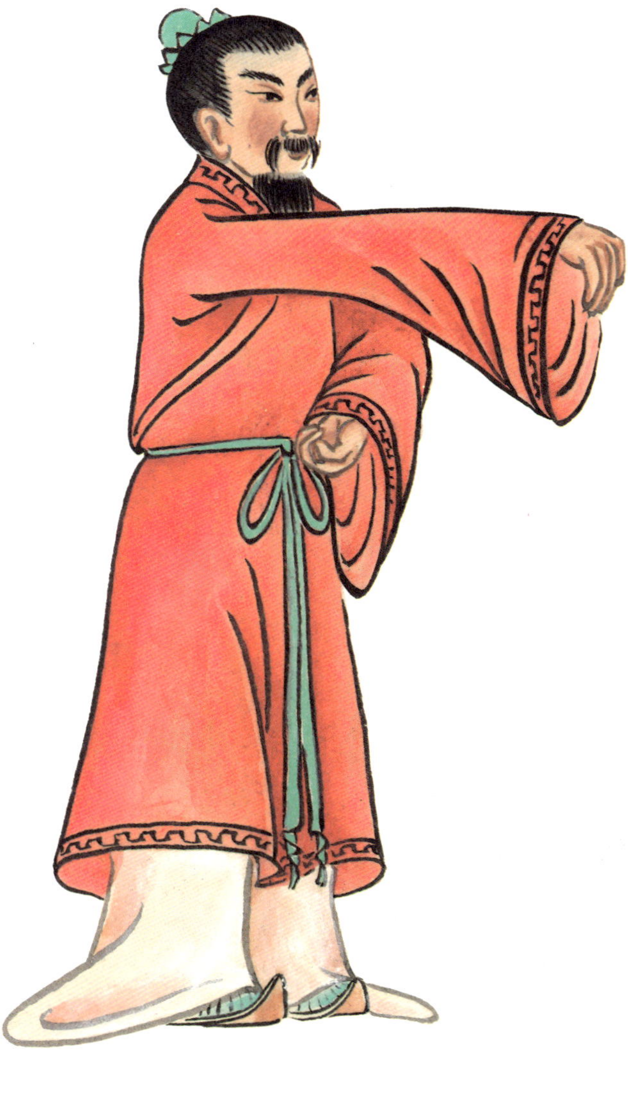

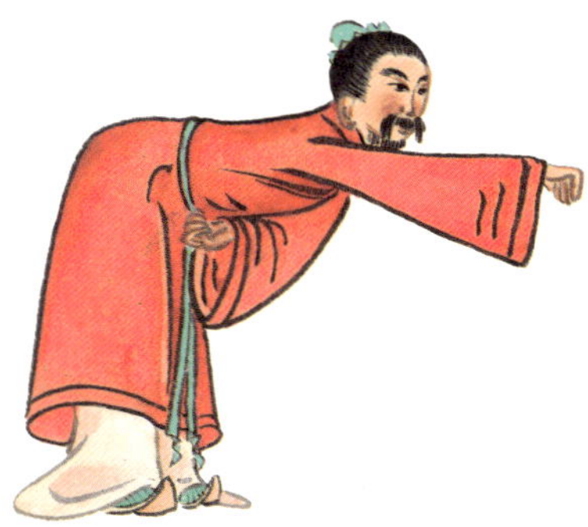

Figur 10 Das Korn schützen

Stehe, die Füße schulterbreit auseinander. Wende den Rumpf nach links und mache mit dem linken Fuß in derselben Richtung einen großen linken Bogenschritt. Lege die Handflächen auf den Boden vor das vordere Bein und hebe den Kopf. Ziehe nach kurzer Pause bei einer Rechtswendung des Körpers den linken Fuß zur Ausgangshaltung zurück. Mache mit rechtem Bogenschritt die gleichen Bewegungen seitenverkehrt. Wiederhole siebenmal. Stelle dir vor, du würdest etwas auf dem Boden Liegendes schützen.

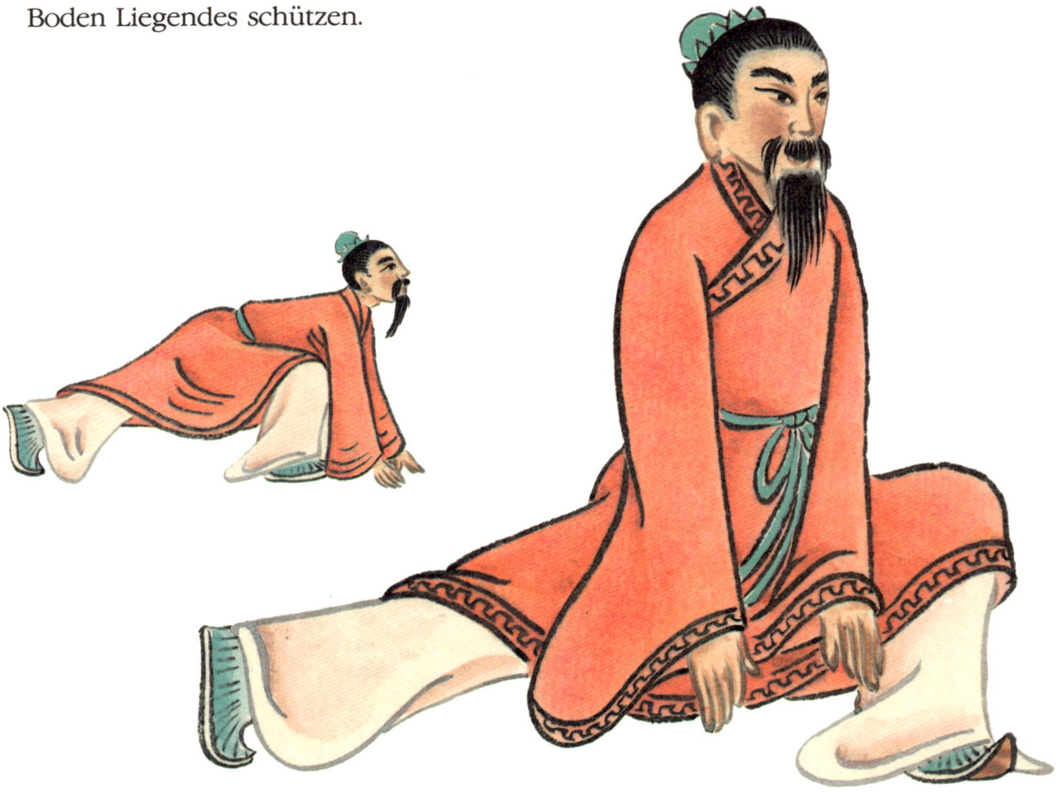

Figur 11 Ährenlesen

Stehe aufrecht, die Füße schulterbreit auseinander. Halte mit beiden Händen das Genick, beuge dich nach vorn, um mit ausgestreckten Händen möglichst den Boden zu berühren. Dann recke den Körper und lasse die Arme an Seiten hängen. Wiederhole 14mal. Denke, du würdest etwas vom Boden auflesen.

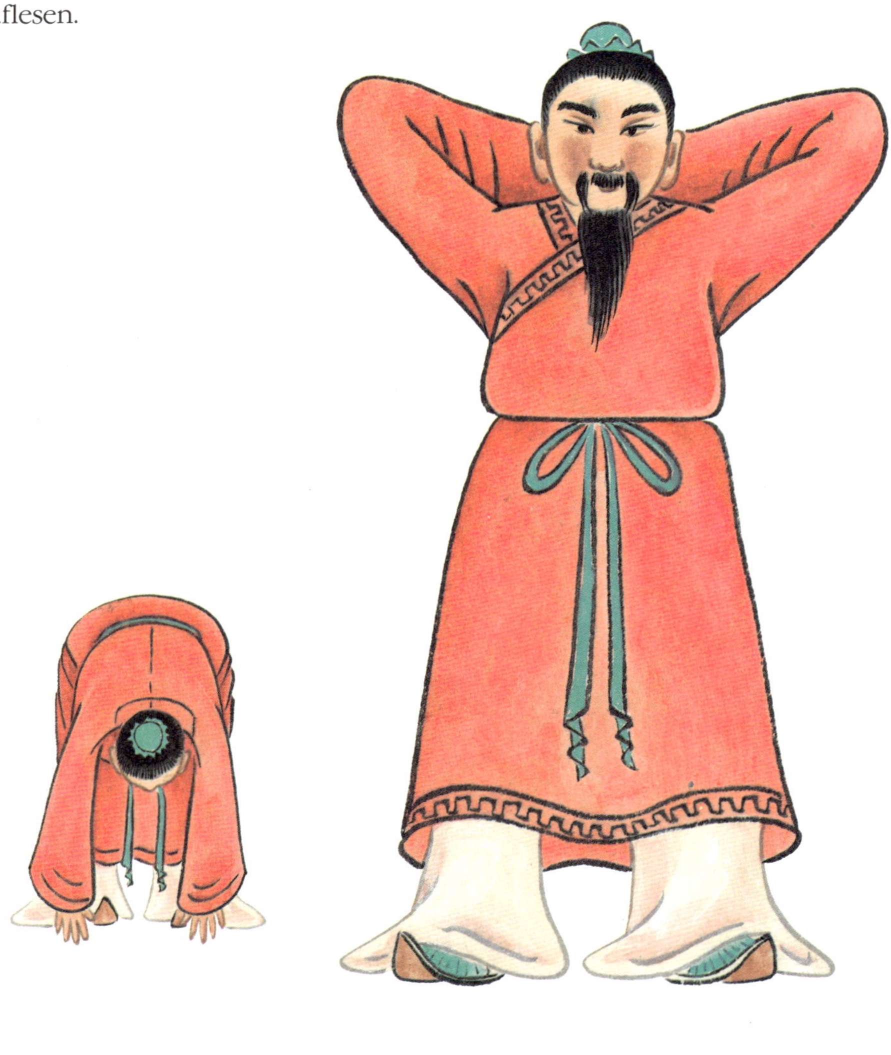

Figur 12 Korn einlagern

Stehe aufrecht, die Füße schulterbreit auseinander. Strecke die Arme vor- und seitwärts, die Handflächen nach unten. Gehe in die Hocke, die Hände vorn an die Schienbeine gepreßt, die Handflächen nach innen. Verharre so eine Weile. Stehe auf, hebe die Arme nach vorn und dann seitwärts in Schulterhöhe, die Handflächen nach unten. Lasse die Arme an beiden Seiten hängen. Wiederhole sieben- bis 14mal. Stelle dir vor, du sammelst etwas auf.

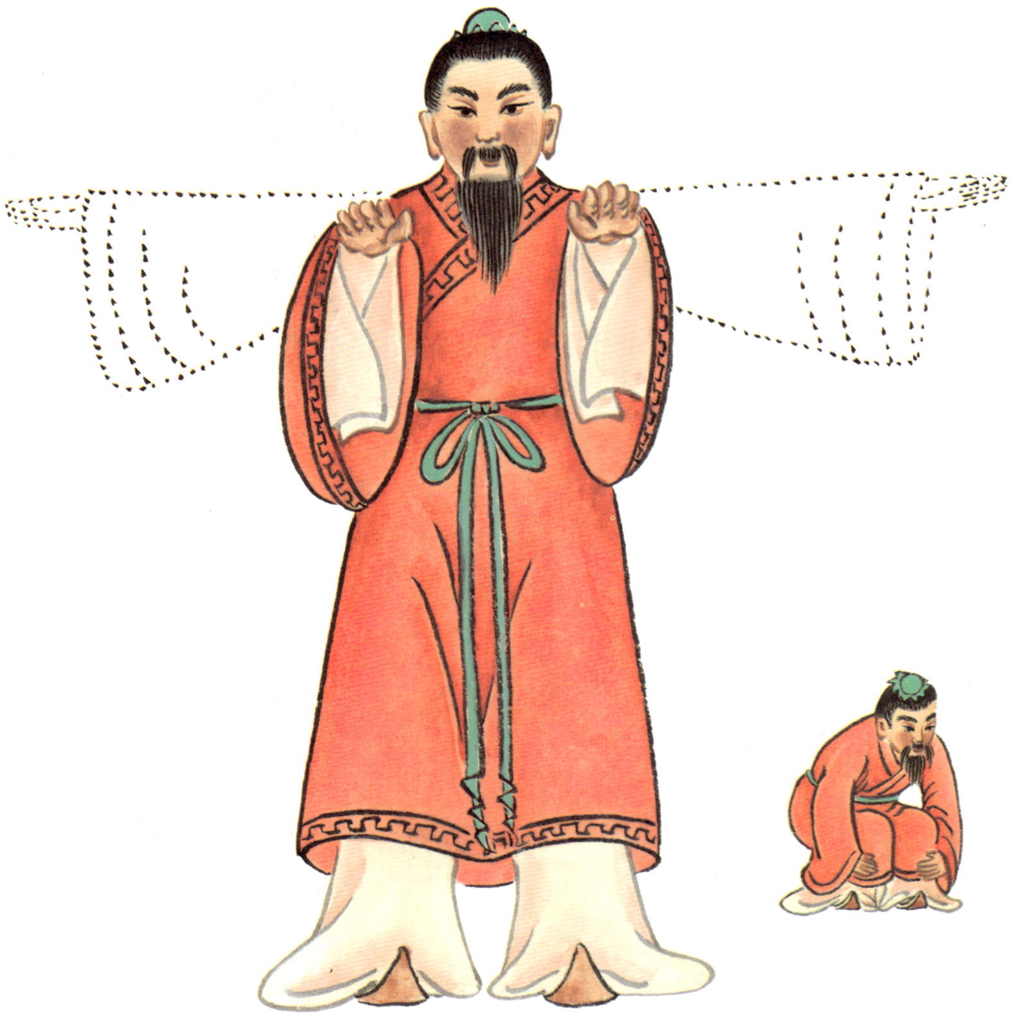

(28) Die *Yijinjing*-Übungen in zwölf Figuren

Siehe die einführende Bemerkung auf Seite 157.

Ausgangshaltung

Stehe aufrecht, die Füße schulterbreit auseinander, die Zehen nach außen gedreht, die Arme hängen locker an beiden Seiten. Drücke die Hände gegen die Oberschenkel, ziehe das Kinn zurück, mache die Augen halb zu. Den ganzen Körper halte entspannt, den Geist konzentriert, während dreier tiefer Atemzüge.

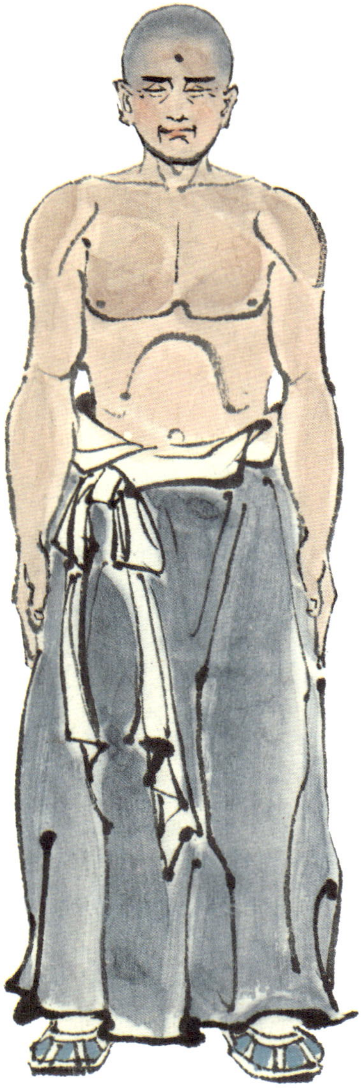

Figur 1 General Skanda hält den Knüttel

Stehe aufrecht, die Fersen aneinander. Hebe die Arme vorn bis in Schulterhöhe, die Handflächen zueinander. Atme ein, während die Arme rechtwinklig gebeugt werden. Atme aus, wenn sich die Handteller vor der Brust berühren. Bedenke, daß das *qi* aus den vier Gliedmaßen in den mittleren Elixierbereich (Schwertfortsatz) strömt. Mache nach der Übung eine Minute Pause.

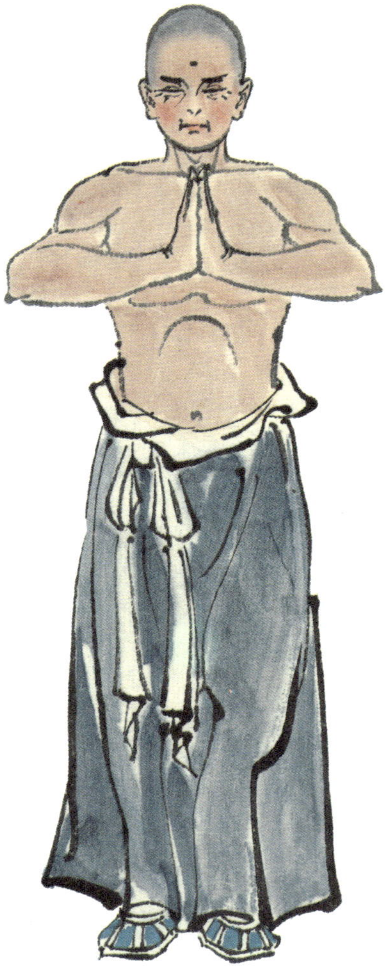

Figur 2 Schultere den Knüttel, der die bösen Geister bezwingt

Die letzte Figur fortsetzend, trenne die Handflächen, derweil sie sich langsam nach vorn zum unteren Elixierbereich bewegen und, nach kurzer Pause, weiter nach unten gelangen, bis die Arme vollkommen gestreckt sind; trenne dann die Hände und hebe die Arme seitwärts bis auf Schulterhöhe, wobei die Handflächen nach unten gerichtet und die Fersen angehoben werden.

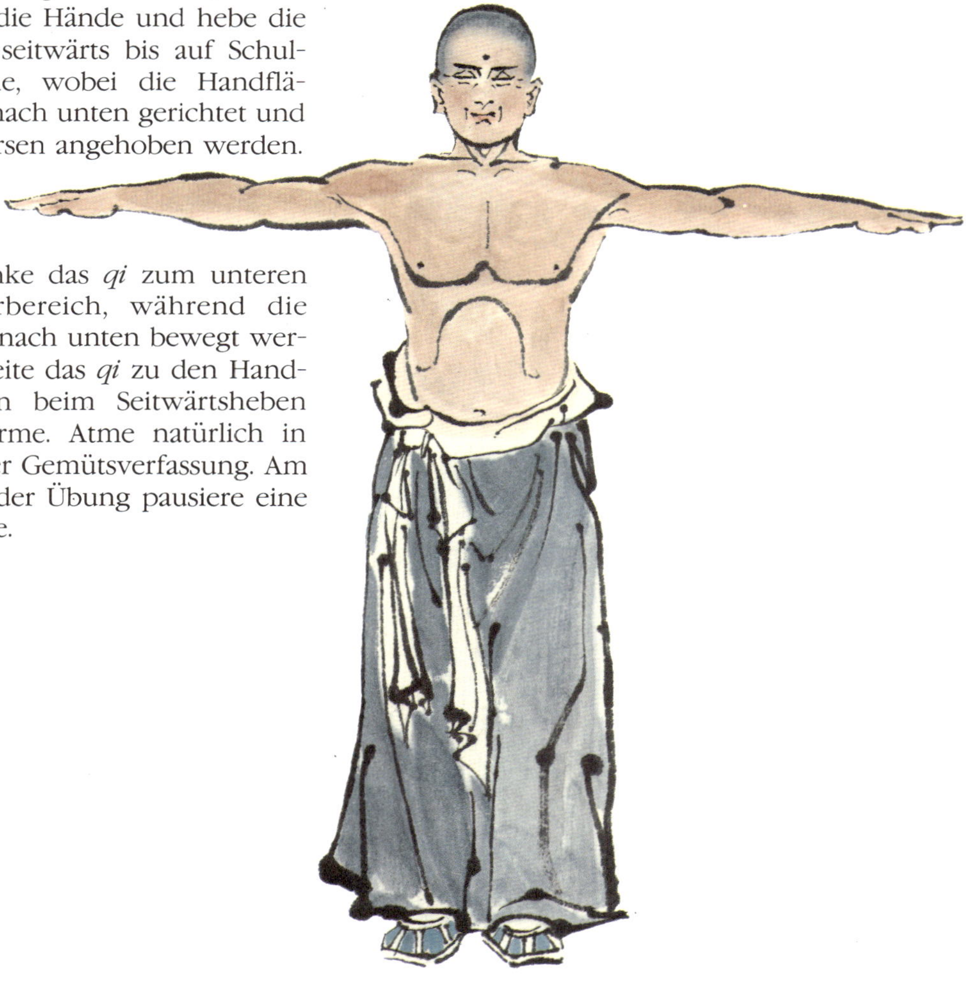

Senke das *qi* zum unteren Elixierbereich, während die Arme nach unten bewegt werden, leite das *qi* zu den Handflächen beim Seitwärtsheben der Arme. Atme natürlich in ruhiger Gemütsverfassung. Am Ende der Übung pausiere eine Minute.

Figur 3 Mit den Händen den Himmel stützen

Hebe, die vorausgegangene Figur fortsetzend, die Arme langsam über den Kopf, die Handflächen nach oben gewendet. Die entsprechenden Finger zeigen aufeinander, die Fersen sind angehoben, als ob man etwas Schweres stemme. Gleichzeitig wird mit der unteren Zahnreihe an die obere geklopft; durch die gegen den Gaumen gedrückte Zunge wird Speichel erzeugt, der nun heruntergeschluckt wird — man sagt, in den unteren Elixierbereich hinab. Drehe nunmehr die Fersen nach außen und setze sie ab, während die Arme langsam seitwärts in Schulterhöhe gesenkt und die Finger, einer nach dem anderen (angefangen mit dem kleinen), eingebogen werden, so daß geballte Fäuste entstehen. Atme beim Heben der Arme ein, halte den Atem eine Weile an oder atme normal, wenn die Hände über dem Kopf sind. Pausiere nach der Übung eine Minute.

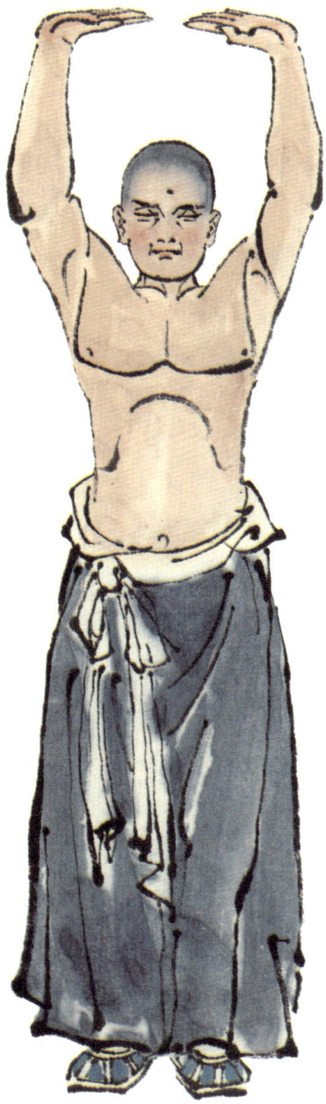

Figur 4 Hole den Großen Bären herunter

Senke, die vorige Figur fortsetzend, den linken Arm in einem Kreisbogen nach hinten, drücke dabei die Handfläche kraftvoll nach unten, während die rechte Hand über den Kopf gehoben wird, wobei die Handfläche nach unten zeigt. Drehe gleichzeitig den Kopf nach rechts, um oben auf die rechte Hand zu blicken, und hebe die rechte Ferse zur Bildung eines rechten „T-Schritts", wobei sich das Körpergewicht auf das linke Bein verlagert. Pausiere eine halbe Minute, nimm dabei drei bis fünf tiefe Atemzüge (*Bild links*). Wiederhole diese Bewegungen seitenverkehrt (*Bild rechts*).

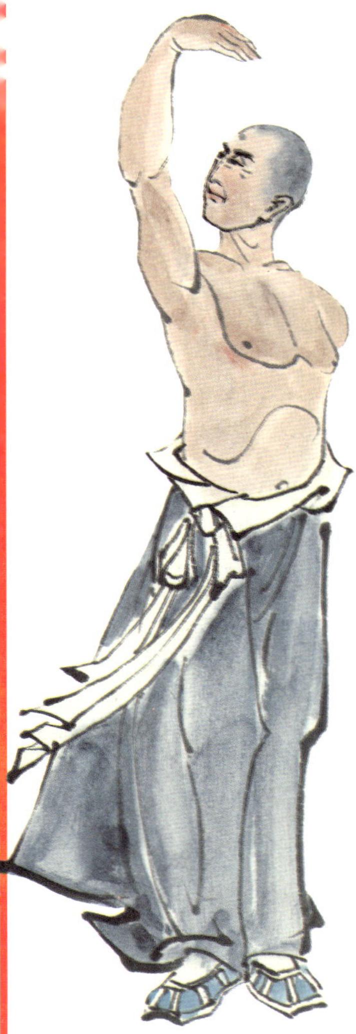

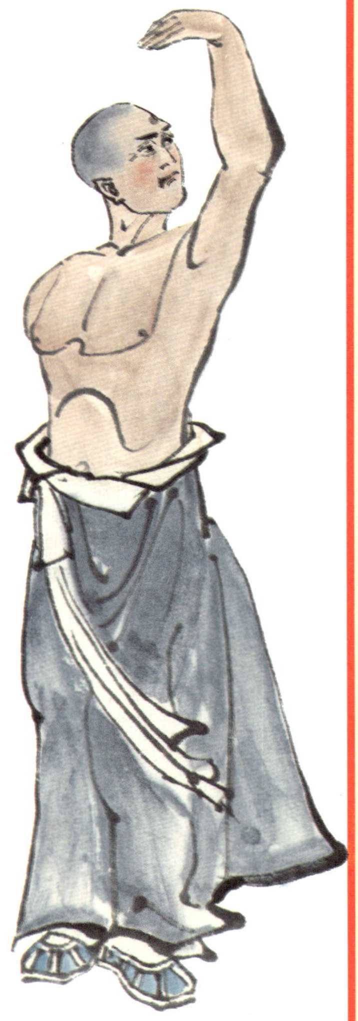

Figur 5 Neun Ochsen am Schwanz

Bewege, die vorherige Figur fortsetzend, die linke Hand zur linken Hüfte, die Finger leicht gebogen und die Handfläche nach unten gerichtet. Hebe gleichzeitig die rechte Hand auf Schulterhöhe, beuge den Arm, schließe die Hand zur hohlen Faust und neige den Körper nach rechts in einem Winkel von 45 Grad. Wende dich nach rechts und führe einen rechten „Bogenschritt" aus, wobei das hintere Bein gestreckt und das vordere so gebeugt wird, daß es nicht über die Zehen hinausragt, als zöge man mit einem langen Seil auf der Schulter einen Karren (*Bild links*). Wende dich nach rechts und mache mit dem linken Fuß einen Schritt nach vorn. Wiederhole diese Bewegungen seitenverkehrt (*Bild rechts*).

Atme natürlich und konzentriere dich auf die Handflächen.

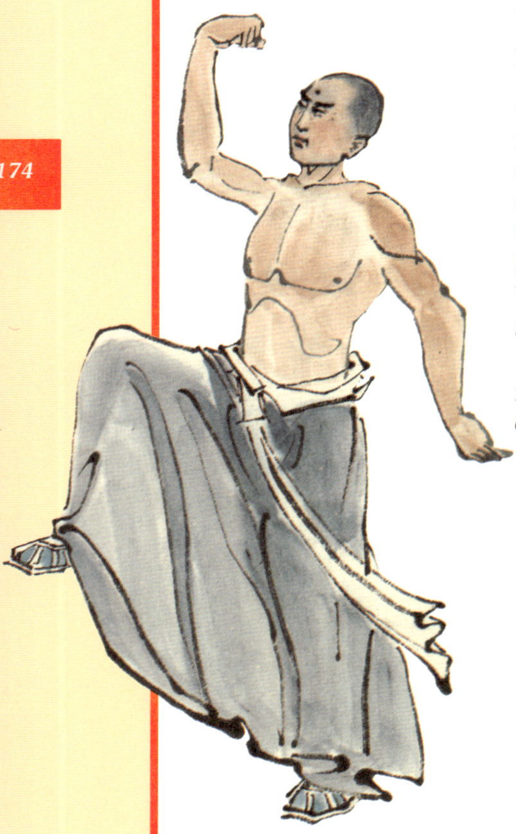

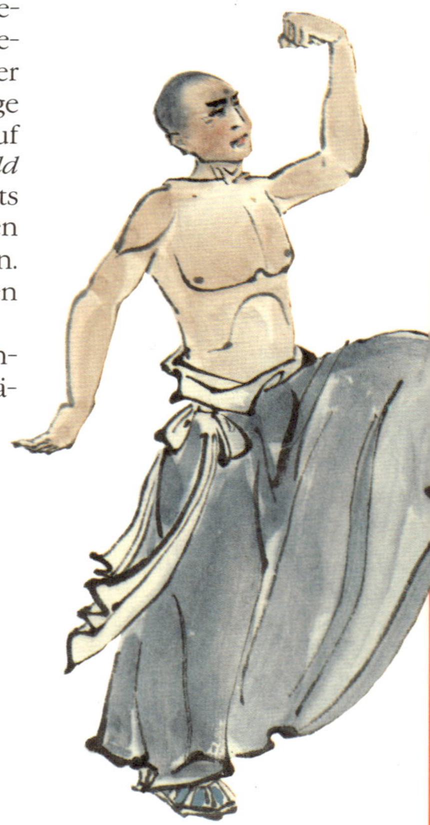

Figur 6 Klauen zeigen und Flügel aufblitzen lassen

Die letzte Figur fortsetzend, stampfe auf und mache mit dem rechten Fuß einen Schritt nach vorn, setze ihn neben den linken Fuß und stehe gerade. Ziehe die Fäuste zur Taille zurück, die Fingerknöchel nach unten. Mit geöffneten Händen stoße siebenmal nach vorn, die Fingerspitzen in Schulterhöhe; spreize dann die Finger langsam, während die Hände für den nächsten Stoß zur Taille zurückgezogen werden. Stelle dir vor, du öffnest ein Fenster, um den Mond anzuschauen, während die Handflächen mit solcher Kraft nach vorn bewegt werden, als wolle man einen Berg wegschieben; beim Zurückziehen der Hände zur Taille denke, es nähere sich eine Meeresflut.

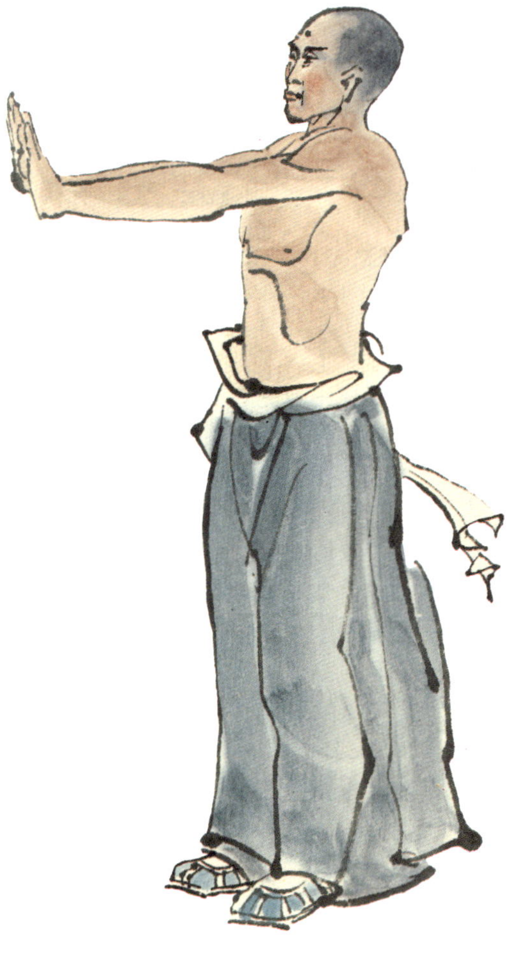

Figur 7 Neun Geister ziehen ihren Säbel

In Fortsetzung der letzten Figur hebe die Arme seitwärts auf Schulterhöhe, die Handflächen nach oben. Dann beuge den Rumpf ein wenig vor, wende den Kopf leicht nach links, während die rechte Hand zum Hinterkopf geführt wird, um mit der Mittel- und der Zeigefingerspitze das linke Ohrläppenchen zu ergreifen und sanft nach rechts zu ziehen. Drehe gleichzeitig den Rumpf nach links, bewege den linken Arm nach hinten, drücke beim Nachobenziehen den Handrücken an die Wirbelsäule, die Finger nach oben. Beuge die Beine langsam und senke den Kopf, um den rechten Fuß zu sehen (*Bild links*).

Richte dich wieder auf, um die gleichen Bewegungen seitenverkehrt zu wiederholen (*Bild rechts*). Nach der Übung stehe eine halbe Minute ruhig.

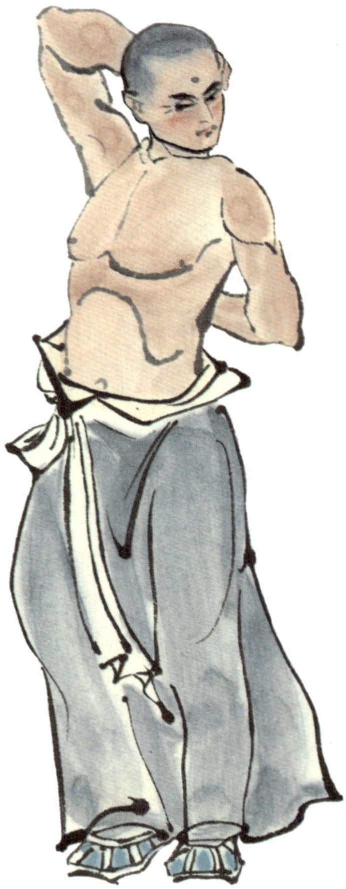

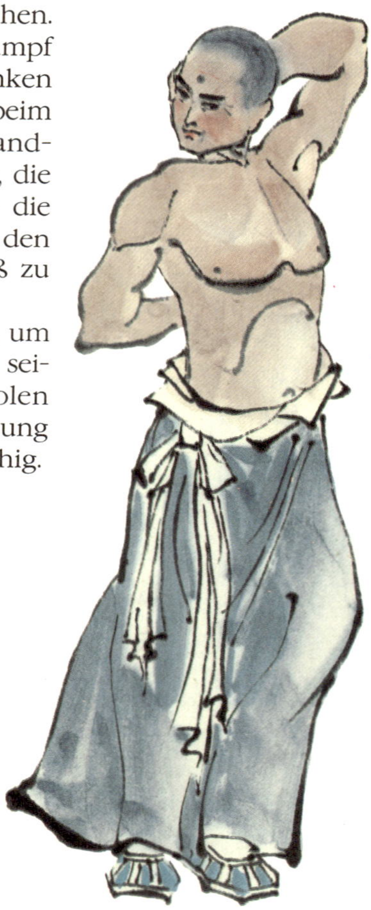

Figur 8 Hebe den Körper und lasse ihn wieder fallen

Die letzte Figur fortsetzend, mache mit dem linken Fuß einen Schritt zur Seite, wobei beide Füße nach außen gedreht werden. Hebe die Arme seitwärts auf Schulterhöhe, die Handflächen nach unten gerichtet. Beuge die Beine zur Reithaltung, während die Handflächen auf Kniehöhe gesenkt werden. Strecke die Beine langsam aus und stehe aufrecht, während die Arme auf Schulterhöhe gebracht werden, Handflächen nach hinten gebogen. Wiederhole drei- bis fünfmal.

Atme ein, während die Handflächen nach unten gedrückt werden, als ob man einen schwimmenden Holzblock kräftig ins Wasser drücken würde; atme aus beim Heben der Arme, als ob man etwas Schweres heben würde.

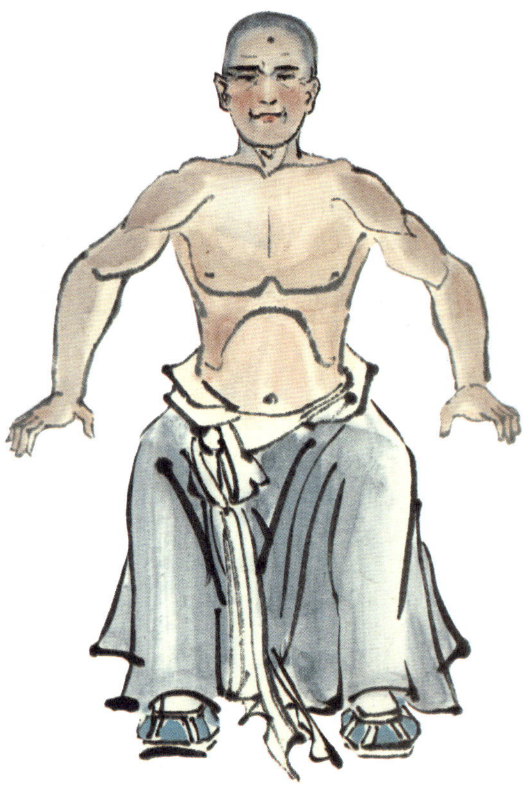

Figur 9 Der schwarze Drache streckt seine Klauen aus

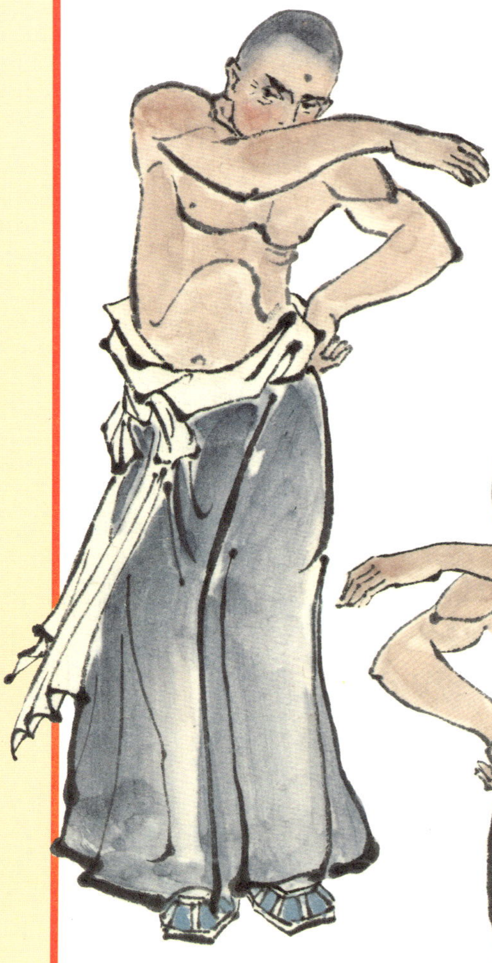

In Fortsetzung der letzten Figur stehe aufrecht, den linken Fuß neben dem rechten, die Hände andeutungsweise zu Klauen geformt. Die linke Hand wird zur Taille gesenkt, und mit einer Drehung des Rumpfes nach links wird die rechte Hand nach vorn gestoßen, wobei der Arm am Ellbogen leicht gebeugt wird und Taille und Bauch entspannt werden. Ziehe die rechte Hand für zwei weitere Stöße zu Taille zurück, wobei der erste schräg und der zweite direkt nach links ausgeführt wird (*Bild oben*). Wende dich nach links mit einer plötzlichen Drehung des Kopfes und suchendem Blick. Wiederhole die Stöße mit der linken Hand (*Bild unten*).

Atme ein, während die Hand zurückgezogen wird, atme aus, während sie zustößt, jedesmal begleitet von dem verhaltenen Ruf „Hsu“. Beim Vorstoßen oder beim Zurückziehen der Hand wird der Körper leicht gedreht.

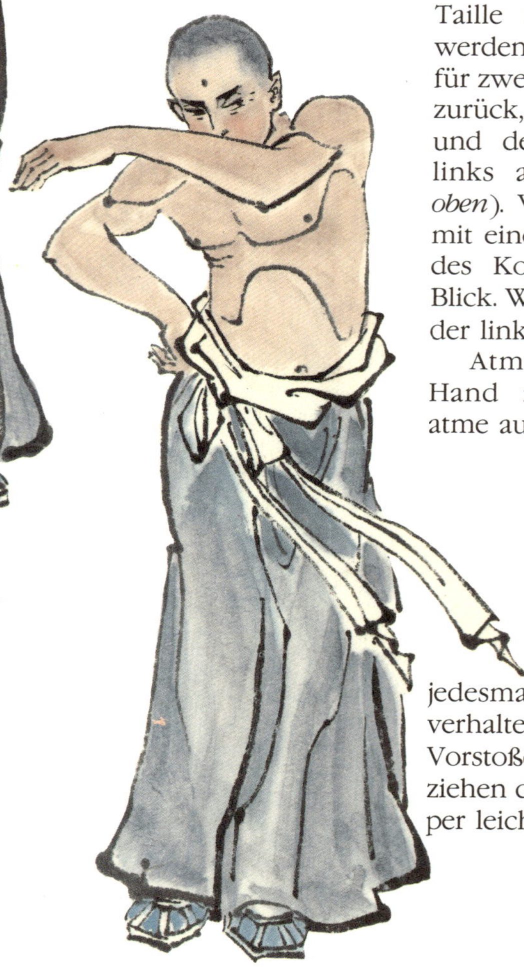

Figur 10 Der Tiger stürzt sich auf die Beute

Die letzte Figur forsetzend, lege die linke Hand vor den Bauch, mache mit dem rechten Fuß einen großen Schritt nach vorn, wobei der Körper nach rechts gedreht und vorgebeugt wird, und stoße mit beiden Handflächen in einer Kreisbewegung nach unten, wie es der Tiger macht, der sich auf seine Beute stürzt. Nun befindet man sich in einem rechten Bogenschritt, die Handflächen auf dem Boden, der Kopf gehoben, und blickt nach rechts und links (*Bild oben*). Beuge, mit den Händen den Körper stützend, das linke Bein zum rechten Winkel, hebe den linken Fuß, dessen Sohle nach oben gerichtet ist, und stoße den Körper drei- bis fünfmal in die Höhe. Nimm die Hände vom Boden, drehe sie nach oben, und wende dich nach links. Drehe die Handflächen wieder nach unten, um in eine weitere Sturzbewegung überzugehen, diesmal aber seitenverkehrt (*Bild unten*).

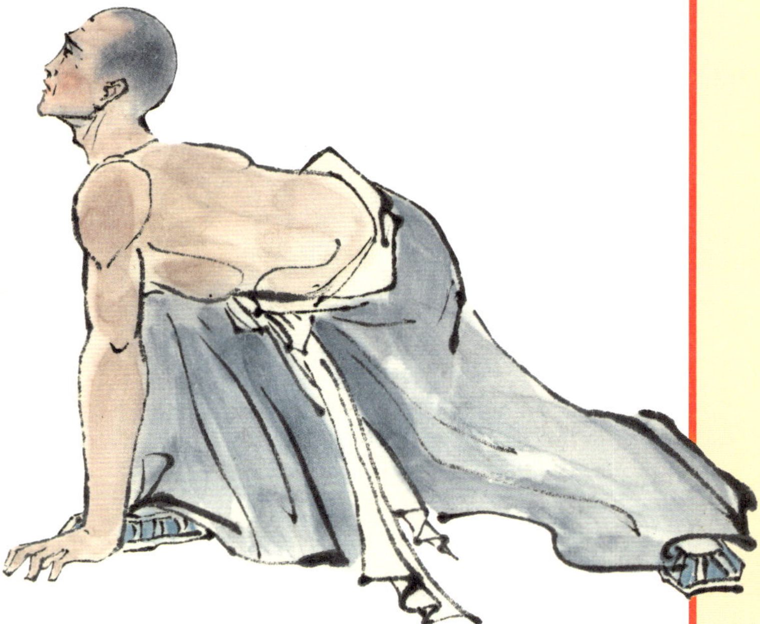

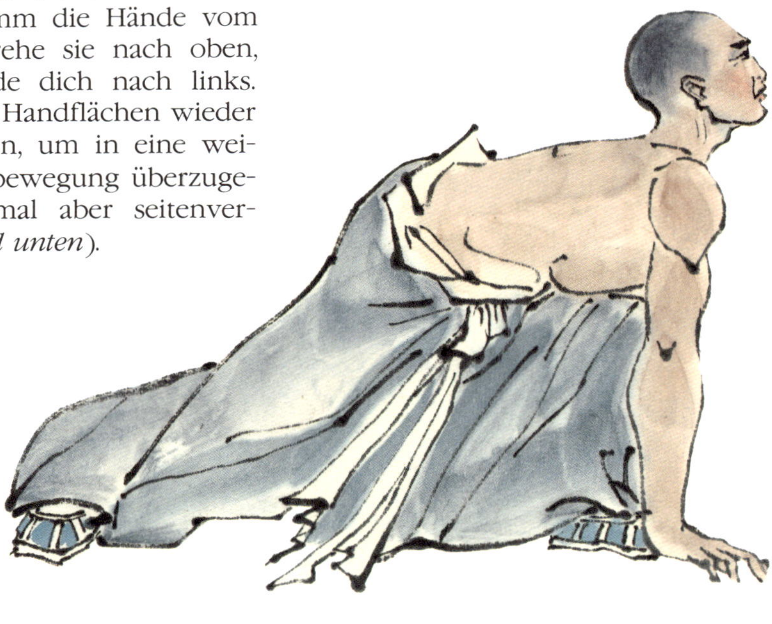

Figur 11 Schlage die Trommel, beuge den Rumpf

In Fortsetzung der letzten Figur setze den rechten Fuß auf, recke den Körper und wende ihn nach rechts, wobei der rechte Fuß einen halben Schritt zum linken bewegt wird, so daß beide Füße etwa schulterbreit auseinander sind, und nimm eine geduckte Haltung ein. Hebe beide Hände zum Hinterkopf, mit den Handflächen die Ohren bedekkend. Lockere den ganzen Körper, klopfe, die Hände wechselnd, an den Hinterkopf, mit jeder Hand siebenmal, wobei man mit leicht gebogenen Ring-, Mittel- und Zeigefingern die als „Die Himmelstrommel schlagen" bekannte Erschütterungsmassage vornimmt. Halte dann den Hinterkopf mit den Händen, ohne die Ohren zu bedecken. Beuge den Rumpf langsam dreimal nach vorn, so weit es geht.

Beim „Schlagen der Himmelstrommel" wende den Körper nach links, nach rechts und wieder nach links. Wiederhole alle Bewegungen dreimal. Wenn das Leistungsvermögen ausgeschöpft wird, beiße die Zähne zusammen und atme natürlich in drei feinen Zügen.

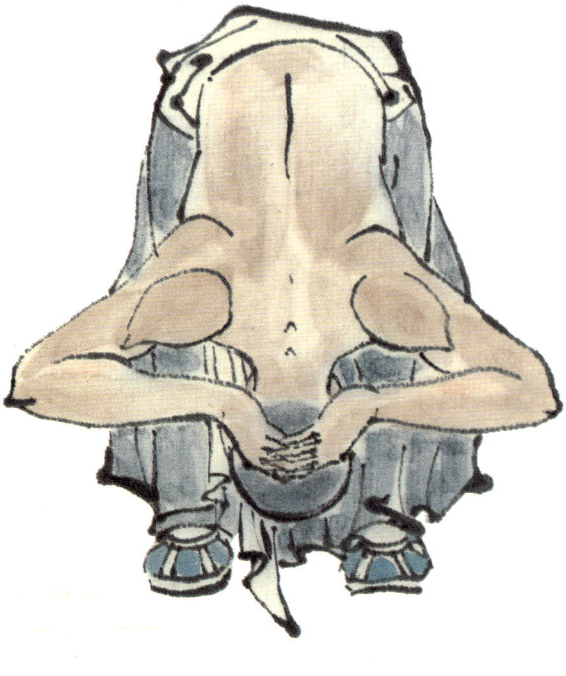

Figur 12 Den Kopf schütteln, mit dem Schweif wedeln

In Fortsetzung der letzten Figur strecke die Arme seitwärts und dann nach vorn, wo die Finger ineinandergreifen und die Arme gebeugt werden. Mit einer inneren Drehung der Arme wende die Handflächen nach unten. Dann, Hüften und Bauch gelockert, strecke die Beine, lege die Handflächen auf den Boden und drehe Kopf und Rumpf nach rechts und links. Während man sich aufrichtet, dreht man die Handflächen nach oben durch eine Kreisbewegung der Arme nach außen und streckt sie vor der Brust aus. Beuge und entspanne den Rumpf noch zweimal, um den Kopf zu schütteln und mit dem Schweif zu wedeln (*Bild links*).

Schlußfigur: Bewege die Handflächen in drei bis fünf Kreisen nach außen, zur Taille und nach vorn und spreize dabei die Finger (*Mitte*). Lege die Handflächen vor der Brust aneinander und bewege sie zum unteren Elixierbereich, danach zu den Taillen, um die Ausgangsstellung wieder einzunehmen, wobei der Körper vollkommen entspannt bleibt und natürlich geatmet wird (*Bild rechts*).

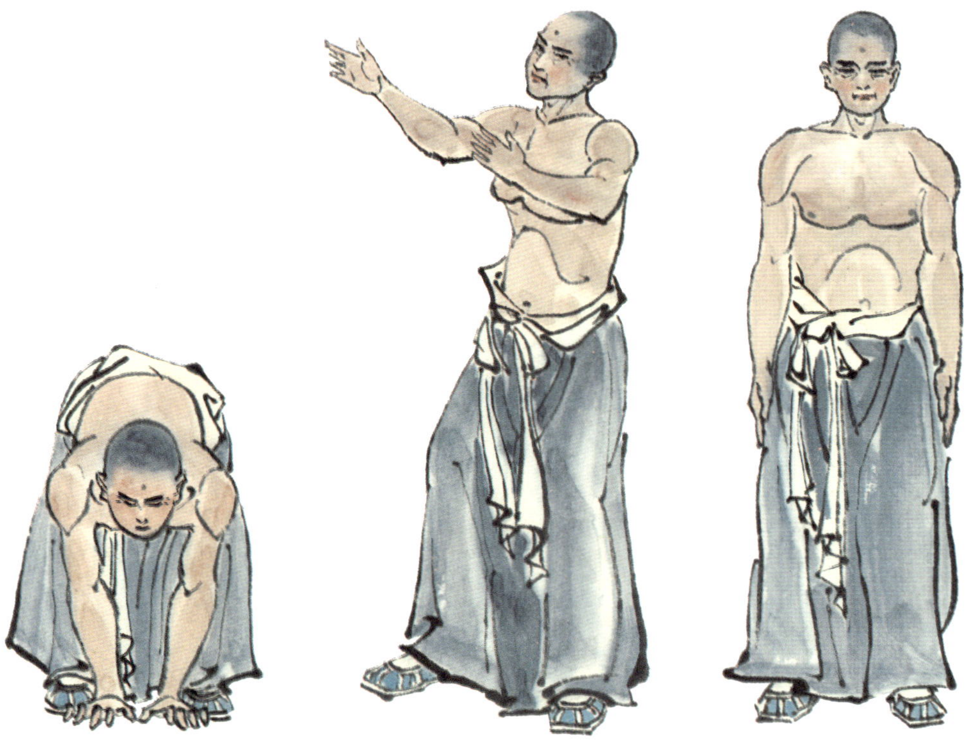

(29) Die Übungen der Unsterblichen

Die folgenden 36 Übungen wurden aus 47 Folgen ausgewählt, die in der von Zhou Lüjing Ende des 17. Jahrhunderts zusammengestellten Enzyklopädie *Yi Men Guang Du* veröffentlicht wurden.

Jede Figur der Übungen der Unsterblichen hat eigentlich einen Titel, der sich auf eine Anekdote über eine geschichtliche oder legendäre Persönlichkeit bezieht. Figur 2 zum Beispiel kündet von einem General im zweiten Jahrhundert v. Chr., der einem Alten die Schuhe anzuziehen half. Da die Anekdoten mit den Übungen wenig zu tun haben, wurden die Titelhelden nicht in den deutschen Text aufgenommen.

Figur 1 Ein fliegendes Pferd fangen

Aus dem Stand, die Füße mehr als schulterbreit auseinander, wird die linke Ferse zur Ausführung eines T-Schritts gehoben. Strecke den rechten Arm nach vorn und den linken Arm nach hinten in Schulterhöhe aus, als würdest du einen Stoffballen vor der Brust halten. Drehe den Kopf etwas nach rechts, nimm neun tiefe Atemzüge, um *qi* in die linke Körperhälfte zu leiten. Wiederhole diese Bewegungen seitenverkehrt.

Zur Behandlung von Ruhr, insbesondere von Diarrhöe mit Blut und Schleim.

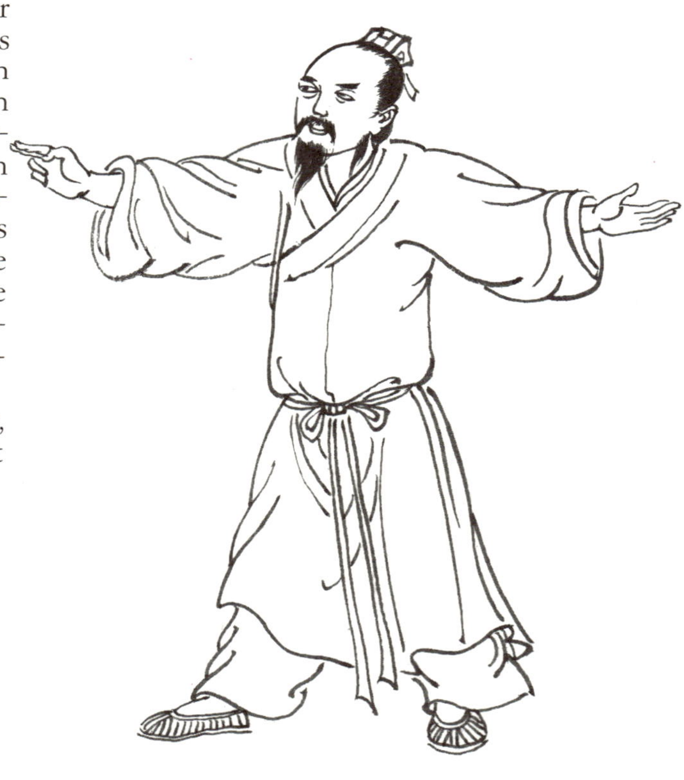

Figur 2 Beim Anziehen der Schuhe Hilfe erhalten

Sitze mit nach vorn ausgestreckten Beinen, die Füße schulterbreit auseinander. Drücke beide Hände auf die Krümmung der Beine und konzentriere auch den Geist darauf. Mache zwölf tiefe Atemzüge.

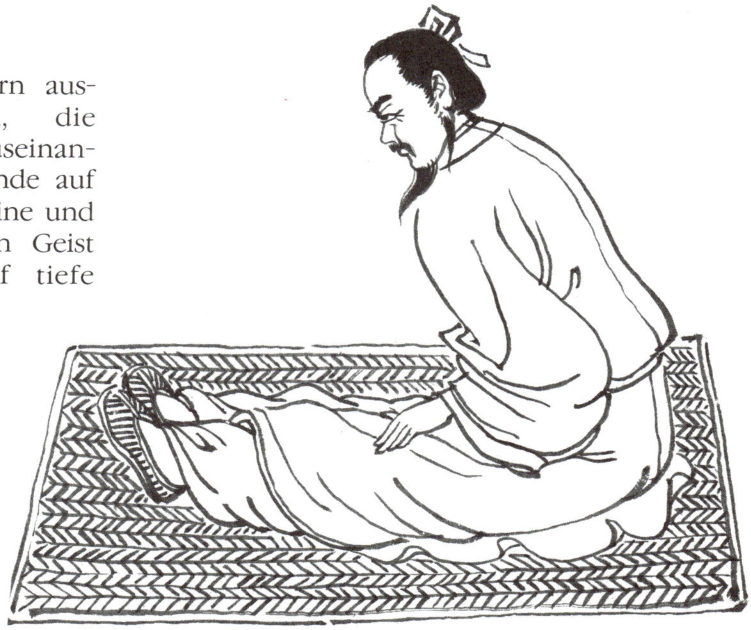

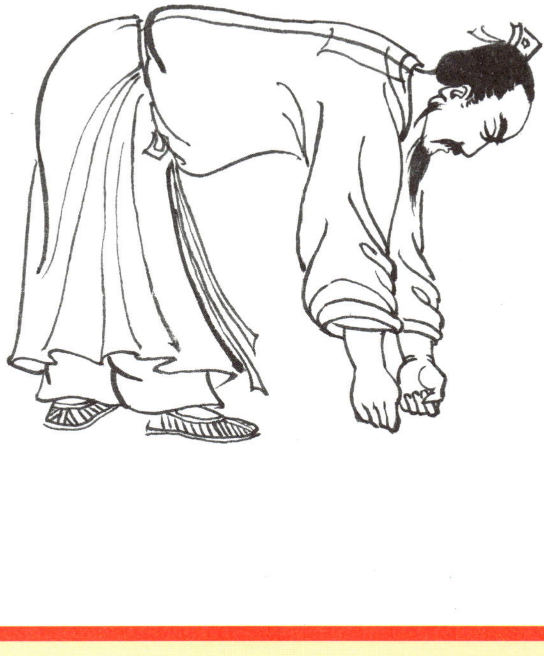

Figur 3 In den Brunnen sehen

Stehe, die Füße auseinander, und beuge dich nach vorn, bis die Fäuste den Boden berühren. Dabei wird *qi* in den unteren Teil des Körpers geleitet. Recke dich und hebe die Fäuste über den Kopf. Atme in drei oder vier sanften Zügen durch die Nase.

Gegen Schmerzen im Rükken und in den Beinen.

Figur 4 Auf einem Felsen schlafen

Blockiere bei einem eventuellen Samenerguß mit einem Finger der linken Hand das rechte Nasenloch und drücke die rechte Hand auf das Steißbein. Atme tief, und die Beunruhigung ist vorbei.

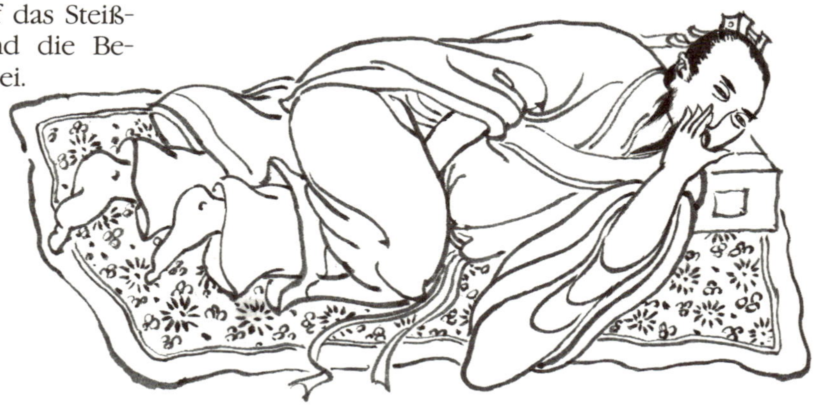

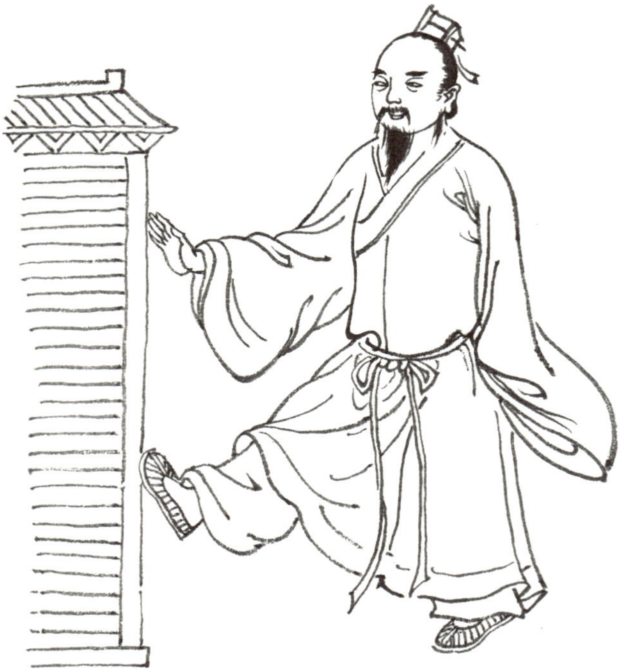

Figur 5 Unbekümmert singen

Stelle dich vor eine Wand, die rechte Hand und die rechte Sohle auf sie gestützt, die linke Hand locker an der Seite. Nimm 18 tiefe Atemzüge, um *qi* in die rechte Körperhälfte zu leiten. Wiederhole diese Bewegungen seitenverkehrt.

Gegen Rückenschmerzen.

Figur 6 Fischen am See

Sitze aufrecht mit gekreuzten Beinen, die linke Faust in Taillennähe, die rechte Hand auf dem rechten Knie. Mache sechs Atemzüge, um *qi* zum angegriffenen Körperteil zu leiten. Wiederhole diese Bewegungen seitenverkehrt.

Gegen hartnäckige Geschwüre.

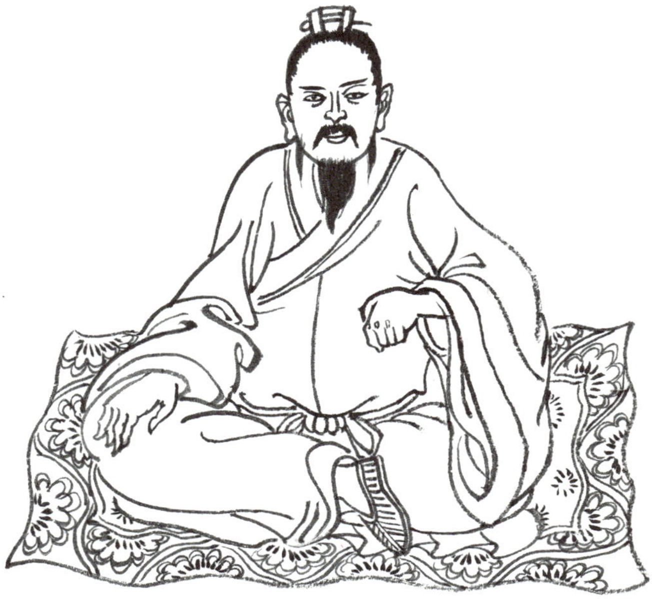

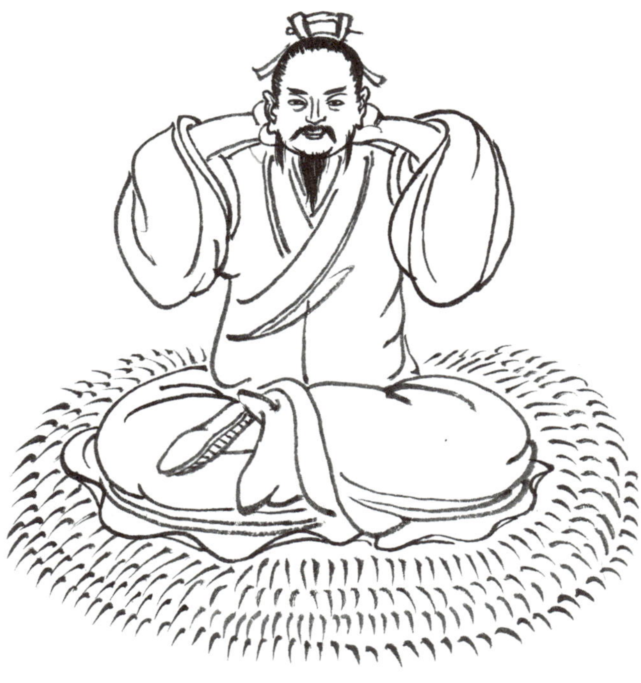

Figur 7 Meditation im Heiligen Tal

Sitze aufrecht, halte die Zähne aufeinander, den Atem an, während die Hände zum Hinterkopf geführt werden und die Finger 18mal die „Himmelstrommel" schlagen (siehe Seite 180). Schlage 36mal die unteren und oberen Zähne aneinander.

Gegen Schwindelgefühl.

Figur 8 Einen Turban wickeln

Sitze aufrecht, halte mit beiden Händen den Hinterkopf und mache dabei zwölf tiefe Atemzüge.

Gegen Kopfschmerzen, die durch krankheitserregende Winde (s. Seite 8) verursacht sind.

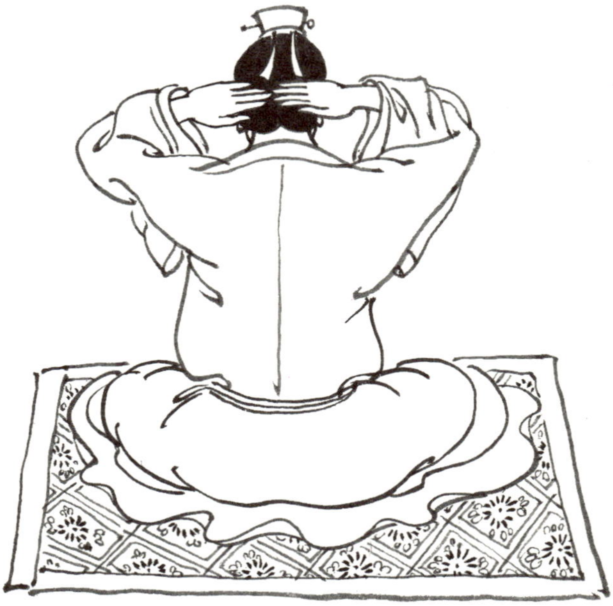

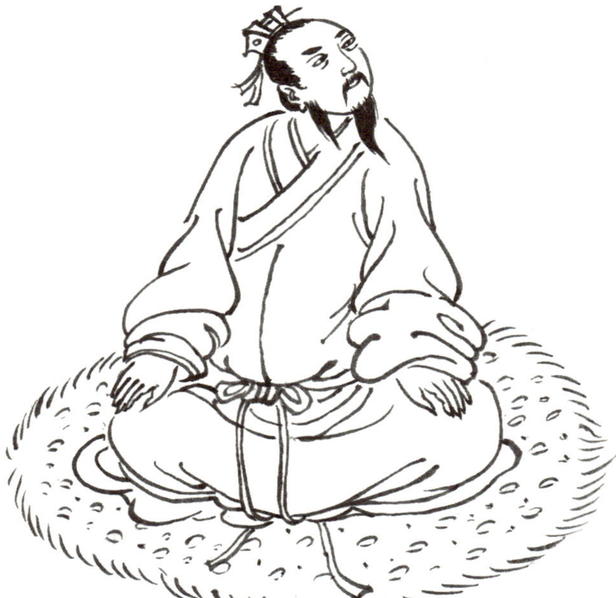

Figur 9 Laute spielen

Sitze mit gekreuzten Beinen, die Handflächen auf den Knien. Wende Kopf und Rumpf 12mal nach rechts und links, wobei jedesmal tief geatmet wird. Diese Übung heißt auch „Die Himmelssäule erschüttern".

Gegen Kopfschmerzen, die durch krankheitserregende Winde und träge Blutzirkulation verursacht sind.

Figur 10 Auf einer Steinbank liegen

Liege auf der linken Seite mit angezogenen Beinen und entspannten Füßen. Reibe beide Handflächen warm und halte mit der linken Hand Penis und Hodensack während 24 tiefer Atemzüge, um *qi* in den Intimbereich zu leiten.

Gegen Krankheiten, die durch krankheitserregende Winde verursacht sind.

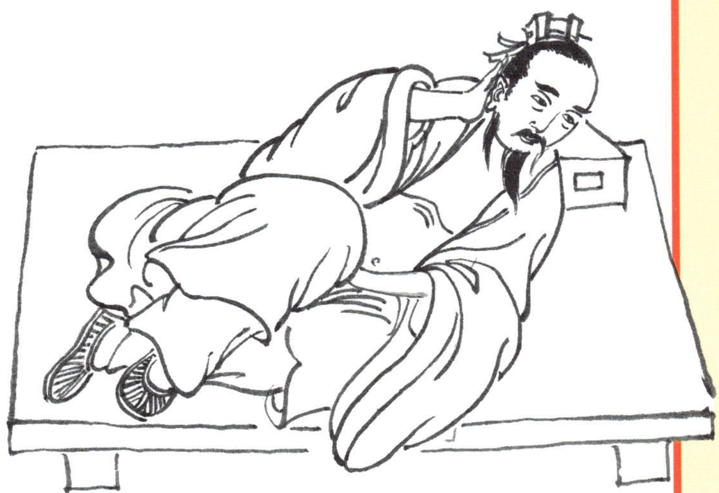

Figur 11 Die Schilfrohrflöte blasen

Sitze mit gekreuzten Beinen, die Arme gebeugt, die Hände lose geschlossen. Krümme und strecke die Finger neunmal vor dem Brustkasten, wobei jede dieser Bewegungen von einem tiefen Atemzug begleitet wird, um *qi* in den unteren Elixierbereich zu leiten.

Zur Förderung der Zirkulation des *qi* durch den *ren*-Kanal (s. Seite 131) zur Behandlung verschiedener Krankheiten.

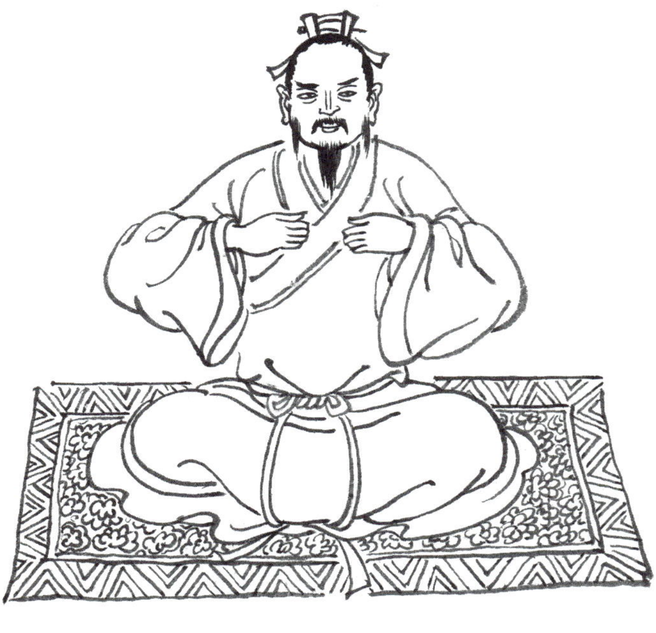

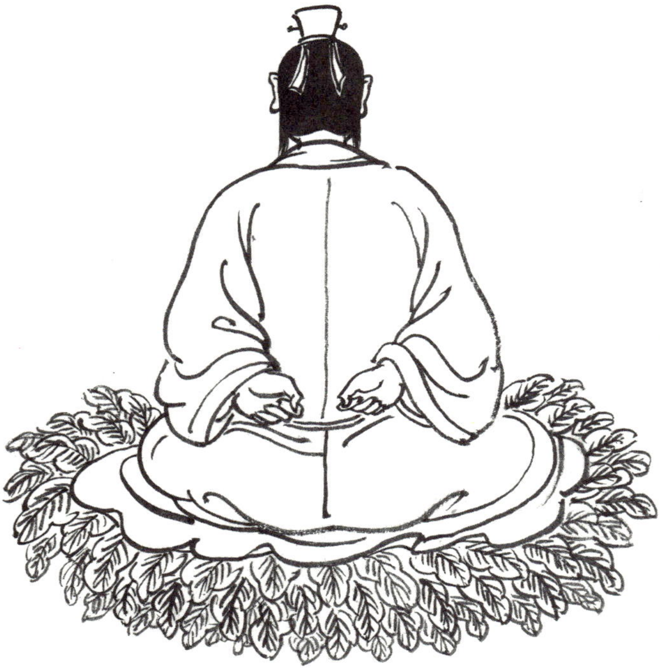

Figur 12 Nieren massieren

Sitze mit gekreuzten Beinen. Reibe die Hände warm und massiere den unteren Rücken während 24 tiefer Atemzüge zur Leitung von *qi* in die Nieren.

Gegen Nierenschwäche, die durch krankheitserregende Kälte verursacht ist, sowie gegen Rücken- und Beinschmerzen.

Figur 13 Die Füße halten

Sitze mit nach vorn ausgestreckten Beinen. Halte die Fußsohlen mit den Händen und mache derweil neun tiefe Atemzüge, um *qi* in den unteren Elixierbereich zu leiten.

Gegen unwillkürlichen Samenerguß.

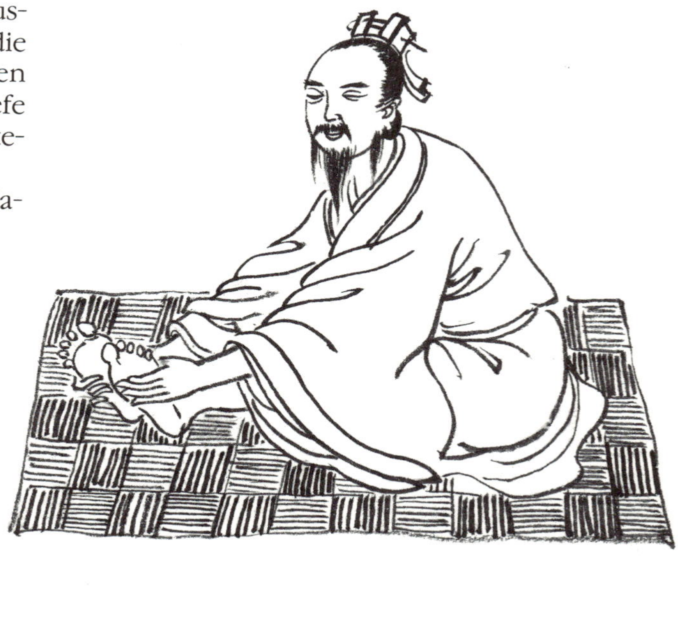

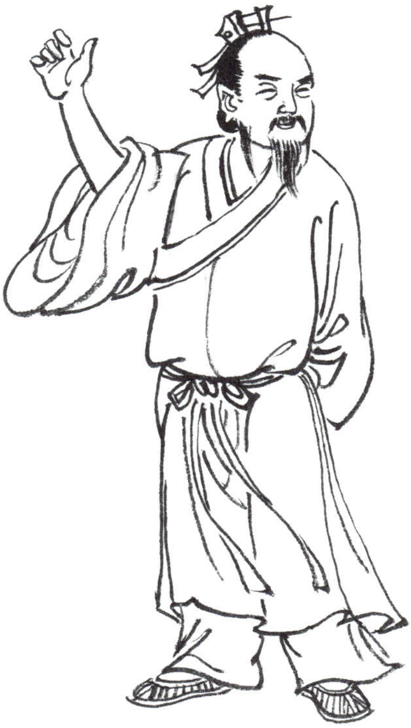

Figur 14 Mit dem Schwert einen bösen Geist töten

Stehe, die Füße auseinander, die rechte Ferse zur Ausführung eines T-Schritts angehoben. Hebe die rechte Hand, bewege die linke hinter den Rücken und wende den Rumpf nach links, was zugleich die Blickrichtung darstellt. Nimm neun tiefe Atemzüge, um *qi* in den unteren Elixierbereich zu leiten.

Gegen Herzbeschwerden.

Figur 15 Taoismus predigen

Sitze auf einem Hocker, der rechte Fuß steht auf dem Boden, der linke ist davon entfernt. Hebe die linke Hand seitwärts auf Schulterhöhe, die Finger zeigen nach oben, während die rechte Hand den Bauch massiert, dabei leite *qi* mit zwölf tiefen Atemzügen in den Unterleib.

Gegen Rücken- und Brustschmerzen.

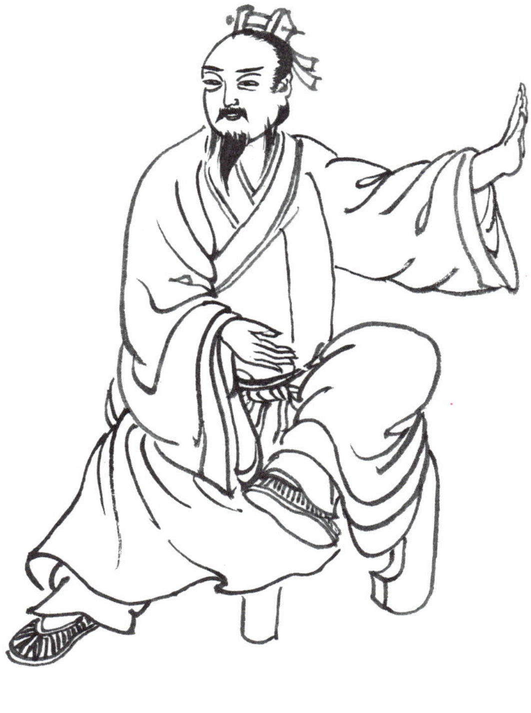

Figur 16 Laute spielen, wobei das Haar auf die Schultern fällt

Sitze aufrecht und reibe nacheinander die Sohlen, bis sie warm sind. Lege die Handflächen auf die Knie, mache dabei neun tiefe Atemzüge, atme die Luft durch den weit geöffneten Mund aus.

Zur Förderung der Blutzirkulation, zur Erhaltung des Gleichgewichts der drei Erwärmer (s. S. 25), zur Verbesserung einer schwächlichen Konstitution und zur Behandlung schwacher Sehkraft.

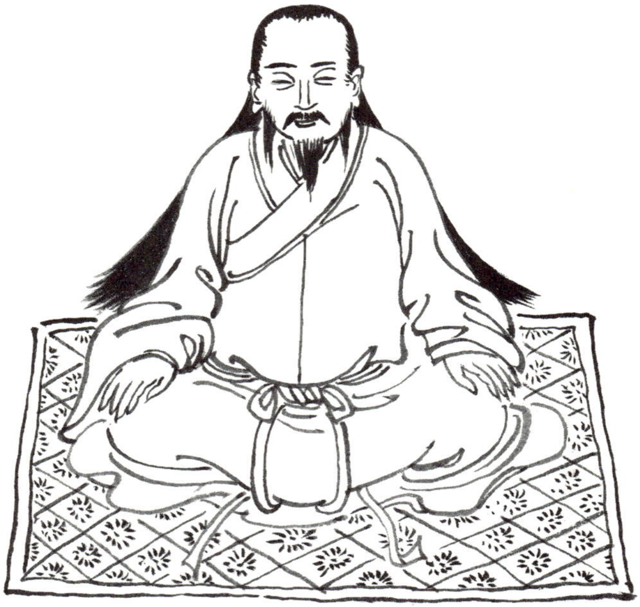

Figur 17 Eine tiefe Verbeugung machen

Stehe, die Füße schulterbreit auseinander. Beuge dich nach vorn, bis die Handflächen den Fußspann berühren. Atme 24mal tief. Die Übung heißt auch „Der schwarze Drache wedelt mit dem Schwanz".

Gegen Rückenschmerzen.

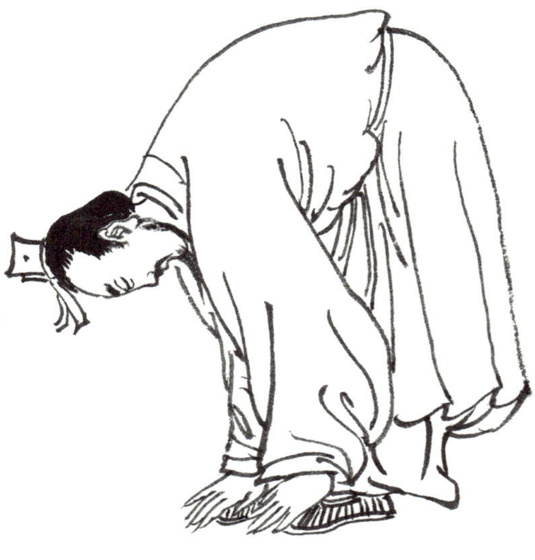

Figur 18 Meditation mit geschlossenen Augen

Sitze mit gekreuzten Beinen, die Hände werden unterhalb des Nabels zusammengehalten. Meditiere mit geschlossenen Augen und atme 49mal tief, um *qi* in den unteren Elixierbereich zu leiten.

Gegen Leibschmerzen.

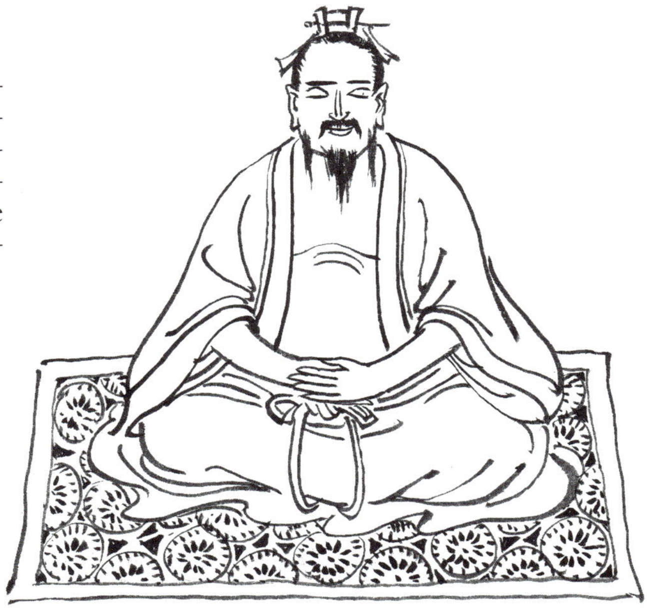

Figur 19 Einen Drachen reiten

Sitze mit gekreuzten Beinen, die Hände leicht geschlossen. Wende den Kopf nach rechts, während der linken Arm nach links oben, dann der rechte nach links geschwungen wird. Atme neunmal tief. Wiederhole diese Bewegungen seitenverkehrt.

Gegen Blähungen und Völlegefühl in Magen und Zwerchfell.

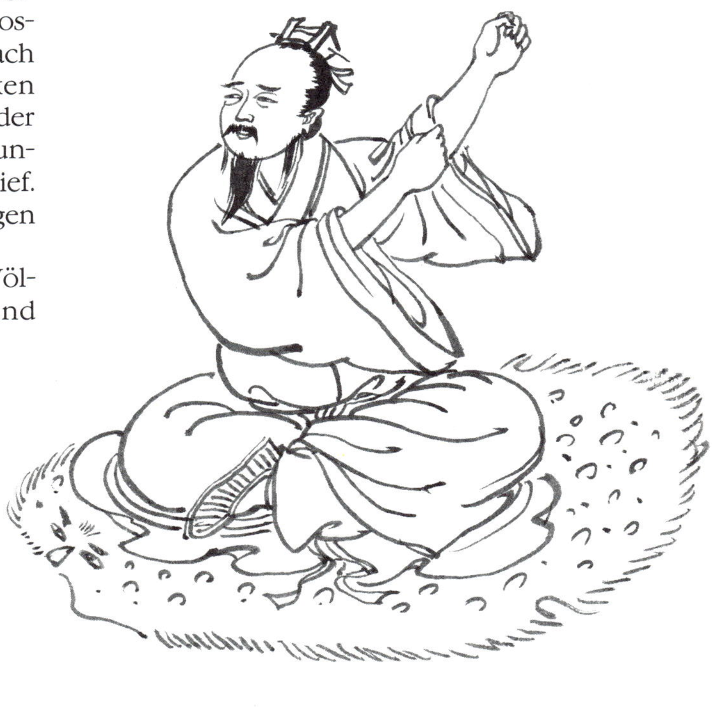

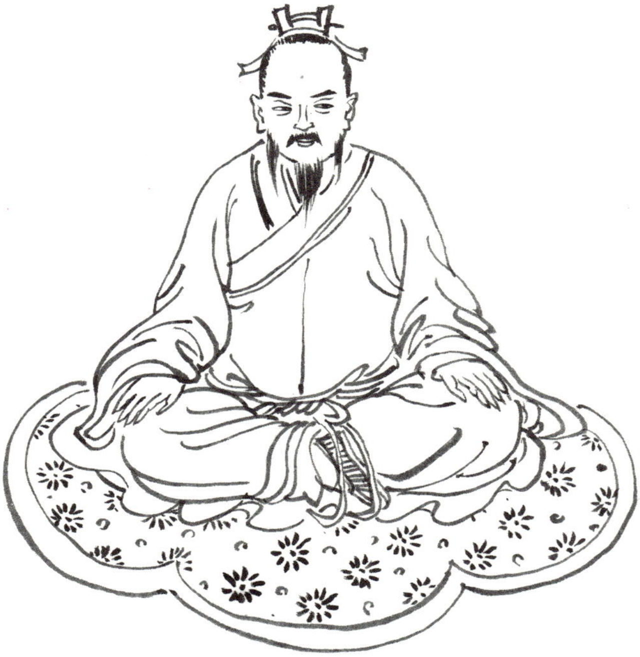

Figur 20 In der Präfektur sitzen

Sitze mit gekreuzten Beinen, die Hände auf den Knien. Drehe den Körper 14mal nach links und rechts, jedesmal mit einem tiefen Atemzug.

Gegen Störungen verschiedener Art.

Figur 21 Auf schneebedeckter Erde liegen

Liege auf dem Rücken, die Beine gebeugt oder bequem ausgestreckt, die Zehen nach außen. Atme sechsmal tief, um *qi* in den unteren Elixierbereich zu leiten, und massiere dabei Brust und Bauch. Stelle dir vor, im Innern ziehe ein Sturm auf.

Gegen Verdauungsstörungen.

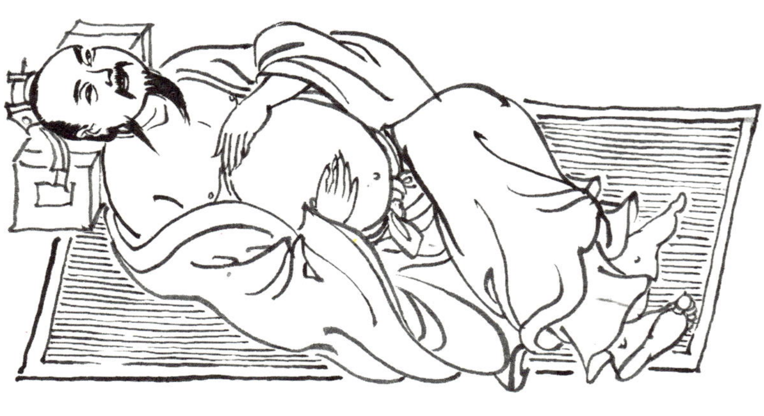

Figur 22 Betrunken in einen Fluß fallen

Liege auf dem Bauch und hebe Kopf und Gliedmaßen. Atme dabei 12mal tief, um *qi* in den unteren Elixierbereich zu leiten.

Gegen Darmentzündungen.

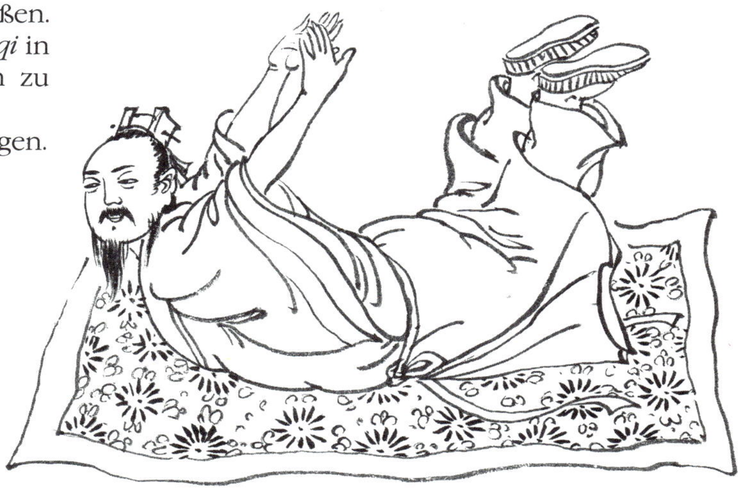

Figur 23 Eintritt in den Zustand der Leere

Sitze gerade. Reibe beide Daumen auf dem Mittelteil der rechten Sohle und atme dabei 24mal tief. Wiederhole dasselbe mit der linken Sohle.

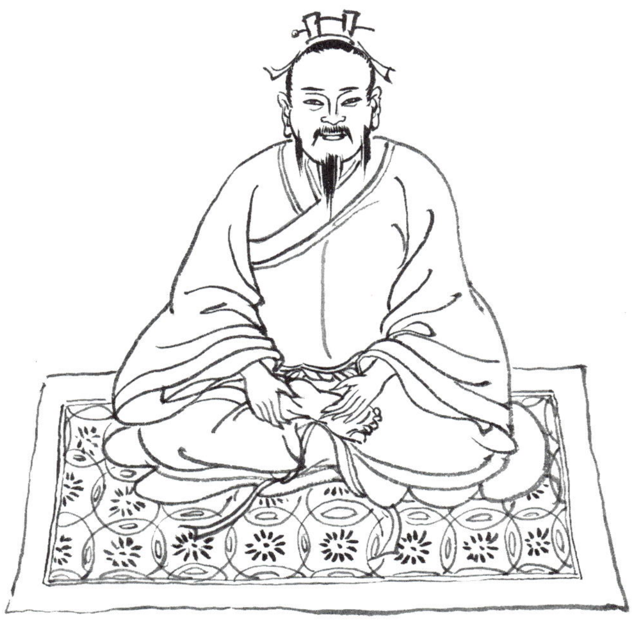

Figur 24 Einen Spiegel putzen

Sitze aufrecht, mit nach vorn gestreckten Beinen, die Füße schulterbreit auseinander und die Zehen nach oben gerichtet. Hebe die lose geschlossenen Hände nach vorn in Schulterhöhe, die Daumenseiten nach oben und den Rumpf nach vorn geneigt. Mache zwölf tiefe Atemzüge.

Gegen Schmerzen im ganzen Körper.

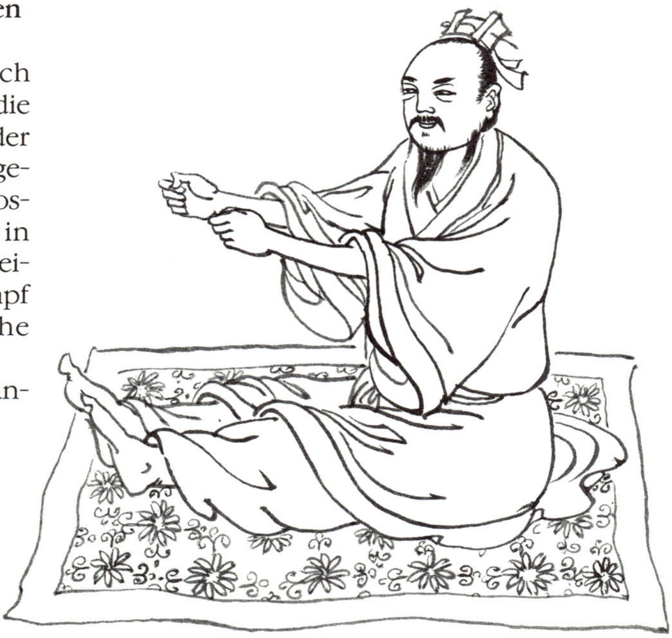

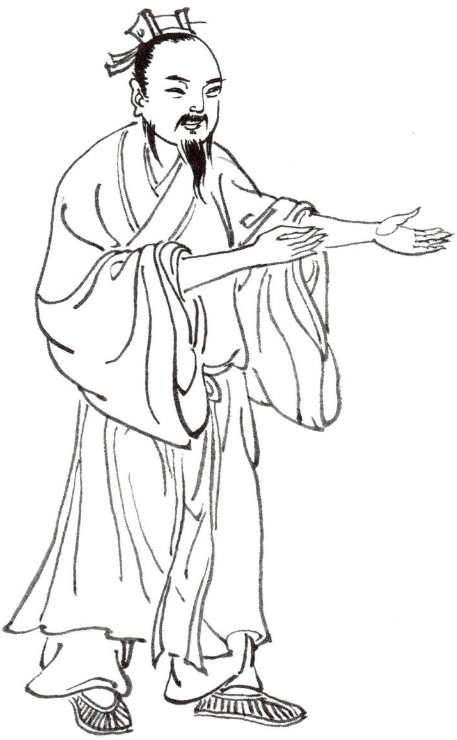

Figur 25 Das *qi* durch Atmung leiten

Stehe, die Füße schulterbreit auseinander. Strecke den linken Arm nach vorn und halte mit der rechten Hand die Innenseite des Unterarms. Atme dabei 22mal tief. Wiederhole die Bewegungen mit Arm- und Handwechsel.

Gegen Schmerzen in Rücken und Armen.

Figur 26 In den Bergen den verlorenen Hund suchen

Stehe, der linke Fuß ist vorn, der Zeigefinger der linken Hand zeigt nach vorn, die rechte Hand liegt an der Taille. Drehe den Kopf, um nach rechts zu blicken, mache dabei 24 tiefe Atemzüge, um *qi* in den unteren Elixierbereich zu leiten. Mache die gleichen Bewegungen seitenverkehrt.

Bei halbseitigen Lähmungen.

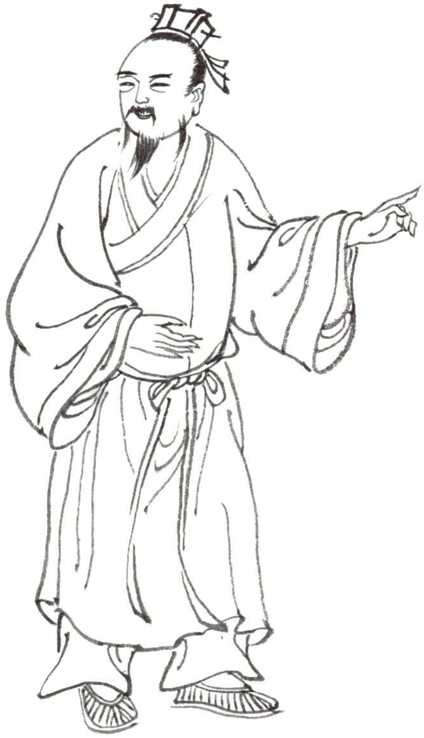

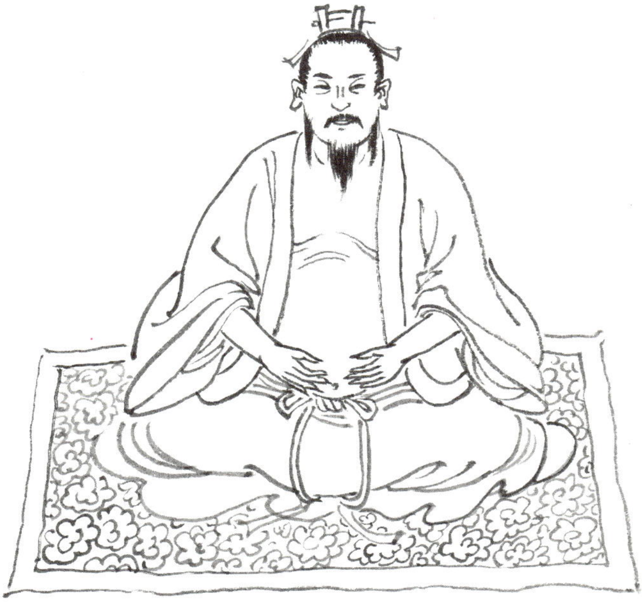

Figur 27 Auf Wolken zum Himmel emporsteigen

Sitze mit gekreuzten Beinen. Massiere den unteren Elixierbereich und atme dabei 49mal tief.

Gegen Schmerzen im Dünndarm, die durch krankheitserregende Kälte verursacht sind.

Figur 28 Eine Blume ins Haar stecken

Sitze mit gekreuzten Beinen. Halte mit den Händen den Hinterkopf, atme dabei 17mal tief, um *qi* in den unteren Elixierbereich zu leiten.

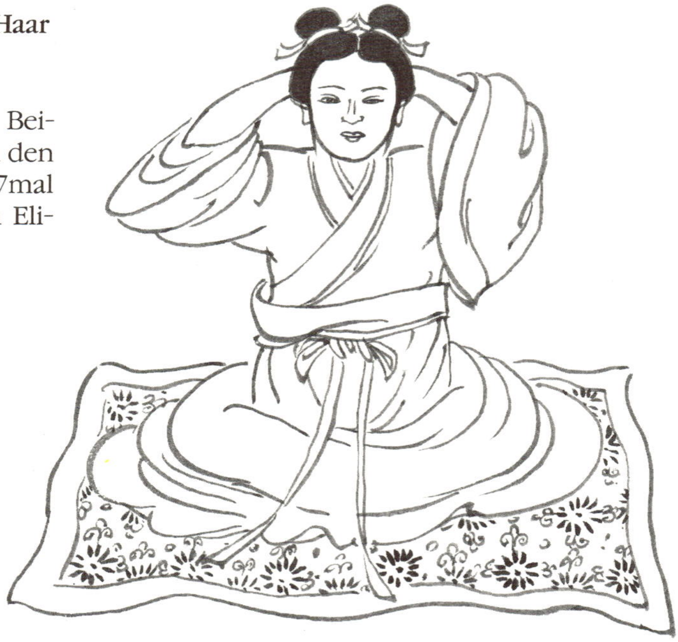

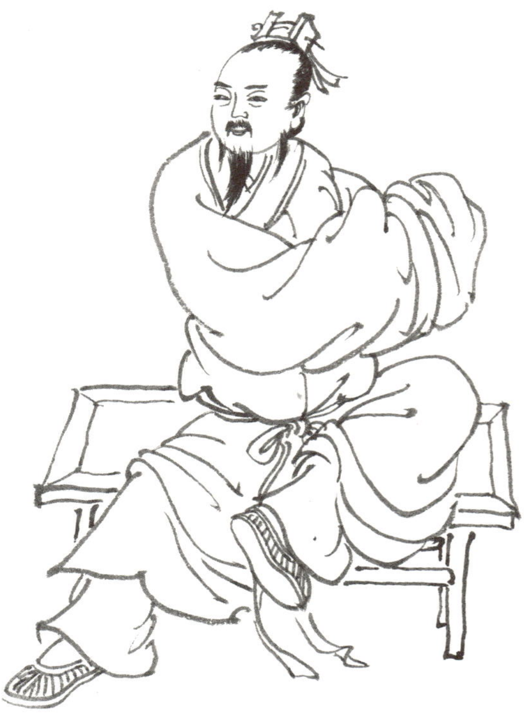

Figur 29 Ein Brett halten

Sitze auf einer Bank, das rechte Bein rechts vorgestreckt, den linken Fuß angehoben. Wende den Kopf nach rechts und bewege die Arme nach links. Atme 24mal, um *qi* in den unteren Elixierbereich zu leiten. Mache die gleichen Bewegungen seitenverkehrt.

Bei Lähmungserscheinungen.

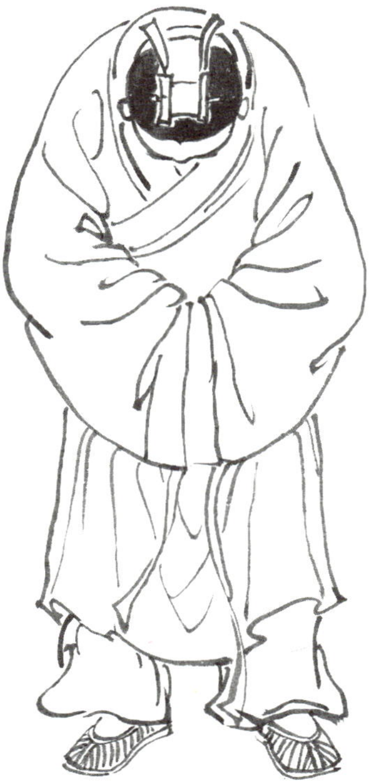

Figur 30 Verbeugung vor dem Himmel

Stehe, die Füße schulterbreit auseinander, die Zehen nach außen gedreht. Beuge dich nach vorn und senke den Kopf, die Hände vor dem Unterleib gefaltet. Atme 17mal tief.

Bei Herzbeschwerden.

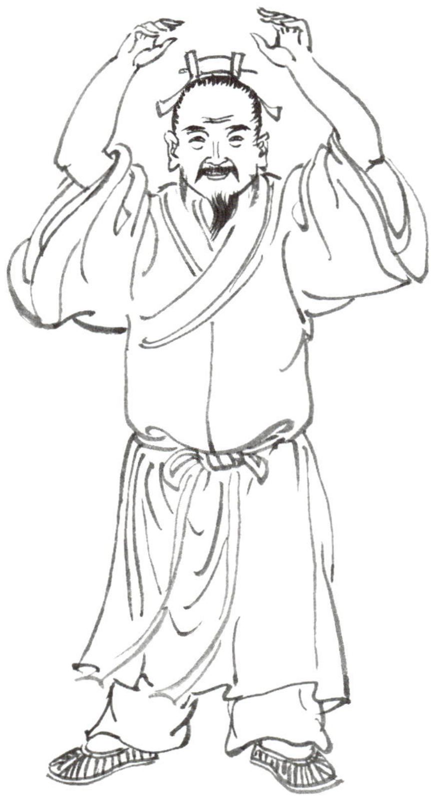

Figur 31 Blumen ins Haar stecken

Stehe, die Füße schulterbreit auseinander, die Zehen nach außen gedreht. Hebe die Hände über den Kopf, die Füße fest auf dem Boden und den After zusammengepreßt, während neunmal tief geatmet wird, um *qi* in den unteren Elixierbereich zu leiten.

Gegen Blähungen im Unterleib und Schmerzen am ganzen Körper.

Figur 32 Mit der legendären Mondkröte spielen

Stehe, die Arme in die Seiten gestemmt, die Hände geschlossen. Mache mit dem linken Fuß einen Schritt nach vorn, wobei das Körpergewicht gleichmäßig auf beiden Beinen ruht. Mache zwölf tiefe Atemzüge. Wiederhole die Bewegungen mit dem rechten Fuß.

Gegen Schmerzen im ganzen Körper und fiebrige Erkrankungen.

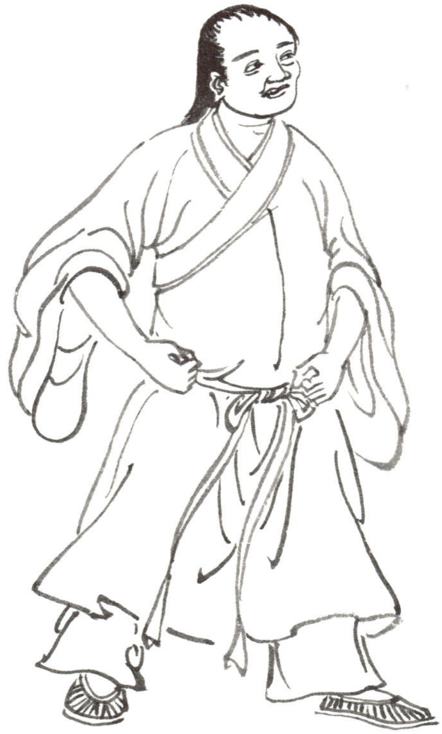

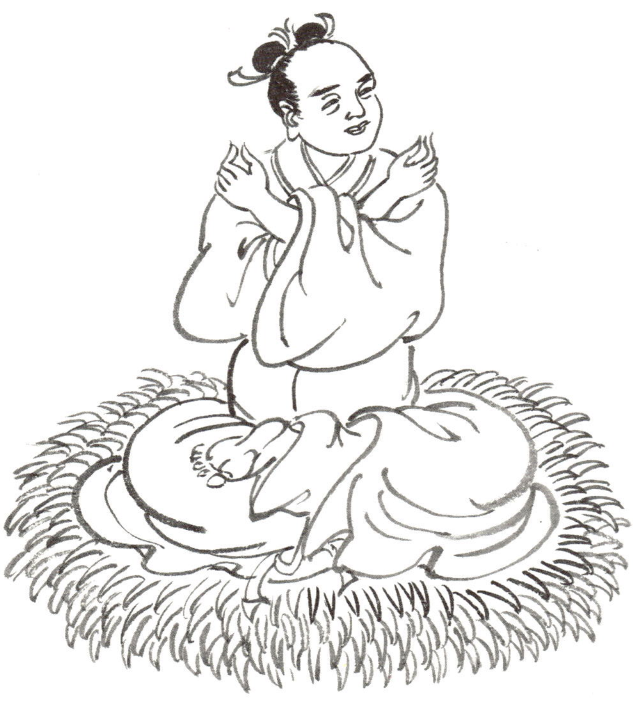

Figur 33 Durch Atmung das *qi* leiten

Sitze, den linken Fuß auf das rechte Bein gelegt. Lege die rechte Hand auf die linke Schulter und die linke Hand auf die rechte. Wende den Kopf, um nach links zu blikken. Leite mit zwölf tiefen Atemzügen das *qi* in den unteren Elixierbereich.

Bei Blähungen und Völlegefühl.

Figur 34 Balladen singend durch die Stadt

Stehe, die Füße schulterbreit auseinander. Atme tief, während der rechte Arm nach vorn auf Schulterhöhe gehoben wird und die linke Hand auf dem Nabel liegt, um die Zirkulation des Blutes und des *qi* in der rechten Körperhälfte zu beschleunigen. Mache die gleiche Bewegung mit der anderen Hand zugunsten der linken Körperhälfte.

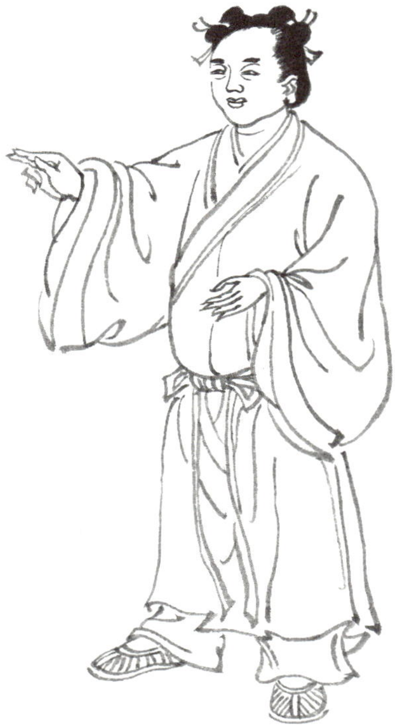

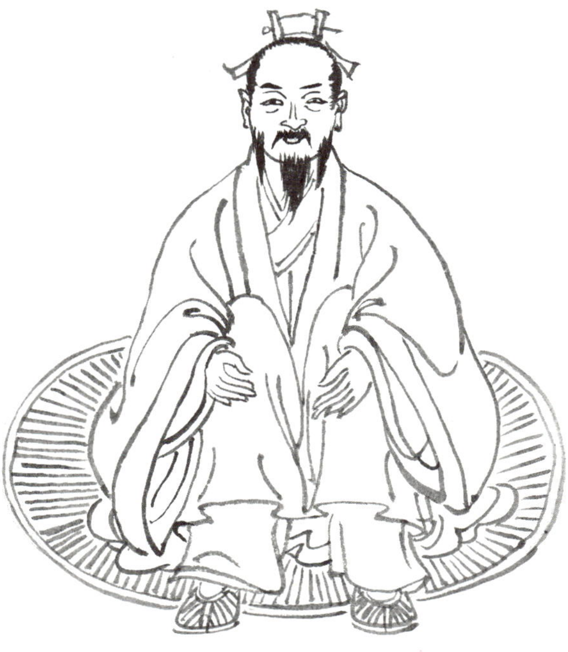

Figur 35 Müßig sitzen

Sitze, die gebeugten Knie vor dem Bauch. Massiere die Taillen einige Male mit den Händen. Halte mit beiden Händen die Knie beim Sitzen, mache dabei 32 tiefe Atemzüge, um *qi* in die angegriffenen Körperteile zu leiten.

Figur 36 Abschluß

Stehe bequem mit völlig entspanntem Körper. Stelle dir vor, du seist ein Unsterblicher, der ein schlichtes Leben führte und nun glücklich über die Wolken wandert.

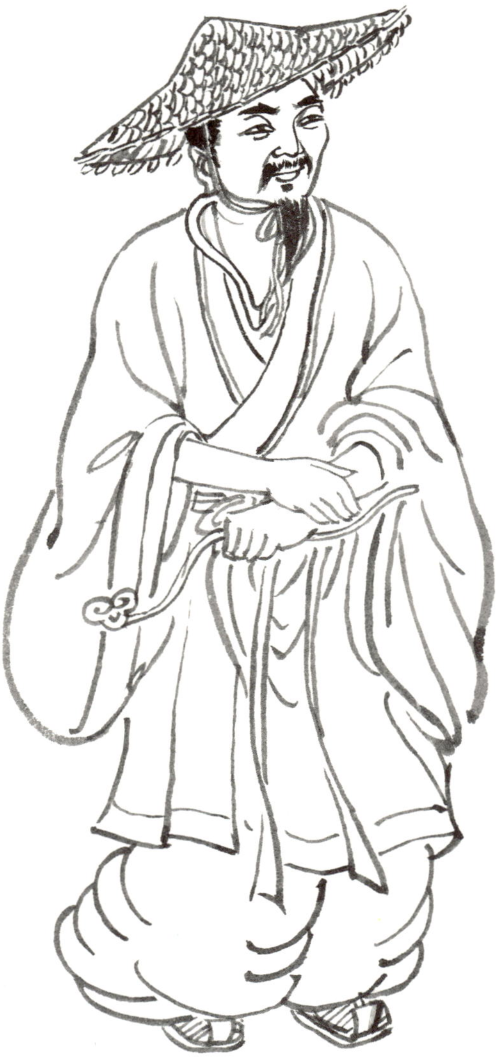

(30) Liegeübungen von Chen Huashan in zwölf Figuren

Chen Huashan, ein Taoist in der Nördlichen Song-Zeit (960–1127), leitete seinen Namen vom Huashan her, dem Berg, wo er mehrere Jahre meditierte und schließlich ein Unsterblicher wurde. Seine Liegeübungen wurden in das *Yi Men Guang Du* (s. einführende Bemerkung auf S. 78) aufgenommen. Die zwölf Figuren, die dritte ausgenommen, zeigen die gleiche Körperhaltung: Der Meditierende liegt auf der rechten Seite, die rechte Hand stützt den Kopf, der auf einer Art Kissen ruht, die linke Hand liegt auf dem linken Schenkel, der rechte Fuß ist unter die linke Wade geschlagen, die Augen sind geschlossen, der Geist in tiefe Meditation versunken (siehe Farbbild).

Jede Figur hat einen Titel, der andeutet, wie Taoisten mit Dingen befaßt sind, die entsprechende philosophische Ideen des Taoismus vermitteln. Chinesischen Denkern zufolge werden alle Erscheinungen im Universum vom grundlegenden Gesetz von Widersprüchen zwischen *yin* und *yang* beherrscht, wobei das erstere für „negativ" oder „weiblich", das letztere für „positiv" oder „männlich" steht. Man nahm auch an, das Universum bestehe aus „fünf Elementen" — Holz, Feuer, Erde, Metall und Wasser — die sich gegenseitig sowohl ergänzen als auch verdrängen. Diese Theorien finden in der traditionellen chinesischen Medizin breite Anwendung, um die physio-pathologischen Beziehungen zwischen den inneren Organen und die Einheit zwischen Universum und menschlichem Körper zu deuten. Der Menschenkörper besitzt danach drei Wesensmerkmale — *jing* (die Essenz), *qi* (die Lebensenergie) und *shen* (Geist bzw. Mentalität).

Die verschiedenen Titel für die Liegeübungen von Huashan besagen, daß die Übenden trotz gleicher Körperhaltung unterschiedliche geistige Zustände in der transzendenten Meditation erreichen können. Vom Anfänger wird nur erwartet, die angegebene Lage einzunehmen und, alle lästigen Tagesprobleme aus dem Denken verbannend, einen Zustand der Gelassenheit zu erreichen. Das ist für jedermanns Konstitution und Mentalität von größtem Wert.

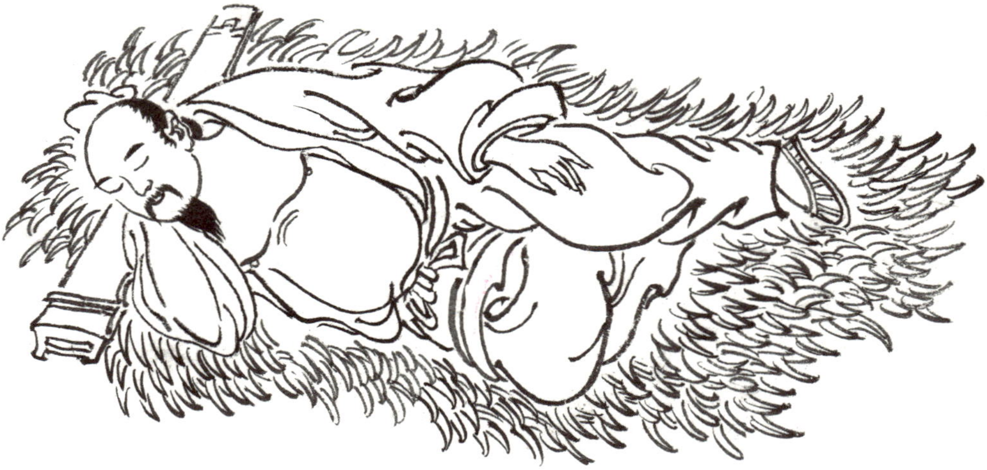

Figur 1 Mao Xuanhan unterwirft den Drachen und den Tiger.

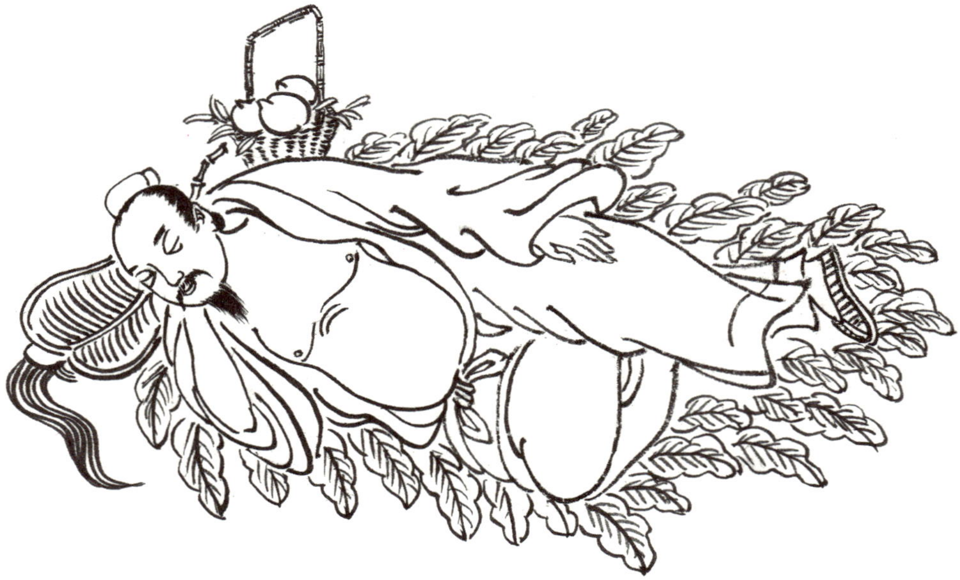

Figur 2 Qu Shangpu beruhigt seine Seele.

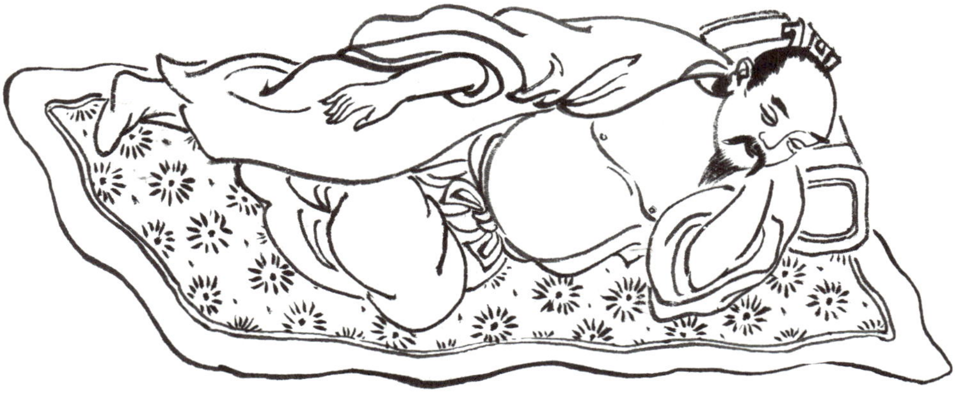

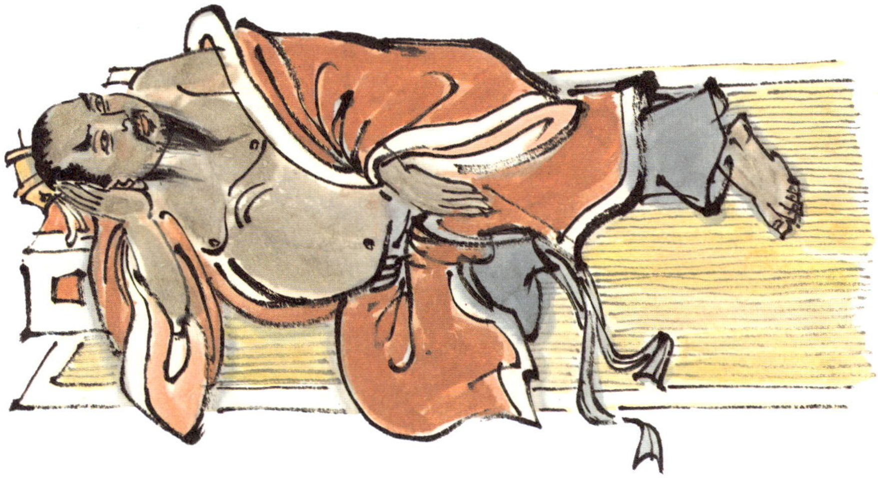

Figur 3 Der Unsterbliche Mayi harmonisiert die Lebensenergie.

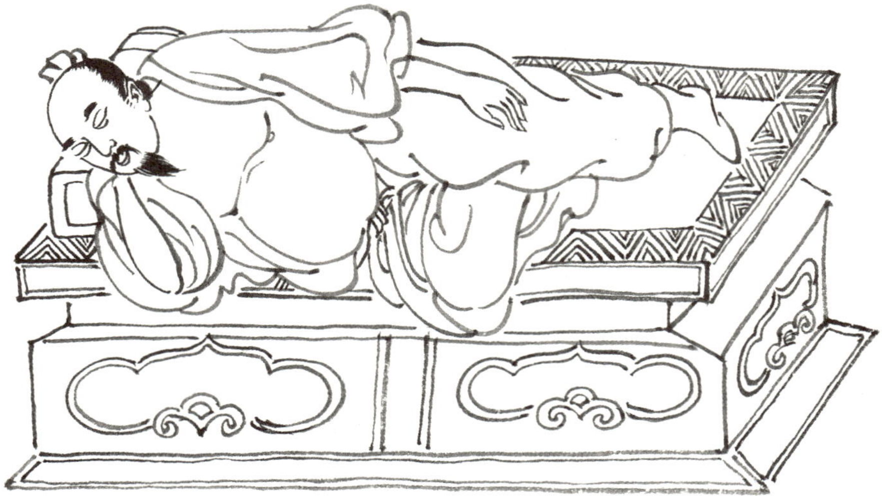

Figur 4 Hu Donglin befördert *yin* und *yang*.

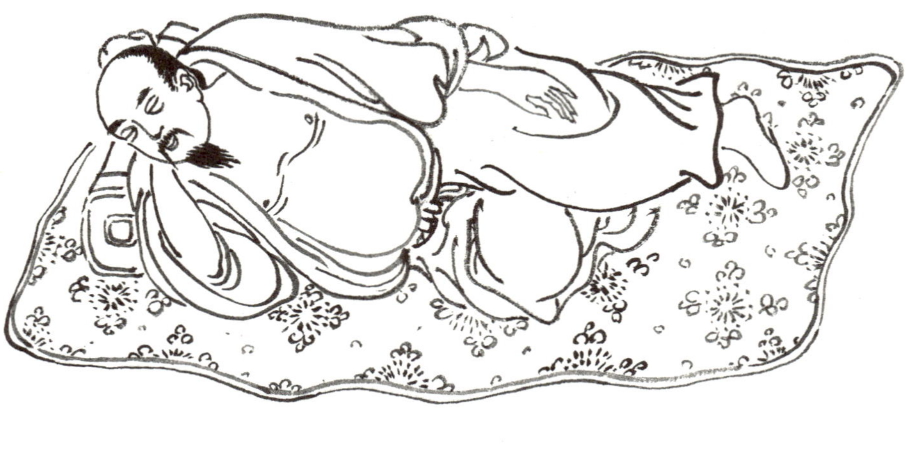

Figur 5 Du Shengzhen hält *yin* und *yang* im Gleichgewicht.

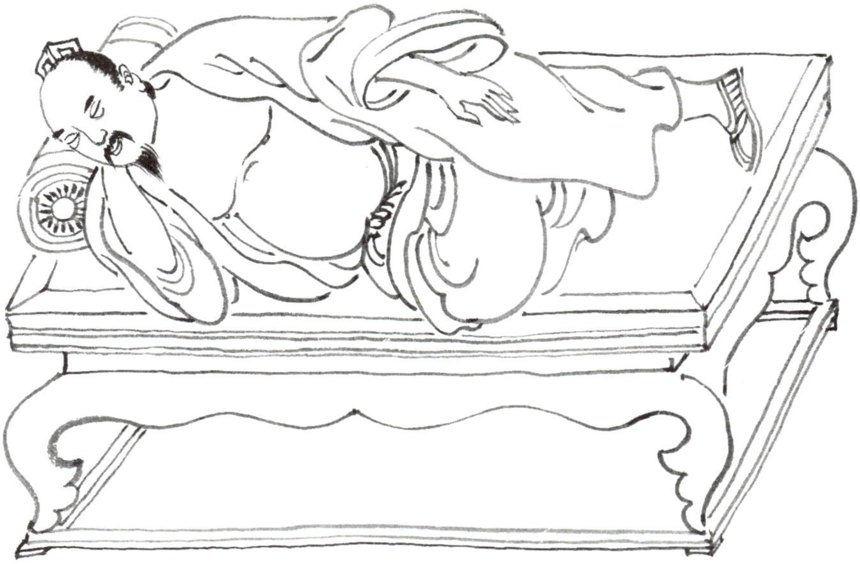

Figur 6 Wang Longtu kultiviert das Feuer.

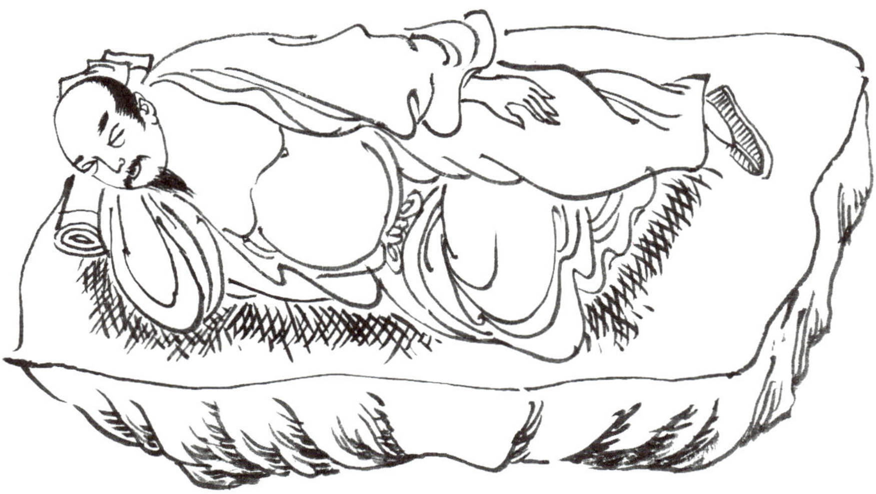

Figur 7 Kang Nanyan beobachtet den Schmelzofen, ehe der Dreifuß gegossen wird.

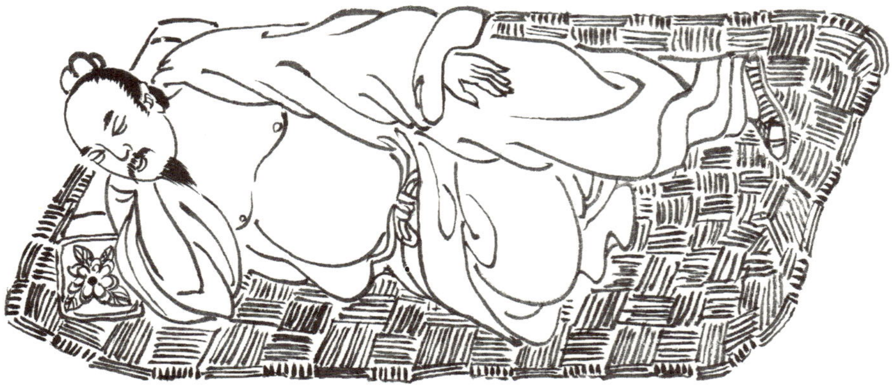

Figur 8 Zhang Yitang bewahrt im Körper die Essenz.

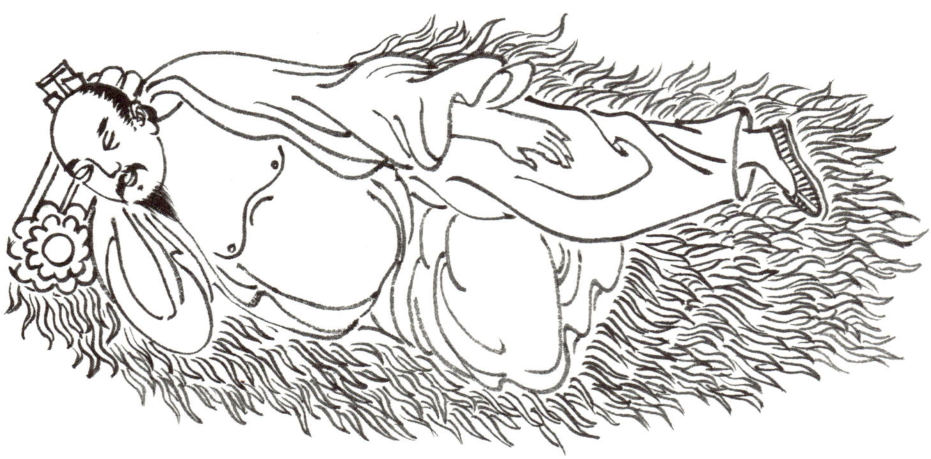

Figur 9 Zhang Xuanxuan ruht still mit den angebundenen Pferden und Affen.

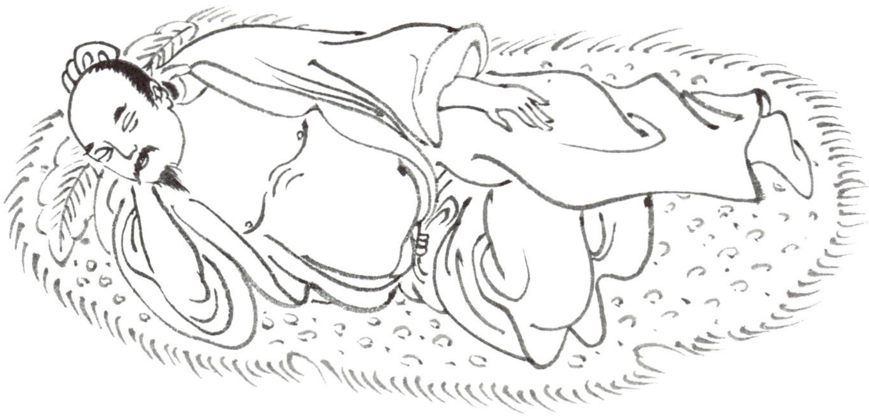

Figur 10 Peng Lanweng sucht nach dem Elixier.

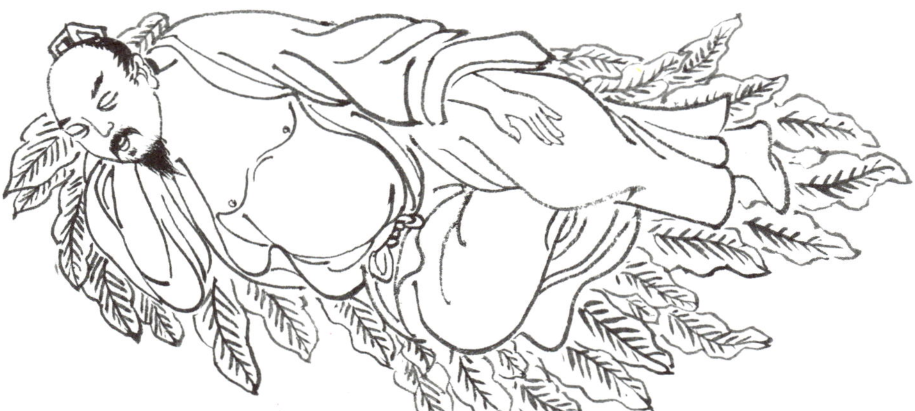

Figur 11 Tang Ziran erwacht zur Wahrheit.

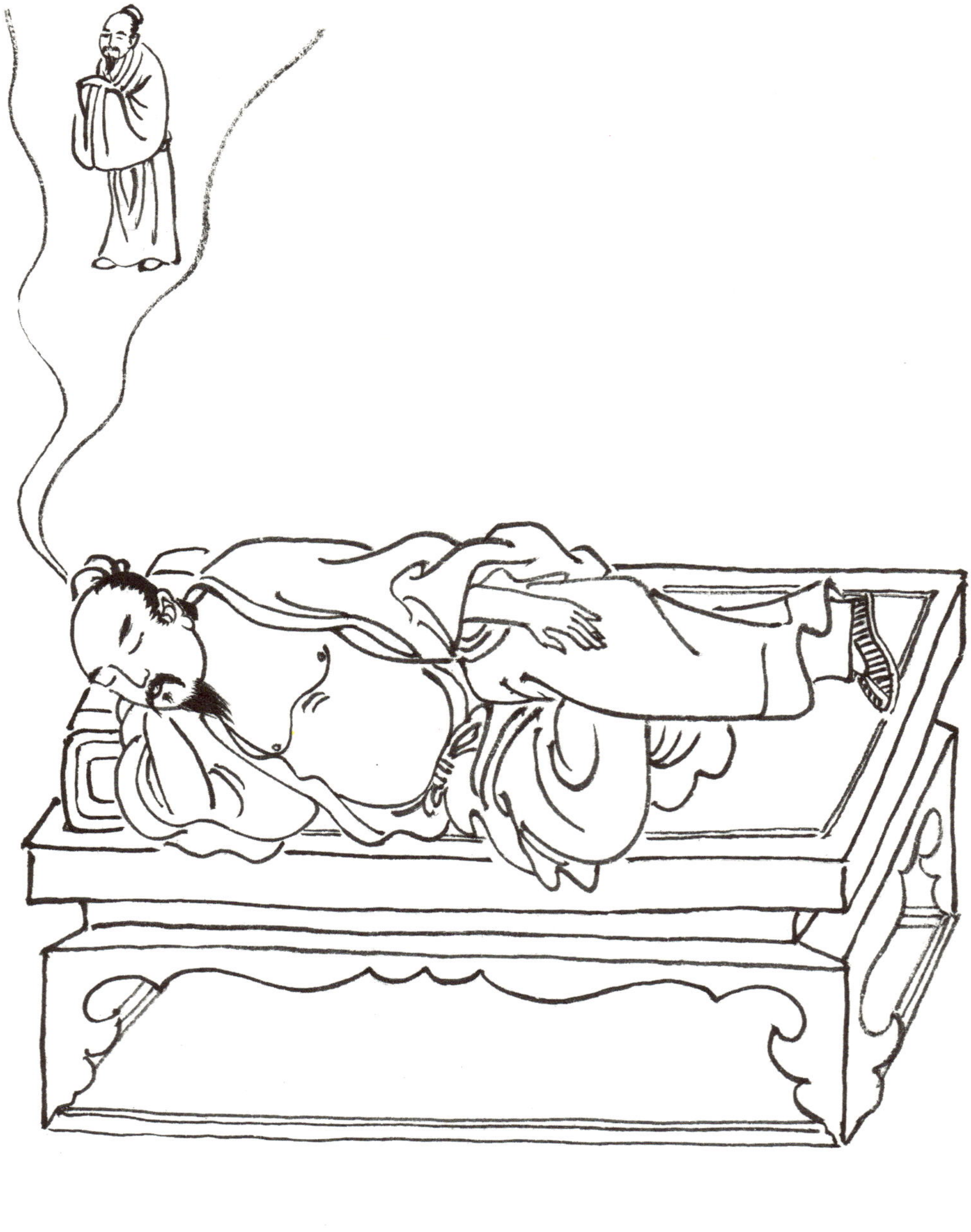

Figur 12 Yu Yiyang erreicht Unsterblichkeit.

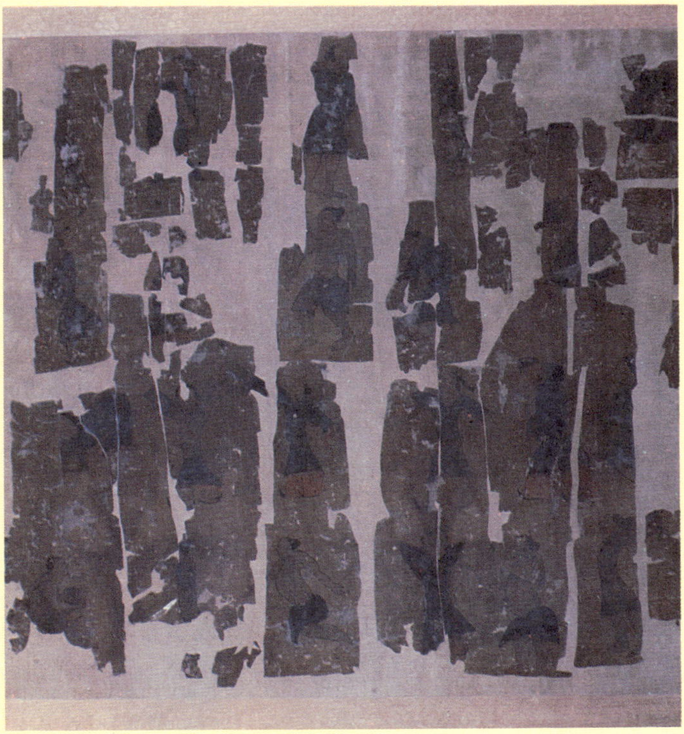

Abb. 2

Daoyin-Übungen, auf einem Stück Seide gemalt, das aus einem Grab der Westlichen Han-Dynastie (206 v. Chr. bis 24 n. Chr.) stammt

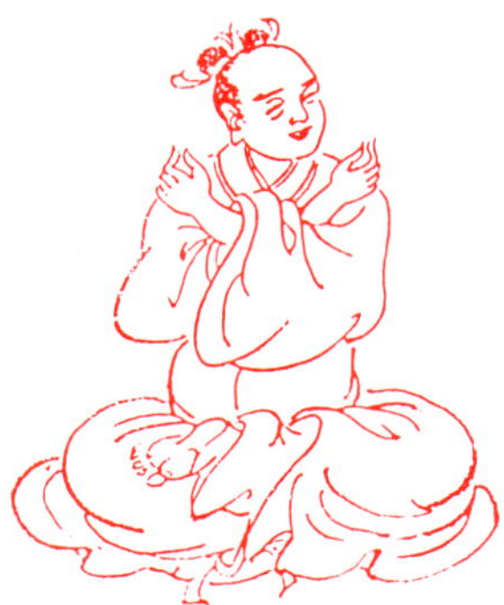